普通高等教育"十一五"国家级规划教材
21世纪高等医学院校教材

供医疗美容技术、医学美容(本科、大专层次)各相关专业使用

美容心理学

主　编　何　伦　张　逸
副主编　陈　平　徐寿英　杨兆恩
编　者　(以姓氏笔画为序)
　　　　王　铮(江苏省广播电视大学)
　　　　刘大川(广州医学院)
　　　　刘永涛(东南大学美容专修学院)
　　　　杨兆恩(东南大学美容专修学院)
　　　　何　伦(东南大学医学院)
　　　　张　逸(南通大学医学院)
　　　　陈　平(广东省佛山市第一人民医院)
　　　　林　辉(东南大学医学院)
　　　　郑　铮(南京师范大学)
　　　　徐寿英(连云港徐杨医疗美容门诊部)

科学出版社

北　京

内 容 简 介

本书是普通高等教育"十一五"国家级规划医疗美容技术专业的教材之一，是美容心理学的专业教材。内容包括美容心理学概述，容貌形体审美与体像心理，求美者人格特征，美欲、求美动机与行为，美容社会心理学，容貌缺陷心理学，美容与心理障碍，美容心身医学，心理诊断、咨询与美容受术者选择，容貌心理障碍的治疗与疏导，美容心理护理等11章。

本书作为美容医学专业的本（专）科教学用书，力求系统与实用，也可以作为临床美容医学工作者的参考用书。

图书在版编目（CIP）数据

美容心理学/何伦,张逸主编 . —北京:科学出版社,2006
普通高等教育"十一五"国家级规划教材
21世纪高等医学院校教材
ISBN 978-7-03-017683-7
Ⅰ. 美… Ⅱ.①何…②张… Ⅲ. 美容–医学心理学–医学院校–教材
Ⅳ. R395.1
中国版本图书馆 CIP 数据核字(2006)第 080847 号

责任编辑:胡治国 李 君／责任校对:包志虹
责任印制:赵 博／封面设计:黄 超

科 学 出 版 社 出版
北京东黄城根北街 16 号
邮政编码:100717
http://www.sciencep.com
北京盛通数码印刷有限公司 印刷
科学出版社发行 各地新华书店经销
*
2006 年 8 月第 一 版 开本:787×1092 1/16
2024 年 2 月第十六次印刷 印张:11
字数:262 000
定价:39.80元
(如有印装质量问题,我社负责调换)

医疗美容技术专业教材建设专家委员会
委员名单

序

　　2004年5月20日,中华人民共和国卫生部、中华人民共和国教育部联合发布的卫科教发[2004]167号文件《关于印发〈护理、药学和医学相关类高等教育改革和发展规划〉的通知》,对我国本科及高职高专的"医疗美容技术"教育有了明确的要求;2005年4月,教育部又将"医疗美容技术"教育正式列入了大学本科教育目录。从而开启了紧闭多年的一个特殊专业教育事业的大门,这是我国美容医学教育事业的一次飞跃,也是我国美容医学事业发展的一个新台阶。

　　根据教育部有关部门的统一部署,科学出版社和中华医学会医学美学与美容学分会在有关高校的支持下,抓住机遇,适时地组织编写这套全国统编教材,可喜可贺!

　　本系列教材分为《医学概论》、《人体美学解剖学》、《美学与医学美学》、《美容药物学》、《美容化妆品学》、《美容医疗技术》、《美容外科与护理技术概论》、《美容皮肤治疗技术》、《美容牙科技术》、《中医美容技术》、《美容营养学》、《美容心理学》、《美容医学伦理学》、《美容医学艺术与形象设计》、《美容咨询与沟通》、《医用化学》、《美容医学微生物学与免疫学》及《美容医学英语》共18部。每部教材本身都力求其自身学科内涵之丰富、外延之完整,因此,各部之间难免有些内容的合理交叉。这既是各部教材的内在规律所决定,也是学科阶段性发展过程中的必然。

　　本系列教材各部的主编和部分副主编,大都选自于有多年办学经验高校的专业教师,有些难以在有多年专业办学经验的高校中选定,也从其他高校的较高专业水平的教师中选定。他们都是在本课程的教学实践和科学研究方面取得突出成就的中青年学者,他们在这次教材编写过程中表现了较高的积极性、经受了锻炼、探索了经验、展示了才华,这是值得庆幸的!

　　任何事物都是一分为二的。由于种种原因,本系列教材不可能是完美无瑕的,作者们欢迎各用书院校和广大读者的批评帮助,他们一定会十分感激。

中华医学会医学美学与

美容学分会主任委员

2006年元旦

前　言

　　党的二十大报告指出"人民健康是民族昌盛和国家强盛的重要标志。把保障人民健康放在优先发展的战略位置，完善人民健康促进政策。"贯彻落实党的二十大决策部署，积极推动健康事业发展，离不开人才队伍建设。"培养造就大批德才兼备的高素质人才，是国家和民族长远发展大计。"

　　美容心理学是美容医学的基础学科，也是应用学科。美容医学赖以立足的重要基础在于其强烈的医学人文学特征，而美容医学的人文学特征正表现在美容心理学和医学美学对于美容医学临床工作的作用与意义。

　　美容医学临床工作必须有心理学的知识与技能，这已经成为一个共识。在国外，美容心理学是伴随美容医学的发展而确立其学科地位的。国内美容心理学的系统研究是从 20 世纪 90 年代开始的，并由何伦、方彰林 主编了第一部《美容医学心理学》专著。此后，美容心理学正式列入美容医学教育课程系列。在此，我想再次感谢作为国内最早的美容医学临床专家的 方彰林 先生，是他从自己的工作实践中清醒地意识到美容心理学的重要性，并支持了最早的美容心理学的系统研究工作。

　　本书是在以往的研究基础上撰写的，并参考了笔者和同行多年编写的各个版本的美容心理学教科书。由于时间比较仓促，或许会遗留一些不足，期待来日改正。

何　伦

2023 年 12 月

目　　录

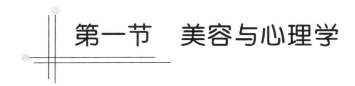

第一章

美容心理学概述

爱美是人的天性。人类正是有了爱美之心,才从古至今锲而不舍地追求美,并促生了美容业。美容心理学研究人们的爱美之心,研究人的求美从形式到内容的日新月异的变化,当自身的审美需求无法满足会导致心理异常。本章将首先介绍有关心理学的基本概念以及美容心理学的基本理论与范围。

第一节 美容与心理学

一、心理学和心理的概念

(一)心理学的概念

心理学(psychology)是一门渊源千载而历史仅有百年的学科。从苏格拉底、柏拉图、亚里士多德等人开始,历代哲学家都把对"心"的探讨视为哲学上的主要问题之一。直到19世纪后期,科学——尤其是生物科学的发展,使心理学开始游离出哲学,特别是以德国心理学家冯特(Wilhelm Wundt)于1879年在世界上建立第一个心理实验室为标志,作为科学的心理学从此确立,至今不过一百多年的历史。因此,在描述心理学发展史时最常用的一句话是:心理学有着非常古老的历史,又有着十分短暂的现在。这句话的含义是:自从人类有了智慧,便开始了对心理现象的探讨,但是这种探讨数千年仅限于在哲学意义上。历代哲学家都把对"心"的探讨视为哲学上的最基本问题之一。

Psychology 一词系希腊文中 psyche 与 logos 两个词演变而成:前者意指"灵魂"(soul),后者意指"讲述"(discourse),合起来的意思是:心理学是阐释心灵的学问。此界定不含科学概念,仅具有哲学意义。到了19世纪,科学心理学萌芽,心理学一度被定义为:心理学是研究心理活动的科学。从长期从属于哲学,到开始被视为科学,心理学在内容上都只是涉及人类的精神或心理方面的问题。至20世纪20~60年代,心理学的界定又变为:心理学是研究行为的科学。行为(behavior)是指由观察所见的人类或动物的外显行为。直到70年代,心理学才再度被定义为:心理学是对行为与心理历程的科学研究。心理现象是个体在活动中都要切身经历、最熟悉的现象。人对周围世界通过听、看、闻、摸、尝等活动,会产生感觉和知觉;时过境迁,人还能回忆起当时的情景,这就是记忆;如果要了解事物就不免要进行一番思索,这就是思维;人还能根据现实的经验体会想出自己从未经历过的事物,这就叫想象。上述这些统称为人的认识活动。人在认识客观事物的时候,对它总持有一定的态度和体验,这就是情绪活动。人还要克服困难去改造周围世界以符合自己的目标,这种心理活动就称意志活动。认识、情绪、意志活动都有它的发生、发展和完成的过程,这个过程叫做心理过程。个体的心理过程有共同的规律性,是心理学研究的一个重要内容。而心理过程在每个人身上表现时总带有个人特征,关心这种个性差异的规律也是心理学研究的一个重要内容。

(二) 心理现象的产生

人的心理现象是从动物最初的反应发展而来的。许多科学研究结果已经证明,在我们所居住的地球上,非生物存在很长时间后才出现了生物。感情是所有生物的基本特征,但并不等于心理。只有当动物种系演化到了一定阶段,对原先是无关的、但具有信号意义的外界影响产生反应,这种对信号性事物的反应就是心理的标志。当动物能把一个刺激变成一个别的刺激信号,即能建立条件反射时,我们说,它有了心理。所以,心理是在生物进化到一定阶段才形成的。

动物的心理发展可分为三个阶段。感觉阶段:处于感觉阶段的动物只能对单一性的刺激做出信号形成的条件反射。如蜜蜂和蚂蚁靠气味认路或辨别敌友;知觉阶段:当动物发展到较高水平的管状神经系统如哺乳动物时,就能把复合刺激作为信号建立条件反射,心理便发展到了知觉阶段。如狗能对刺激物的多种属性进行综合反应;思维阶段:灵长类动物的心理发展水平又高了一步,到了思维萌芽阶段。其特点是不仅具有多种感觉、知觉和情绪,而且还能从已感知过的事物之间的关系,解决复杂的问题。如猩猩会搬动木箱并站上去抓挂在高处的香蕉。

人与动物在种系发展上有连续性。人的心理与动物心理也有连续性,这解决了人的心理的渊源问题。但是,人的心理与动物的心理也有本质的区别。这种区别就在于人的心理中出现了动物心理中所没有的"意识"。劳动使类人猿变成了人,同时也使人的心理上升为意识。人类意识的不断发展是人类与动物界扩大差别的标志。

(三) 美意识与人体审美意识起源

美意识(beautiful consciousness)的起源究竟如何? 这是美学家一直面临的一个重要问题。有所谓"起源于原始宗教意识"、"起源于游戏"、"起源于人类爱美的天性"、"起源于劳动"等。日本学者笠原仲二则认为:"美起源于人的感官的愉悦。"在所有感观性悦乐中,由于"饮食男女,人之大欲存焉",所以,"食"——味觉悦乐感和"色"——对异性(主要是女性)的悦乐感则是美意识起源的最重要的两大契机。前一个契机有利于自身生命的保护,后一个契机有利于族类生命的延续。

从汉字的"美"的起源来看,为"从羊从大",其原始意义为肥大的羊其肉味甘美。从字的表面来看,"羊大"为美,似乎"美"字的形成源于羊的形象。然而,究其根本,则是源于羊的肉味所带来的甘美的感觉。出于维持生命的本能,美味最先引起人的感受,给人以最直接的生理快感。因此,不论美意识后来有了怎样的变化,其第一个契机在于味觉的快适感。

除了"食",与人的生存本能关系最为密切的则为"色",即男女相悦之情。"色"本义为"性欲",实际上指属于女性的一切特征,如丰艳的肉体、纤丽的四肢、令人喜爱的容姿、温柔娴雅的举止、魅人的嗓音、华丽的装饰、芳香的粉脂等。由此看来,"色"的满足是视觉方面的愉悦。但是,这种视觉快感的背后却潜在着两性间接触性的快适感。由于这种原始、基于生命本能的快适感,从而使"色"的对象成为"美"的对象,这是美意识起源的又一个深刻的契机。

人作为审美的主体,是如何将自身作为审美对象的呢? 美意识与人体审美意识究竟有何关联? 要阐述这些问题,我们不能不涉及"巫术"(witch)这一原始文化现象。人类最基本的生命活动是维持生命和繁殖后代,人类最基本的生命冲动也莫过于食欲和性欲。但是原始人满足基本生命愿望的活动,并不像动物那样是单纯的生物反应,或仅仅是行动前思索一下而已,他们要把种种生命活动放在各类文化的仪式中间进行。原始人尚不能理解今天人们所熟悉的宗教和理性的科学,他们只能实践着非理性的巫术。巫术仪式所具有的重要的文化功能在于:用人类自身的力量去影响和控制自然的秩序,尤其是那些与人类最基本生命要求有关的过程。人类之所以需要巫术,是因为一方面人被自身的生命需要紧紧抓住,另一方面又缺乏对人的本能规律的把握。于是,巫术给人类提供了一套人为的文化规则。

英国人类学家弗雷泽认为,巫术基于"相似律"和"接触律"或"感染律"。前者是说"同类相生,或结果相似原因",通过模仿,巫术施行者可以对某人或某物施加巫术影响。后者是说"凡接触过的事物在脱离接触后仍继续发生作用",这样,巫术施行者同样可以对某人或某物施加影响。遵循上述两种规律的巫术统称为交感巫术。巫术是幻想性的精神活动,它使原始人得到生理上和情感上的满足。但是,生理上的满足事实上是不充分的,而情感上的满足往往颇为强烈和充分。正因为如此,巫术成为一种艺术实践。

交感巫术主要有两种类型,一种是丰产巫术,一种是狩猎巫术。从这两种巫术活动产生了最早的人体艺术并萌发了人体审美观念。对丰产巫术来说,它与人体意识中的性因素密切相关,因为性的意义在于繁殖。原始人认为,无论动物、植物的生长,都与人的怀孕有内在的关联。弗雷泽在《金枝》中认为:马来人在收割稻子时,女人要将上衣脱去,据称这可以使米糠薄些。巴伐利亚和澳大利亚大陆的农民均以为孕妇具有传染生殖力的魔力,因此若孕妇吃了某一棵树的果子,第二年这棵果树就会大获丰收。

此外,原始社会的人体装饰也与人体审美有关。人体装饰(body ornament)是最主要的人体文化现象之一,分为永久性和暂时性装饰两类。最早的人体装饰可追溯到原始人时代。迄今为止,人类用身体装饰表达各种意图的方法有千百种。早期的人体装饰的审美功能与功利功能密切相关,往往是人与人关系的信号,或者是一种宗教的符号。例如,非洲南部的霍屯督人,用一种叫做"布胡"的芳香植物的汁液涂抹身体,以免遭受昆虫侵害;有些原始人因为打猎或战斗弄得满身鲜血和泥污时,发现周围人对其有恐惧感,于是便用血涂抹身体使敌人产生畏惧感;北美洲西部的红种人,非常喜爱用当地最凶暴和大胆的灰熊的爪做装饰品,他们认为灰熊的凶暴和大胆会传给用其爪作为装饰品的人。原始人喜欢用兽牙、骨等做装饰品,作为猎人们力量、勇气与机智的证明和标志。并且当原始人在其鼻唇、耳朵上穿上小孔插上羽毛时,需要忍受肉体的痛苦,而这种忍受肉体痛苦的能力,正是其十分宝贵的品格;从事畜牧的原始黑人部落,喜爱用牛油、牛粪灰或牛尿来涂抹身体,这些东西是财富的象征,因为只有拥有牛的人才能用它来涂抹。金属装饰品的产生进一步使人体装饰成为富人炫耀财富的象征。人体装饰的功利目的是人体装饰美赖以产生和发展的前提。

(四) 心理的概念

对心理的定义可以从哲学角度概括为两句话:心理是脑的功能,是客观现实的反映。

1. 心理是脑的功能　脑是心理活动的器官,心理是脑的功能,这是结构与功能的关系。

直至科学发展到19世纪中叶,人们才明确了脑是人的心理器官。人们在古代时原以为心脏是产生心理的器官,这一点从汉字中有关"心理"的概念大多包含"心"字就可以看出。

现代科学研究表明,人的一切心理活动就其产生方式来说都是脑的反射活动。心理是在反射中实现的。反射活动分为三个主要环节:开始、中间和终末环节。开始环节:人的各种器官接受到客观事物的影响后产生了变化,然后由感官的变化引起内导神经的变化,向神经中枢输入信息。中间环节:脑中枢将感觉信息进行加工、联系、转换、储存的神经过程,表现为主观上的心理现象。终末阶段:由中枢引起外导神经的变化,最后引起身体某些部分变化,如动作、语言等。影响感官变化的客观事物称为刺激;由刺激引起身体的某些部分发生变化称为反应。由刺激到反应的全过程叫做反射。

心理现象是在反射的中间环节中产生的。心理现象之所以复杂,就是由于脑在反射中所起的异常复杂的联系和转换作用,即整合作用。这种整合作用是指同一刺激可以引起不同的反应,而决定转换的,既有同时接受的刺激,又有过去经历过的刺激,从而使联系达到几乎可以说是无限复杂的程度,由此显得心理活动似乎是不可捉摸的。反射还有一个反馈环节,既反应活动本身又会成为新的刺激,引起神经过程。新的信息又返回传入中枢,这就使在反射的中间环节中产生的心理变得更为复杂,从而使人能够完善地反映客观世界。

2. 心理是客观现实的反映　人的心理活动是具有一定的内容的,这些内容便是客观现实在人脑中的反映。人脑对客观世界的反映并不是简单的物理事实,即像照镜子一样,里面的和外面的东西一个模样。心理的反映是某物体或事物在人脑中形成映像,是观念的东西。人对客观现实的反映,不仅是反映当前的事物,还要反映过去经历过的事物;不仅对当前和过去经历过的事物产生映像,还可以想象出从未见过的事物。

心理学有两个最基本的分支学科:神经心理学和社会心理学。这两个学科之所以成为心理学的基本学科,原因在于它们分别探讨了心理与大脑和神经系统的关系,以及心理与社会生活的关系。

二、心理学的内容

普通心理学的主要研究内容可以归纳为:积极活动着的心理认识过程,相对静止的心理状态(个性心理倾向)和比较稳定的个性心理特征(个性),现简单介绍如下:

(一) 心理活动过程

包括认识过程,如感觉、知觉、记忆、思维,情绪过程和意志过程。

1. 感觉　是人脑对于直接作用于感觉器官的事物个别属性的反映。外部世界以不断变化着的一系列光、色、味、温度、光滑度等各种属性作用于人。感觉器官根据人的需要选取适宜的信息,使大脑获得关于物体的颜色、声音、滋味、冷热等感觉信息。根据所反映事物属性的特点,感觉可以分为内部感觉和外部感觉两类:外部感觉接受外部刺激,反映外界事物的属性,包括视觉、听觉、嗅觉、味觉和皮肤感觉等。内部感觉接受体内刺激,反映身体的位置、运动和内脏器官的不同状态,包括肌肉运动感觉、平衡和内脏感觉等。感觉是人感受美的基础,其中对美的感觉以视觉为主。美感并不是一种单纯的感觉,也就是说美感不是感觉的一个部分,或者说感觉的简单的组合。我们将在第二章探讨审美快感与生理快感的联系和区别。

2. 知觉　是人脑对作用于感觉器官的客观事物整体的反映。知觉的产生是以脑中各种感觉信息的存在为前提,但却不是各种感觉的简单总和,各种感觉信息按照事物的联系和关系被整合成为一个完整的映像。例如,我们观察水果,根据水果的颜色、味道等感觉信息,借助于以往的经验,在头脑中形成"橘子""苹果"的完整映像。

根据知觉中起主导作用的器官的活动,可以把知觉分为视知觉、听知觉、味知觉、嗅知觉、触知觉等;根据知觉对象的不同,可分为物体知觉和社会知觉。①物体知觉:包括空间知觉、时间知觉和运动知觉。空间知觉是反映物体的形状、大小深度、方位等空间特征的知觉;时间知觉是反映客观现象的延续性、速度和顺序性的知觉;运动知觉是时间知觉和空间知觉的配合,可以分辨物体的静止和运动。②社会知觉:包括对个人的知觉、人际知觉和自我知觉。对一个人的知觉是指通过对一个人的外表和语言来认识这个人的心理特点和品性;人际知觉是对人与人之间关系的知觉,有明显的感情成分参与;自我知觉是指通过对自己的言行观察或对身体的状况觉察来认识自己。此外,还可以根据知觉映像是否符合客观实际分为正确的知觉和错觉。

知觉具有四大特征:①整体性:知觉的对象是由许多部分组成的,各部分都有各自的特征,最终综合起来成为一个统一的整体。②理解性:人总是根据自身知识和实践来解释已经知觉对象,因而知识和经验不同的人,对事物的理解就可能不同。③恒常性:当产生知觉的条件在一定范围内发生改变时,知觉的映像仍然保持不变。④选择性:知觉的对象和背景在一定条件下变动为知觉的选择性。环境中的多种事物作用于感官,人总是有选择地以某一事物作为知觉的对象,而其他的事物成为背景。但知觉的对象和背景是可以相互转换的。

3. 记忆　是经验在人脑中的反映,是由识记、保持、再认或回忆组成的过程。人对外界信息的感知,在脑中形成一种印象,称识记。识记后的信息持久地保存在脑中,称保持。识记后的信息再次出现在眼前时,能正确识别出来,称再认。识记后的信息虽未出现在眼前,而以一定条件重新把它反映出来,称回忆。表象是脑中保持的事物的形象,在记忆中占据重要地位。

根据不同的标准可以把记忆分成不同的种类。根据记忆的内容分成:①形象记忆,即是以事物的具体形象为内容的记忆,也叫表象记忆。②逻辑记忆,即是以语词概括的逻辑思维为内容的记忆,也叫语词记忆。③情绪记忆,即是以体验过的情绪为内容的记忆。④动作记忆,即是以过去做过的动作的记忆。根据记忆保持的时间分为:①瞬时记忆,即是指对事物感知觉停止后仍然保持一个很短的时间,一般不超过2秒钟。②短时记忆,是指保持不超过1分钟的记忆。③长时记忆,指保存时间从一分钟延长到若干年,甚至终身记忆。

4. 思维　是人脑对客观现实概括的间接反映。思维的概括性是指思维能够反映事物的本质及事物之间本质的联系和规律;思维的间接性是指思维不是直接地,而是通过某种媒介反映客观事物。

思维可以通过不同角度来分类:①根据思维的形成和所要解决的内容,可区分为:动作思维,即是通过直接感知和直觉动作解决问题的思维;形象思维,即是以已有的直观形象(表象)来解决问题的思维;抽象思维,是用抽象的概念、判断和推理的形式来反映客观事物,解决实际问题,也叫逻辑思维。②根据思维探索的方向,可以把思维分为:聚合式思维,即是把问题所提供的各种信息聚合起来得出一个正确的答案(或一个最好的解决方案)的思维方式;发散式思维,即是把一个问题沿着各种不同方向寻找多种正确答案的思维方式。③根据思维的主动性和独创性,可把思维分为:习惯性思维,即是指用惯常的方法来解决问题的思维;创造性思维,即是指在解决问题时具有主动性和独创性的思维,是人类思维的高级过程。

5. 想象 是一种特殊形式的思维,是在客观现实刺激下,在头脑中对旧形象进行加工改造,形成新形象的心理过程。想象中的形象不是记忆表象的再现,而是自己从未感知过的新形象。

根据想象时有无目的性,可把想象分为无意想象和有意想象。无意想象是没有特定的目的,不自觉的想象。有意想象则是有目的性、自觉性的想象,包括再造想象、创造想象和幻想。再造想象是通过言语描述或图样的示意在头脑中出现了相应的新形象。创造想象是在创造活动中,头脑里形成新形象的过程。幻想是创造想象的一种特殊形式,是一种与生活愿望相结合的,或指向未来的想象。

6. 注意 是心理活动对某一事物的有选择的指向和集中。从严格意义上来说,注意不是心理过程,而是一种心理状态。但注意总是与心理过程相伴随的,本身并不能独立存在,尤其是在认识过程中。注意是心理活动的一种积极状态,它使心理活动具有一定方向性。

根据产生和保持注意时有无自觉的目的和意志努力的程度不同,可以把注意分为无意注意和有意注意。无意注意是事先没有预定的目的,也不需要任何意志努力的注意。有意注意是有预定的目的,需要做一定意志努力的注意。

7. 情绪 是人对客观事物的一种特殊反应。情绪和情感有联系也有区别。情绪是人和动物受情景刺激,经过是否符合自己的生物性需要的判断后,产生的行为、生理变化和对事物态度的主观体验。情感(feeling)是人受情景刺激,经过是否符合自己的精神性需要和社会性需要的判断后,产生的行为变化、生理改变和对事物态度的主观体验。它们的共同点是:都是由刺激引起,都与动机和需要有关,都是表情、行为和生理变化,又都是对情景这一客观事物的态度的主观体验;它们的区别在于:情绪是个体对客观事物低级的,主要与生物性需要相联系的态度体验,总是带有情境性,并有一定强度,伴有机体生理上的明显变化,而情感属于高级层次,是对社会和精神需要的复杂的态度的体验,多具有稳定性,不伴有明显的生理变化。

情绪有两个方面的差异:①从质上看,所有的情绪度可以归结为愉快或不愉快。情绪愉快与否将决定情景刺激这一诱因是积极的、愿意接近的、能满足其需要的,还是消极的、避开的、不能满足需要的。②从量上看,情绪可有不同的强度,常用不同的概念形容,如愉快和狂喜、不满和暴怒等。

此外,情绪还可以有三种状态:①心境,是一种带有渲染作用的,比较持久而微弱的,影响人的整个精神生活的情绪状态。它能在一定时期内使人的一切态度体验和活动都染上同样的情绪色彩。②激情,是猛烈暴发的、持续时间短暂的情绪状态。通常由于个体生活中具有重大意义的事件刺激所致。意向对立的冲突和对其过度的抑制或兴奋都会引起激情。③应激,是突然的、出乎意料的紧张所导致的情绪状态。应激一经发生,很快使个体的生理功能随之发生相应的显著变化。长期的或高度的应激状态会损害健康及可能导致心身疾病。

情感则可分为道德感、理智感和美感。

8. 意志 是人自觉地确定目的并支配其行动以实现预定目的的心理过程。由于意志总是与行动联系在一起,所以常把意志称为意志行动。意志有三个特征:①自觉的目的。自觉来源于认识、知识和经验,来源于需要和动机。②意志的行动。目的确定后要选择手段,在动机推动下,去果断决策,然后执行。③与克服困难相联系。意志是在克服困难中表现出来的,意志的坚强程度是以克服困难的大小和难易为标志的。

（二）个性心理倾向

个性（individuality）也称人格（personality），是个人比较稳定的心理活动特点的总和。个性具有以下4个特点：①稳定性。人的个性是逐渐形成的，形成之后便具有稳定性。只有经常表现出来的心理倾向和心理特点才能反映一个人的精神面貌。②整体性。一个人的各种心理倾向和心理特征，以及心理过程都是有机地联系在一起的。如果不能保持完整便是个性异常。③独特性。人的精神面貌既包含有一切共有的特征，也包含有个人不同的心理特征。④倾向性。人在与客观现实交互作用的过程中，对现实事物总有一定的看法、态度和趋向。这种对事物的选择性反应就是个性的倾向性，它是个性的主要特征。

个性是多侧面、多层次的复杂体，它主要由个性倾向性、个性心理特征和自我系统三部分组成：

个性（人格）
- 个性心理倾向：需要、动机、兴趣、理想、信念、世界观
- 个性心理特征：能力、气质、性格
- 自我调节系统：自我认识、自我体验、自我调节

1. 需要　是个体和社会中必需的事物在人脑中的反映。人为了个体和社会的存在和发展，必定要求一定的事物。如食物、衣服、婚配、学习、劳动和娱乐等，都是为了个体的生存和繁衍，为了维持社会的存在和发展所必需的。所以需要总是反映机体内部环境和外部生活条件的某种要求，它和人的活动密切联系着，是人活动的基本动力。需要推动人去从事某种活动，在活动中满足了部分需要又不断产生新的需要，使人的活动不断地发展。

人的需要是多种多样的。根据需要的起源，可以把需要分为自然性需要和社会性需要。根据需要的对象，可以把需要分为物质需要和精神需要。人的求美行为源于美的需要，即美欲。我们将在第四章详细介绍美欲和人的心理需要。

2. 动机　人的一切有意识的活动，包括思考活动都是由动机引起的，而动机又是在需要的基础上形成的。人有多种多样的需要，但并非所有的需要都会转化为动机。只有当愿望激起和维持人的行动时，这种需要才成为活动的动机。因而，动机是和需要紧密地联系在一起的，并且是人发动和维持活动的主观原因。动机是进行某种活动的内部动力。

求美动机是美容心理学最重要的课题之一。我们将在第六章详细讨论人的求美动机。

3. 兴趣　是指对事物的特殊的认识倾向。所谓认识倾向，是指在认识过程中带有相对稳定的指向、趋向，能够维持较长的时间。如一个人对穿着打扮特别有兴趣，那么不管工作多么忙，其他的事情如何多，总会抽出时间来装扮自己，而且经常性地这样做。倘若在别人的影响下，偶尔打扮一下自己，便不能说对穿着打扮有什么兴趣。

兴趣是在需要的基础上产生和发展的。兴趣的对象便是需要的对象。但不是一切需要都能成为兴趣产生发展的基础，只有那些高级需要，才是兴趣产生和发展的基础。对美容的兴趣，一方面反映了人们对美的需要，另一方面也反映了人们对美容本身的认识。

4. 理想　是比较接近客观规律并同奋斗目标联系的想象。理想是指引人的行动方向的罗盘。理想一旦确立，便使人具有从事艰苦工作的力量源泉，并对个性产生深远影响。理想是随着自我的发展、自我意识的形成而树立起来的，并受社会历史条件的制约。

5. 信念　是坚信某种观点的正确性，并支配自己行为的个性倾向。个体经过深思熟虑，确信某种理论、观点或某项事业的正确性和必要性，对此坚信不疑，并成为自己行为的动力时，信念也就确立起来了。信念一经确立后就有很大的稳定性，不会轻易改变。如一

个人坚信"身体发肤,受之父母,不敢毁丧"的古训,就不可能主动去做美容外科手术。

6. 世界观　是一个人对整个世界总的看法和态度,并指导着人的行为。世界观不仅属于认识过程,而且还包括态度和行为。因此,确定一个人的世界观不仅要看他的认识和态度,而且要看他的行动。

一个人的世界观对其审美观念和求美行为也会有影响。譬如,对整个世界持自然主义的态度的人与持实用主义的人对美和美容就会有完全不同的看法。自然主义者追求自然美,反对人为地制造美,更会反对以破坏人体自然结构为前提去制造美,如重睑美容手术;相反,实用主义者会认为自然的不一定就是好的,只要"制造"出来的双眼皮比原来自然的单眼皮好,就有做的价值。

（三）个性心理特征

个性心理特征(mental characteristics of individual)是个体在其心理活动中经常地、稳定地表现出来的特征,包括能力、气质和性格。

1. 能力　是指顺利地完成某种活动,直接影响活动效果的心理特征。能力分为一般能力和特殊能力两种。前者包括观察、学习、记忆、思维和想象等能力;后者指绘画、唱歌、跳舞、体操等从事特殊专业所需的能力。智力和知识与人的能力密切相关。智力(intelligence)是人认识客观事物,运用知识分析问题,解决问题的能力。知识(information)又和能力和智力相关。一般知识面广而深的人,其能力亦强,智力也高。

2. 气质　是人生来具有的心理活动的动力特征,也可以认为是高级神经活动类型特征在后天行为中的表现,如人的情绪、认识、意志和行为发生的速度、强度、稳定性和灵活性等动力学特点。西方心理学中有不少用生理因素解释气质的学说,如体液说、体型说、血型说、激素说等。目前在心理学界较为一致的看法是气质与神经系统的先天性关系最为密切。

3. 性格　是个体对客观现实的稳定的态度及与之相适应的习惯化了的行为方式。个体性格的形成是先天遗传和后天环境共同作用的结果,并在日常生活中表现出其稳定的、独特的行为方式。因此说,性格是一个人稳定的、独特的心理特征。

第二节　美容心理学的概念、对象和范围

一、美容心理学的概念和对象

美容心理学(cosmetic psychology)是以心理学,特别是医学心理学为基础,以美容,特别是医学美容实践为领域的应用心理学分支学科。美容心理学是建立在广泛的心理学及分支学科基础之上的,涉及一般的心理学理论,如动机、需要、人格等,还涉及医学心理学及其相关的分支学科和社会心理学。

美容心理学的研究对象主要有:①以人格心理学理论为基础,研究个体容貌对人格形成的影响,以及个体有关自身审美的心理学问题,如自像的形成、美欲、求美动机等等。②以缺陷心理学和病理心理学为基础,研究容貌缺陷对人的心理的影响,以及容貌问题导致的各种心理障碍,包括各种容貌问题引起的神经症。③以社会心理学为基础,研究容貌

美的社会价值、人们对美容的态度,以及文化观念导致的审美心理差异等社会审美心理学问题。④以临床心理学为基础,研究容貌引起的心理问题的心理咨询、心理诊断、心理治疗、心理疏导;研究心理问题导致的损容性心身疾病的诊断与治疗。⑤以审美心理学为基础,研究容貌审美的心理学要素,以及美容实践中所涉及的审美心理学问题。

二、美容心理学与相关心理学科

心理学是一个庞大的学科体系,原则上可以分为理论心理学和应用心理学两大类。理论心理学包括:普通心理学、发展心理学、学习心理学、认知心理学、人格心理学、社会心理学、变态心理学、生理心理学、动物心理学、实验心理学等;应用心理学包括:教育心理学、咨询心理学、临床心理学、工业心理学、消费心理学、法律心理学、广告心理学、心理测量学、管理心理学、健康心理学等。美容心理学涉及许多心理学相关学科,其中联系较为密切的是临床心理学、变态心理学、社会心理学和审美心理学。现就美容心理学和有关心理学的关系论述如下:

(一)美容心理学与理论心理学的关系

1. 发展心理学(developmental psychology)　发展心理学的研究,旨在探究个体生命全过程中身心变化与其年龄的关系。在美容心理学研究中,要应用发展心理学的理论,研究个体审美心理的发展、各年龄阶段爱美的心理特点,特别是要研究体像的形成原理及发展的规律。

2. 人格心理学(personality psychology)　人格心理学研究旨在探究个体的人格发展与人格结构,以及影响其发展与结构的先天与环境因素。人格心理学是美容心理学研究的最重要的基础心理学之一。其中美容心理学要研究人的形体容貌与其人格形成的关系,还要研究求美行为的内在的动机与需要等,这些都是人格心理学研究的主要内容。

3. 社会心理学(social psychology)　社会心理学是从社会与个体相互作用的观点出发,研究特定社会生活条件下个体心理活动发生发展及其变化的规律的学科。由于容貌美具有明显的社会心理特征,所以当人类有了美意识,容貌美便具有了社会学的意义。同时美容又是一定社会心理背景的产物,对人们形形色色求美行为和心理的研究,不能不建立广泛的社会文化背景之上,所以社会心理学与容貌心理学有着密切的关系。如人的求美动机、对美容的态度、容貌对人生存状态的影响等等,都需要用社会心理学的方法来研究。

4. 变态心理学(abnormal psychology)　变态心理学的研究,旨在探讨行为异常的类别与成因,从而建立系统理论,作为心理诊断与治疗的依据。美容心理学应用变态心理学的理论研究病态的求美行为,除一般的容貌缺陷带来的心理问题外,还要探讨以体像障碍为核心的种种的病态求美行为和病态心理,如"体像畸形症"等。

5. 审美心理学(aesthetic psychology)　审美心理学是概括性地研究审美活动中的心理因素及心理过程。美容心理学则主要涉及容貌审美的心理学问题,相比审美心理学范围要小得多。除一般的审美心理学问题,如审美感觉、审美知觉、审美联觉、审美想象外,美容心理学还广泛涉及审美社会心理学诸多方面的内容。

(二)美容心理学与其他应用心理学的关系

1. 临床心理学(clinical psychology)　是医学与心理学相结合的一门科学,主要研究心理因素在人的健康和疾病及其相转化过程中的作用及规律。其分支有:神经心理学、病理心理学、临床心理学、心理诊断、心理治疗、心理咨询、健康心理学、护理心理学、缺陷心理学。美容心理学几乎涉及医学心理学所有的领域,并直接以医学心理学理论为指导。美容心理学与医学心理学既是一种从属的关系,又是一种并列关系,就如同临床医学与美容医学的关系。美容心理学与医学心理学在内容上有一定的同一性,但又具有特定性。

2. 咨询心理学(counseling psychology) 咨询心理学的目的旨在帮助生活适应困难或心理异常的人,由了解自己,到认识环境,澄清观念,解除困惑,进而革除不良习惯,重建积极的人生。

3. 心理测量学(psychometrics) 心理测量学的内容包括心理测验与心理统计两部分,旨在研究心理测验的理论与编制方法,并借助统计分析的精密数据,表达测验的结果。

4. 健康心理学(heal th psychology) 健康心理学是近年来新兴的一门心理学学科。其基本理念是:有健康的心理,就会有健康的身体。心理是可以自主的,由心理而影响身体,比较容易达到身心健康的目的。健康心理学的研究,旨在助人调适生活,预防疾病,建立积极平和的人生。

第三节 美容心理学研究的内容

美容心理学的研究涉及容貌审美心理学、容貌发展心理学、美容社会心理学、美欲与人的心理需要、求美动机与行为、求美者人格与心理类型、手术美容者的心理、容貌缺陷心理学、美容与神经症、变态心理、美容医患关系与交流心理学、美容心理诊断、美容心理咨询、容貌心理障碍的治疗与疏导、容貌心理障碍的自我心理调节、心理与容貌及改善容貌的心理疗法。

一、容貌审美心理学

主要研究容貌的审美所涉及的审美心理学问题,如容貌的美感与丑感、美容中的审美关系、美容审美主体、美容审美客体、容貌审美心理构成和容貌审美感觉、审美知觉、审美想象、审美思维、审美情感、审美情趣、审美直觉、审美联想、审美差异等。

二、容貌发展心理学

研究自像的产生和发展、影响自像的因素、各年龄阶段对自身的审美心理,包括儿童阶段、青年阶段、成年阶段、老年阶段等。同时还要研究先天性容貌缺陷者心理,以及从心理学意义上先天性容貌缺陷手术矫正时机。

三、美容社会心理学

美容、美容医学与社会心理有着十分密切的联系,美容社会心理学有十分广泛的研究领域,如美容医学的社会学特征、美容与社会态度、不同人群对美容的态度,包括:对一般美容的态度、对社会美容的态度、对医院美容的态度、对美容手术的态度等。还要研究关于美容的偏见、美容偏见的原因、特征及转变;美容与从众、流行心理、美容与人际交往和吸引,以及文化与美容心理、文化导致的审美心理差异、东方文化与美容心理、西方文化与美容心理、文化与病态审美心理、性文化与美容心理、美容宣传与广告心理学等。

四、美欲、求美动机和行为

研究人的心理需要与美欲的关系,包括美欲的概念、美欲的性质、美欲在需要层次中的位置等;美欲的特点及美欲与其他心理需要的关系,如美欲与爱的需要、美欲与尊重的需要、美欲与交往的需要、美欲与自我表现的需要等;还要研究求美动机与行为,包括求美动机产生的原因、求美动机的种类、美欲与求美动机、容貌缺陷与求美动机、非容貌缺陷与求美动机、特殊的求美动机、病态求美动机等。

五、求美者人格与心理类型

研究容貌与人格的关系、容貌对人格的影响、容貌与病态人格、求美者的人格特征、美容求术者的心理特征、先天性容貌缺陷者的心理特征、后天性容貌缺陷者的心理特征、严重缺陷者的心理特征、美容受术者心理类型与交流等。

六、手术美容受术者的心理

研究手术美容受术者的心理状态,包括美容受术者的一般心态、美容受术者的心理特征;美容受术者的期待、美容术前心理疏导;美容手术后的心理反应与美容手术术后心理护理;口腔颌面美容受术者的心理、隆乳受术者的心理、皮肤美容受术者的心理等。

七、容貌缺陷心理学

以缺陷心理学为基础,研究容貌缺陷与心理障碍的关系、心理防卫与容貌缺陷的心理补偿、容貌缺陷导致的心理障碍,如压抑、抑郁、悲观、缺乏信心、封闭自己等,以及美容与神经症、变态心理的关系,包括常见美容神经症,如美容强迫症、容貌抑郁症、美容焦虑症、美容癔症和其他美容神经症。此外,还有美容手术的心理禁忌证。

八、美容心理咨询

研究美容心理咨询的意义、美容心理咨询的目的、美容心理咨询的内容、美容咨询与心理咨询、美容心理咨询的范围、美容心理咨询的形式、美容心理咨询的方式、美容心理咨询的技巧、美容心理咨询的原则等。

九、心理障碍的诊断与治疗

研究美容心理诊断的意义和内容、美容心理诊断的方法和程序、常用美容心理测验,包括一般心理测验和特定心理测验,如自像测验、求美动机测验等;美容心理治疗的方法和形式、美容心理障碍疏导,以及容貌心理障碍的自我心理调节。

十、心理美容疗法

研究心理与容貌的关系,包括容貌美的心理要素、心理对皮肤美的影响、皮肤美的神经心理学、体型与心理、心理对形体美的影响、心理对面容的影响和心身性容貌缺陷,包括影响容貌的心身疾病,如肥胖症、酒渣鼻、脱发与斑秃、痤疮、黄褐斑等,以及心身性容貌缺陷的治疗原则;还要研究改善容貌的心理疗法,探讨心理美容的概念、心理美容的种类、整体美容、自我催眠美容、心理暗示美容等心理美容的方法。

第四节 美容心理学涉及的心理学流派和研究方法

一、美容心理学涉及的心理学流派心理学

在心理学诞生后的百年历史中,产生了不少学派。经过多年的争论激荡后,自 20 世纪 50 年代起,心理学的发展由学派分立相互诋毁,演变为不同理论多元化并存,彼此相容的局面。我国台湾省心理学家张春兴认为现代心理学的五大理论是:行为主义、精神分析、人本心理学、认知心理学和神经心理学。现将这些理论简介如下。

(一) 行为主义

行为主义(behaviorism),或称行为论和行为学派,系美国心理学家华生(John B. Watson,1878—1958)在 1931 年所创立。行为主义的主要论点是,个体一切行为的产生与改变,均系于刺激与反应之间的联结关系。其主张主要有以下四点:①强调科学心理所研究的对象,只是由别人客观观察和测量的外显行为。②构成行为基础的是个体的反应,集个体反应即可知行为的整体。③个体行为不是与生俱来的,不是由遗传决定的,而是受环境因素的影响被动学习的。④经由对动物或儿童实验研究所得到的行为原则,即可推论解释一般人的同类行为。像这种纯粹以"客观的客观"为标准的行为主义取向,被人称为"激进行为主义"(radical behaviorism)。

行为主义发展到 20 世纪 30 年代后,其严格的自然科学取向受到批评,同时又因其他学派的影响,许多行为学派的学者不再坚持"客观的客观"的原则,从而接受了意识成为心理学研究的主题之一的观念。行为主义中坚持该种取向者被称为"新行为主义"(new-behaviorism)。

行为主义的最主要特点是:①为使心理学符合科学的标准,行为主义刻意将之限定为外显行为的研究,将传统的心理学中的一切有关"心"的成分完全排除,致使心理学内涵变窄。70 年代后,心理学界说"为"是对行为与心理过程的研究,从而又把失去多年的"心"找回来,显然是对行为主义的匡正。②行为主义的严格科学取向,使心理学在研究上提高了方法和工具的有效性,使心理学在社会人文科学研究中独领风骚,40 年代"行为科学"(behavioral science)兴起,其名称来由就是受了当时行为主义心理学的影响。

在现代心理学主题中,行为论主要偏重在学习、社会行为以及行为异常方面的研究。因此,对人的求美动机、求美行为,以及有偏差的爱美行为分析时,都需要用到行为主义的理论。

(二) 精神分析

精神分析(psychoanalysis)系弗洛伊德(Sigmund Freud,1856—1936)在 1896 年所创立。精神分析不但是现代心理学中影响最大的理论之一,而且也是 20 世纪影响人类文化最大的理论之一。精神分析的理论极为复杂,其最重要的是弗洛伊德对人格或人性的解释。①人格动力:弗洛伊德用潜意识、性驱力(力比多)、生本能、死本能等观念解释人类行为的内在动力;②人格发展:弗洛伊德以口腔期、肛门期、性器期、潜伏期、性征期以及认同、恋母情结

等观念,解释个体心理发展的过程。③人格构造:弗洛伊德用本我、自我、超我三者来解释个体的人格构造,并以冲突、焦虑以及防卫作用来解释人格构造中三个我之间的复杂关系。

早期的精神分析学派还包括两个重要的人物,即弗洛伊德的学生阿德勒和荣格,他们都先后因学术观点相异而与弗洛伊德分道扬镳。在本书的有关章节中,我们将详细介绍阿德勒的个体心理学的有关理论,如"器官缺陷与自卑感"、"器官缺陷的补偿"等;还要涉及荣格的人格理论、"内倾"和"外倾"的性格类型学说等。

20 世纪 30 年代,德国的许多精神病学学者移居美国,并形成了新的精神分析学派,其代表人物有:沙利文、霍妮、弗罗姆、艾里克森等。在本书有关章节中,将介绍沙利文的人格发展理论,霍妮的"理想化自我意象"等。

在现代心理学主题中,精神分析偏重在对心身发展、动机、人格发展、心理咨询以及心理治疗方面的研究和应用。在对体像、美欲、审美需要、美容与心理障碍的诊断、治疗等方面,均要用到精神分析的理论。

(三)人本心理学

人本心理学(humanistic psychology)是美国心理学家马斯洛(Abraham Maslow,1908—1970)与卡尔·罗杰斯(Carl Rogers,1902—1987)两人于 20 世纪 50 年代创立。因为人本心理学兴起的年代较精神分析和行为科学晚,而且在心理学界的影响也比这两个学派势力小,故被称为现代心理学上的"第三势力"(third force)。人本心理学在理论取向上,反对精神分析和行为主义两者的狭隘和偏颇,批评精神分析是伤残心理学,因为该理论是以精神病人的心理现象为基础的;批评行为主义是幼稚心理学,因为该理论只是以动物与儿童的心理现象为基础的。

人本心理学主张心理学应该研究正常的人,研究人类异于动物的一些复杂经验,如动机、需要、价值、快乐、幽默、情感、生活责任、生命意义以及爱情、嫉妒等,真正属于人性各种层面的问题。人本心理学对人性持乐观的态度,认为人类本性中蕴藏着无限的潜力。因此,人本心理学的研究不只是了解人性,而是主张改变环境以利于人性的充分发展,以期臻于自我实现的境界。

人本心理学有两大特征:①人本心理学是以人的需要出发去研究人,不再像以前各学派那样以科学的需要去研究人性。②人本心理学的基本观点又把心理学的纯科学色彩冲淡了。这是心理学近年来的发展趋势之一,方向上可能是正确的,但是在从事研究时,方法上却很困难。

在现代心理学主题中,人本论主要偏重在学习、动机、人格发展、心理咨询和治疗各方面的研究和应用。在美容心理学研究中,对美欲与人的心理需要、求美动机、与容貌相关的心理咨询和治疗方面将应用人本论的理论。

(四)格式塔心理学与认知心理学

格式塔心理学(Gestalt psychology)也称完形心理学,是由德国心理学家韦特墨(Max Wertheimer,1880—1942)于 1912 年创立的,代表人物还有考夫卡(Kurt Koffka,1886—1941)、苛勒(Walfgang Kohler,1887—1967)。Cestalt 为德文,含有"形状"或"组型"之意。格式塔心理学主要是研究知觉与意识,其目的在探究知觉意识的心理过程。以往的心理学研究知觉时认为,外在刺激时,个别的元素等于意识的整体;而格式塔心理学则认为,部分知觉之和不等于整体意识,而是整体大于部分。原因是在集知觉而成意识时,加了一层心理组织。格塔式心理学被应用到审美心理学研究中,乃至格塔式审美心理学成为西方审美心理学的一个重要流派。格塔式心理学理论对研究容貌审美有重要意义,我们将在"容貌审美心理学"一章里详细论述。

认知心理学(cognitive psychology)的理论不是由某人创造的,而是受多种因素影响,逐渐演变而成的。认知含义指人对事物知晓的历程。在此历程中,包括对事物的注意、辨别、理解、思考等复杂的心理活动。认知心理学是对认知历程的科学研究。人的审美和自我审美实际上就是典型的认知过程,对审美认知过程的科学研究就是审美心理学。

(五) 神经心理学与生理心理学

神经心理学(neuropsychology)为研究大脑神经生理功能与个体行为及心理过程关系的理论。该学派的研究,旨在了解大脑的整体及其不同部位,在个人表现某种行为或从事某种活动时发生何种变化,同时也注重解释行为和心理过程。神经心理学是从生理心理学(physiological psychology)分化出来的一个新学科。而生理心理学发展较早,科学心理创始人冯特本人就是生理心理学家。生理心理学研究范围较广,一切有关人性的问题,总不出身与心两大层次,属于身体层面的内容,就必须采用生理心理学的知识来解释。在与容貌相关的心身疾病,以及促进美容的心理疗法中将介绍有关生理心理学的理论。

二、美容心理学研究方法

(一) 观察法

观察法是在日常生活的条件下,通过被试者的动作、行为和谈话等外部表现去了解人的心理活动的一种方法。观察法可分为客观观察法和主观观察法两种。这两种方法又可以分为直接观察和间接观察两种(图 1-1)。

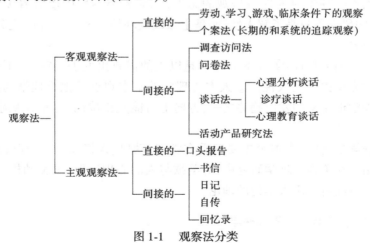

图 1-1　观察法分类

(二) 个案研究法

个案研究法是对个人或个人组成的团体为对象的一种研究方法。个案研究原来是医生用以了解病人病情及生活史的一种方法,现广泛用于心理学、伦理学、社会学研究。无论对美容心理学理论的研究,还是对临床美容心理学,个案研究都是重要的研究工具。

我们在进行美容心理学研究时大量使用了容貌缺陷者求美信件的研究。在近千封信件中,大多数容貌缺陷者除求医要求外,都或多或少描述了本人的心态。为心理学研究提供了翔实的资料。此外,还利用了一些自传性或回忆录性的文字资料。这些研究,实际上也是一种个案研究的方法。

（三）调查法

调查法是以众所了解和关心的问题为范围,预先拟就问题,让被调查者自由表达其态度或意见的一种方法。调查法可采用两种方式,一是访问法(interview survey),即直接与被调查者接触,并记录调查结果;另一种是问卷法(questionnaire survey)是通过填写回答事先拟定好的表格、问题等形式来研究其心理的一种方法。问卷调查可以以邮寄方式进行,可以同时调查许多人;访问调查只面对面进行。

问卷的内容包括两部分内容:第一部分内容是个人资料,即属性资料,包括个人的性别、年龄、教育、职业、宗教信仰、经济状况等。为增加调查结果的真实性,一般不要求填写被调查者的姓名。第二部分内容为反应变相,是对题目的反应。答题方式可以是是非法、选择法等。调查研究的主要目的就是研究分析属性变相与反应变相之间的关系。问卷制定的关键是注意问题内容的明确性,同时要符合统计学的要求。例如,采用问卷法研究求美者的动机。问卷设定诸动机内容若干项:婚姻需要、交往需要、工作需要、环境需要等,对问卷结果进行统计学分析,判定求美者的动机类型和所占的比例。

调查法另外的一个名称是抽样调查(sampling survey)。任何一个调查都不可能研究全部的样本。如进行"大学生体像焦虑的调查研究"的科学研究,我们不调查所有的大学生,而是运用统计学"抽样"的概念,进行随机抽样,即使每一个被调查者都有被抽到的可能。但是,倘若被调查对象范围太广,实际很难操作,只能采用分层抽样,即将被调查的整体分成数个层次,先在每一层中取一个小样本,然后合之为一个大样本。

（四）测验法

测验法又称心理测验,是心理学收集研究资料的主要方法之一。目前我国采用的测验方法有修订的韦氏智力测验、明尼苏达多相人格测验、艾森克人格测验等。有关美容心理学的研究,也必须使用上述有关的心理测验。譬如,研究容貌缺陷者的人格特征及心理过程,可借助有关的人格量表、情绪量表等。此外,还可以建立美容医学实用的心理量表,如"体像心理测验量表"、"求美需要与动机量表"等,以便临床美容医生真实、准确地掌握求美者的心理状态。

（五）实验法

实验法是有目的地严格控制或设定条件来引起某种心理现象以进行研究的方法。实验法分为实验室实验、自然实验、实地实验、临床实验等。实验室实验是在实验室内借助各种实验仪器严格控制外界条件情况下进行的。这种实验法不仅可以观察到被试者的外部行为和谈话,而且可以借助于仪器精确记录内部生理反应。自然实验法是在日常生活情况下,适当控制条件结合经常业务工作而进行的研究方法。它具有观察法和实验法的主动性的优点。

（何　伦　杨兆恩）

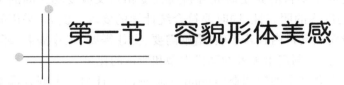

第二章 容貌形体审美与体像心理

审美心理学(aesthetic psychology)是研究人们审美心理的发生、发展、反馈及其规律的科学,也就是研究审美主体的审美意识和审美心理的科学。它是一门多学科交叉的学科,遵循人的心理活动规律,以带有美属性的客观事物为审美客体,探求审美主体的审美认识、审美情感、审美判断和审美需要等。容貌和形体审美心理学则以人体美为审美对象,研究审美主体对人的容貌和形体的审美经验、审美态度、审美感受等。

第一节 容貌形体美感

美感是客观事物美的属性被人们的感觉器官所接收,通过神经网络输送到大脑而引起的感受。也就是说,美感是人们在审美过程中产生的心理现象,是一种复杂的心理活动和心理过程。美感最本质的特征是形、情、理的统一,是愉悦和功利的有机统一,同时也是共性和个性的统一。

一、人体审美意识与美感

(一)审美意识与美感

审美意识是客观存在的诸审美对象在人们头脑中的能动的反映,是广义的"美感"(它包括人的审美趣味、审美能力、审美观念、审美理想、审美感受等;狭义的"美感"则专指审美感受,它是审美意识的核心部分)。审美意识是在人类长期的审美实践的基础上产生的,是社会实践造成的审美主体与审美客体相互作用的结果,并随着人类的社会实践和审美实践的发展而发展。它的生理基础是审美主体敏感、健全的感官和神经系统;它的心理基础是审美的感觉、知觉、表象、判断、思维、想象、情感等相互作用的活动;它的认识基础则是人们在审美实践活动中所建立起来的特有的把握现实的感性方式。审美意识不同于其他意识的特点是:它是以一种感性观照的方式对审美对象进行直接感性的把握,因而它的感性因素更突出、更强烈,而理性因素则消融于其中,达到和谐的统一。

美感即审美感受,它是客观事物的美的属性被人的感觉器官所接收,通过神经网络把信息输送到大脑所引起的感受。这种感受伴随着主体人的情感因素,是一种复杂的心理活动和心理过程。人们进行审美活动,需要具备对客观美的感受能力,也就是说要有与美的特性相适应的感觉器官。倘若仅从感官的生理功能而言,人的感官的灵敏程度还远远不及某些动物,但由于人具有动物所没有的思维、联想等心理活动功能,人的感觉器官脱离动物状态,具备了感受美的能力,这是人的社会实践,主要是劳动实践的结果。人在社会实践中不仅改造了自然界,同时也改造了人本身的自然,发展了审美意识,培养了人的感官的审美能力。人的美感不同于快感。美感是一种精神上的愉悦,蕴涵着理性的内容,为人类所特有。快感则是生理需要和生理欲望得到了满足而引起身心的快适,本质上是物质的。美感具有以下特点:

一是美感的直觉性:审美活动中,当美的事物出现在面前时,人们立即得到了美的感受,事前并没有经过一定的思考推敲,这种在刹那间产生的美的感受,就是美感的直觉性。客观的美所以能被人直觉和直接感受,从审美对象而言,源自美的形象性,即凡是美的事物,总是以具体的、鲜明的、可感的形象表现出来。从审美主体方面探究,它与人的生理、心理结构分不开。人们将个人的审美经验,包括所懂得的人类审美历史成果储存在大脑中,形成表象记忆;个人长期形成的审美习惯,也会形成条件反射。这样,人们在审美活动中,将客观事物的美的属性传到大脑,立即与大脑中储存的表象记忆结合,加上条件反射的作用,便有了审美感知的直觉性。

二是美感愉悦性:在审美活动中,作为审美主体的人是充满感情色彩的,表现了对审美对象的一定的情感态度。人们面对各种各样美好的事物,往往会全身心地沉浸到该事物中去,被深深地感动,从而感到喜悦、惬意、愉快、舒坦、满足,甚至陶醉,这就是美感的愉悦性。它是美感的基本特征之一。美感愉悦性是精神性的,是审美者对外部世界的一种体验,属于精神上的享受。不仅面对社会美、艺术美这些本身就凝结着情感的审美对象,人们会顿生爱慕、喜悦、愉乐之情;就是那些本身并无所谓情感的自然美,也会使人们心旷神怡,情痴意醉。

（二）人体美感与性感

人体审美与人们的性态度有着显而易见的关系。为说明这一点,我们不妨追溯到人类最早的人体审美现象——原始艺术。玛克斯·德索在其所著的《美学和艺术理论》一书中,介绍了由霍尼斯建立的一种原始艺术的分类方法,即把艺术分为三类:①身体装饰和舞蹈等以人体为媒质的艺术。②为了视觉的需要,在空间中展现的艺术,有雕塑、绘画和器物装饰等。③音乐与诗歌等需要用听觉的、在时间中表现的艺术。这个分类的第一和第二类中的大多数艺术都与人体有密切关系。而原始人的身体装饰、舞蹈和雕塑,程度不同地与性关联着,这点已被由古代人体雕塑和现代原始人体艺术的研究得到证明。

人们迄今所发现的最早的人体雕塑大都是女性形象。人类早期的雕塑作于旧石器时代,其中以法国洛塞尔出土的系列雕塑"洛塞尔维纳斯"为最早,产生于距今二万五千年前。"洛塞尔维纳斯"是一件高18英寸的石灰石浅浮雕,曾被涂成红色。因为她手持野牛角,又被称为"持牛角的维纳斯"。"洛塞尔维纳斯"的形体是一种夸张女性特征的形象。许多研究者都认为,这种雕塑与人的性行为或生殖有关。类似"洛塞尔维纳斯"的裸女雕像在欧洲许多地方都有出土,其中最著名的是发现于奥地利的"温林多夫维纳斯"。这是件圆雕塑,乳房和腹部被明显夸张了,阴部三角区侧有一个丰满的小肉突。这些艺术上相当成熟的作品,经常把女性雕刻成具有低垂的小头部,没有什么面部表情,双臂扶于丰盈的乳房之上,臀部、腰部和腹部则形成人体最肥大的部分。还有的女性人体浮雕只展现腰以下的部分,意在强调性三角区和女性生殖器,有的女性生殖器被简化为有一裂缝的三角形。这说明,女性生殖器在原始艺术中被抽象化了。对这些作品无论如何解释,它们的性特征总是唯一的出发点。

高小康等在《人体美学》一书中指出:"性有助于把原始人的艺术冲动和审美观吸引到人体上来,而且,如果说巫术的魔力会随着文明的进程而渐趋削弱,那么性本能却并不会削弱,无论受到怎样的压抑,它总要充当人体艺术和人体审美的一个角色。"

在容貌审美中,美感和性感常常是浑然一体的。但是,由于长期存在的性压抑的文化,在对人体审美时很少把性感和美感相联系。比如若是问一对恋人他们为何彼此相爱,究竟对方的什么使他们坠入情网?回答很可能是:"我爱他刚毅的性格,他的人品",或"我爱她外表的美丽,内心的纯真"等。当然,恋人们相互吸引的因素很多,概括起来无外乎外在因素和内在因素。内在因素又无外乎"外表美"和"心灵美",此外还有一个通常"只可意会,不可言传"的性感因素。

所谓性感是指启动性亲近的心理体验,它是美感中与性有密切关系的表征,能给异性以强烈的、集中的感受。费尔巴哈说过:"大自然的美全部集中于,而且个性化于两性的差异上"。两性不同的生理特征正是性感的基础,同时也成为人体审美的基础。女性的性感体征除了表现在眼、唇之上,往往在作为第二性征的乳房、臀部和浑圆的双臂、精巧的手脚上有所反映。

异性间的性吸引美感和性感同时起重要的作用。有人写了一个性吸引的公式:性吸引力=气质美+外在美+性感,并解释说,气质美是灵魂,是核心;外在美是躯壳,是基础;而性感是催化剂。没有气质美的性吸引力是原始的、低下的生物本能;而缺乏外在美和性感的性吸引力则涂上了柏拉图式的色彩,是不完美、不协调的,甚至是变态的两性关系。

(三)人体美感与形式美

美的形式指的是美的内容显现为具体形象的内部结构和外部状态,是美的内容存在的方式。它包括内形式和外形式:美的内部组织结构是它的内形式,美的形态外观是它的外形式。美的形式是为表现美的内容服务的。真正美的形式,总是完全与它所表达的内容融为一体的。但形式美又有相对的独立性,表现在人们常把某些形式美认为一种好像与内容无关的独立的审美对象,诸如自然界和艺术领域的某些美。同时,美的形式除了要受到内容的影响外,形式美还有其自身的继承性。人体的形式美包括:人体线条、人体轮廓线、人体曲线、人体雕刻度、人体美立体感、人体美量感、人体美质感、人体起伏度、人体美光感、人体比例等。

二、美感的生理基础与健康

(一)美感的生理学基础

美感的实质是美的事物通过感官作用于大脑引起的一种高级神经活动,其中皮层下中枢神经和植物神经在美感产生过程中处于显著地位,而大脑皮层则起着调节作用。近年来,国外学者对美感的生理学机制进行了大量的实验研究,证明美感的激发和定向在很大程度上取决于丘脑、下丘脑和边缘系统的功能,在那里存在着"美感中枢"和"快乐中枢"(图2-1)。

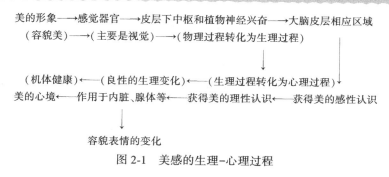

图 2-1 美感的生理－心理过程

（二）美感与健康的关系

美感与人的心身健康的关系极为密切,这种关系是通过人的情绪的活动作为中间媒介来实现的。相对于愤怒、忧愁、伤感等"负性情绪",美感可以说是一种十分有利于人体健康的"正性情绪"。

美感是一种高级情感活动。当人们在欢乐舒畅时,植物神经系统功能处于平衡状态,血压、呼吸、脉搏、面色均进入正常生理常态,外貌表现平静、轻松。一旦美感丧失,则表现为自主神经功能失调现象。如愤怒时,血液循环加强,呼吸快而短促,心跳加快,机体处于生理应激状态。抑郁时,血糖降低,胃肠蠕动和消化液的分泌受到抑制,面色苍白,语调低沉。

美感存在时,神经－体液调解系统功能保持平衡。当美感遭到破坏时,肾上腺皮质激素、甲状腺素、儿茶酚胺等升高,而5-羟色胺的水平下降。这些生化物质浓度的改变,会导致机体水电解质代谢紊乱和内脏功能的失调。

美感还可以增强机体的免疫能力。主要是通过增强巨噬细胞、粒细胞、淋巴细胞的活力,促进 γ 球蛋白形成,来提高机体的抗病能力;反之,美感受损,可导致机体免疫功能下降。

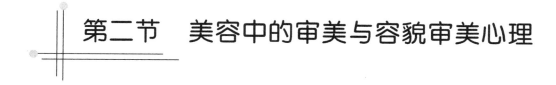

第二节 美容中的审美与容貌审美心理

一、审美与审美关系

（一）审美概述

1. 审美含义 指主体人对客观事物的审美意识,是人们在社会实践中逐步形成和积累起来的审美的情感、认识和能力的总和。它包括审美感受、审美趣味、审美观念、审美能力和审美理想等范畴。客观事物的美或丑是审美的现实基础,没有事物属性的美丑差别也就谈不上审美。审美是人类社会生活的重要方面。人们在物质生活资料和精神生活资料的生产中,在处理衣食住行方面,在对待人际关系和开展社会交往方面,都抱着一定的审美观点和审美要求。人们按一定的审美观点、审美要求做出选择,对生活进行相应的安排。趋美避丑是人类一种必然的,也是正常的审美心理导向。

2. 审美观含义　是人们主观的审美意识,是客观存在在人们头脑中的反映,是人们在审美活动中评判美丑所持的一贯的、稳定的看法和态度。美是审美观的客观现实基础。没有客观的美,也就谈不上审美观。审美观作为一种常见的、大量的、普通的、基本的社会心理现象出现在人们的生活中。人们的审美观的形成和发展,离不开社会实践。人们在社会生产中处于一定的地位,制约和影响着人们的审美观点;人们在改造世界的过程中不仅改造了客观世界,而且也改造了自身的自然机能,造就了能辨别音乐的耳朵,能欣赏形式美的眼睛,也就是说人们在社会实践中,在欣赏中,逐步发展了审美意识,形成了审美观。

（二）审美关系

审美关系是人们在社会审美交往和审美活动中所发生的一种涉及美丑问题的具有情感倾向的关系。对这个表述,应有两点必要的理解:其一,人的社会交往和社会活动都是一种社会行为。人的社会行为包括经济行为、政治行为、法律行为、道德行为、日常生活行为等。伴随着人的社会行为,随时都会出现审美心理活动,也可以说审美心理活动贯穿于人的一生,它们是在人自觉的或不自觉的状态下出现的。其二,审美关系具有情感倾向,这种情感倾向来自审美感受。美感能使人心情愉快,使人振奋,使人充实和受益,使人神往,因而总是倾注着情感;反之,丑恶的东西使人厌恶,这也是一种情感。综上所述,审美关系是一个教育影响过程,同时也是一个心理活动的交流过程。

美容医学所讲的审美关系是审美关系的一个组成部分,有特定的主体和客体,它是人们在美容医学审美交往和审美活动中发生的一种涉及美丑问题的、具有情感倾向的关系。美容医学审美关系首先是一般医学审美关系的组成部分,包括人与人、人与物两方面的关系。在医学审美交往和审美活动中出现的人际关系有两种:一种是医务人员与求治者、与病人、与社会人群之间的审美关系,医务人员是主导方面,是医学审美的主体;求治者、病人和社会人群是医务人员服务的对象。但接受医药卫生服务的也是有意识、有主观能动性的人,他们并不是作为纯粹的审美客体而存在,在一定情况一定条件下,他们也要以医学审美主体的姿态出现,能根据自身的医学审美观点和需要,进行审美评价和医学审美选择。协调这种医学审美关系,主要依靠处于主导地位的医务人员的努力,包括悉心听取意见和合理化建议,也要依靠求治者、病人、社会人群的协作和配合。另一种是医务人员之间的医学审美关系,他们之间不是单纯的主客体关系。医学审美中人与物的关系,是指人与客观医学事物间的关系,即医务人员、病人、社会人群把医疗卫生机构的基本设施、医院布局,以及推而广之凡能影响人体健美的自然和社会环境等作为审美对象,在医学审美活动中出现的关系。

美容医学中美容医生与求美者建立的关系也是一种特殊的医学审美关系。特殊性在于以容貌形体审美为对象或核心内容,美容医生与求美者共同参与审美过程,并需要达到一定程度上的共识。这就使得美容医学审美关系成为美容医学实践的不可缺少的重要内容。

二、美容医学的审美主体与客体

（一）审美主体

审美主体指在社会实践活动中进行审美创造和欣赏的人。对审美主体来说,审美对象（客体）的存在是第一性的,没有一定可感的美的事物作为欣赏对象,主体的感受、体验就会失去依据。同时,审美主体又需要具有一定的审美能力,不是任何主体都能成为审美主体的。只有当主体具有敏感的感知能力,能对客体对象的审美特性做出特殊的反应,具有一定的意象生成和形象创造能力,这样的主体才能成为审美主体。随着人类社会的不断发展,审美主体不断地创造出新的审美对象,审美对象又培养和提高审美主体的审美能力,两者具有相互依存和相互推动的辩证关系。

医学审美主体是人,是按照人类美的尺度有意识、有目的地对人及其环境实施医学美的人。医学美是人所感受到的一个客观存在,是人的医学审美对象。因此,人是体现医学美这一对象的审美主体。在医学美的实践活动中,维护和塑造人类自身健美活动的主体是医务人员,是具有审美意识的病人、健康人群和第三状态者。所以,具体地说,医学审美主体是医务人员、病人、健康人群和第三状态者。这些人都具有审美需要、审美动机、审美意识、审美选择和审美能力。

美容医学实践的审美主体由美容医生与求美者共同组成,两个审美主体之间的审美联系有着十分重要的意义(图 2-2)。

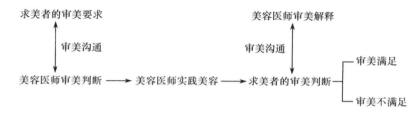

图 2-2　美容医学中审美主体关系

从审美关系方面看,美容医生与求美者的联系可以划分为 3 个阶段:

第一阶段:求美者提出容貌审美要求,美容医生作出审美判断,并与求美者沟通,力求达成一致。

第二阶段:美容医生根据医患双方达成的审美共识,设计美容方案,实施美容手术。

第三阶段:求美者对美容结果的初步判断,得出满意或不满意的结论,美容医生对求美者解释说明。

这三个环节均十分重要,如能顺利进行,往往就是一个成功的美容手术;否则,即使美容手术本身是成功的,也未必能取得满意的结果。

（二）审美客体

审美客体即审美对象,与审美主体相对,和审美主体处于审美关系中,能使审美主体产生美的感受,被审美主体欣赏的客观事物。它包括被发现的对象与被创造的对象两类。前者指自然存在的事物,例如,美的风景、花卉、美貌的人等,人们可以发现他(它)们的美,获得美的感受;后者则指人类在审美经验的基础上创造出来的艺术品及带有艺术性的东西,如文学作品、图画、雕塑、戏剧、建筑物和工艺品等。它具有生动形象性,能为人的审美感官所感知,而不是概念和思想的抽象物。它占有一定的时间和空间,具有一定形式的线条、色彩、音响、构造比例或文字语言,直接作用于人的感官,传达出某种意蕴,从而激发人们的审美情感,所以它是审美活动中必不可少的一个因素。

抽象地说,美容医学审美客体是美容医学审美处理的对象;具体说就是求美者的容貌与形体。作为美容医学审美客体的容貌和形体不同与一般的审美对象,它是一个具体而具有特殊性的人的容貌与形体。在美容医生眼里,相对能够较为客观地审视求美者的容貌或形体,但求美者审视自己就不一样了。求美者始终既是审美主体,又是审美客体,他们的感觉与美容医生有所不同,这样,美容医生"客观"的判断就不能不受到具体个体不同境遇的影响。没有适应性、可塑性的审美变化,就不能适应美容医学中的审美活动。

三、容貌审美标准与判断

审美标准(aesthetic criterion)即审美评价的标准。人们在审美评价中总会自觉或不自觉地运用某种尺度去衡量审美对象,这种用以衡量对象审美价值的尺度,就是审美标准。虽然由于社会生活的丰富多彩,由于审美对象的具体形象的变化多端和无比丰富,由于个人的生活经验和审美经验的不同,形成了各个人独特的审美感受,这种感受从表面看来本身似乎没什么客观标准可言;但是,由于美的事物的审美价值是客观存在的,审美主体与审美对象的审美关系也是客观地形成的;所以,在各人千差万别的主观感受之中,总会这样那样地反映出对象的客观审美属性,总会积淀着不以个人主观意志为转移的客观内容。因此,审美标准是具有客观性的。客观的审美标准是对人类审美经验的科学概括和总结,它是人类在各个历史时期的社会实践和艺术实践的产物,必然要随着历史的发展而发展,具有时代的、民族的、阶级的特点,因而不存在什么永恒不变的绝对的标准,而只有历史的、具体的审美标准。

评价容貌的标准不但很多而且易变,随历史与文化环境的不同而有不同。但在各种标准的背后可以发现一些共性的审美范畴。"美"的范畴实际上包含了许多不同的容貌特征。如女性可以为清秀、艳丽、娴淑、妖冶,也可以为雍容华贵、百媚千娇、纯朴自然、花枝招展等;男性可以有英俊、俊雅、魁梧、秀气,也可以有"粉面小生"、"冷面小生"、风流倜傥、铁面冰心等。这种种不同的类型都可以称为美。容貌审美的趣味性,决定了审美标准的多样性。

但是,我们往往会发现另外一种倾向,人类在人体审美经历中试图把美的理想统一起来,用一个标准来规定它。特别古代人美的观念对人们的行为有巨大的左右能力,否则绝不会有"三寸金莲"的广泛流行。现代社会的"选美"活动无疑也宣扬了这样一种信念:相信各种各样的"美貌"其实是一种东西,只要有标准、有眼力就能分出优劣来。特别是当人体审美与商业行为联系在一起,这时对人体审美价值的认识不仅仅是美的标准,而且包含了信息和商业价值,即"最美"的含义不是指最强烈的、最新鲜的或最高层次的审美感受,而是指具有最大信息传播能力,类似于销路最好的书或最卖座的电影。无疑,最受欢迎的并不一定是具有最高审美价值的。

美貌是以生理特征为判断基础的。但是美的生理特征要是成为一个绝对的标准,那么就意味着其成为了一个恒常的东西,生命感的具体化与个别化的特征被掩盖了。人体之所以美的灵魂被抹杀了,美就失去了其价值。绝大多数的美容医生有良好的科学训练,从而比较容易接受用科学的方法研究人体美。但是却不能清醒地意识到科学方法的局限性。譬如,科学研究需要标准化、准确化,然而并不存在标准化的美。人体审美是对个体化的生命的最直接的关照,美感来自主客体的认同与生命的交流。因此,审美的评价是主客体关系的表现,单独从人体的生理学特征方面去寻找统一的美的标准显然是个谬误。

四、美容医学中的审美判断、评价与价值

美容医学中审美的一个中心环节是审美判断,这也是美容医学能否成功的关键。而审

美判断与审美评价、审美价值的概念关系又十分密切,在此一并论述。

审美判断是人对客观事物是否为美的认可,是人类审美心理现象之一。审美判断由人的主观感受做出,以情绪反应为其特征。它比科学判断、实用判断包含着更为复杂的心理因素,其中特别包含了情感的因素,常带有对感性形象的感情色彩,在感觉的限度内依据情感作出判断。因此,在审美判断中,人感到自己是完全自由的,它既不以概念、功利为基础,也不以概念、功利为目的,是无任何目的的、合目的性判断。审美判断是一个历史过程。它的标准在不同时代、社会、民族、国家具有一定普遍性和共同性,也有较大的相对性;在不同生活经历、审美修养、审美趣味、审美能力的人那里表现为一定的差异性。

在美容医学实践中,始终存在着美容医生与求美者审美判断的矛盾与统一的问题。作为美容实施者的美容医生,审美判断相对客观些,但是也很难说是完全客观的。原因在于,美容医生的审美观也要受其主观诸因素的影响。作为客体的求美者,对自身的审美判断的主观色彩就更为突出,有时甚至会十分离奇。

审美评价是审美主体从自己的审美经验、审美情感和审美需要出发去把握审美对象并对其做出评定的综合思维过程,是一种极为丰富而复杂的心理活动过程。审美评价是主观的,它取决于审美主体的审美修养、思想水平、个人的生活情感好恶等。由于人们的审美评价机制是在社会实践中形成的,受到某个特定的社会、民族、阶级的共同观念以及人类普遍情感的影响,因而在审美过程中社会自觉或不自觉地遵循着一个共同的以客观社会实践为前提的审美标准。所以,审美评价真实与否、深刻与否,是有一个客观标准的。一个人对审美对象所作的正确评价,必然是与对象的审美价值相符合的。审美评价与审美价值是两个不同的概念。审美价值是客观的,是在社会历史实践过程中形成的;审美评价则是主观的,是对审美价值的主观关系的表现。两者之间有联系,但不是附属关系,而是相对独立的。审美评价不能创造出审美价值,但审美价值却必定要通过评价才能被认识。评价有可能符合也可能不符合原价值。当审美评价符合审美价值时,两者之间的关系是真实的;反之,则是虚假的、错误的。审美评价的任务,是在实践的基础上对美学现象进行科学的分析和综合,从中揭示出带有规律性的认识,预见并推动未来将要产生的审美价值。

审美价值指审美对象所具有的能在一定程度上满足人的审美需要、使人得到审美享受的客观属性。它和一般价值一样,反映的是客体属性与主体需要的一种关系,但又有不同:①一般价值直接包含着满足功利的需要,而审美价值是以摆脱直接物质需要的某种自由为前提的(虽然它最终是有益于社会的),人的审美需要是最高层次的需要。②在结构形式上,一般价值对于客体形式没什么要求,只要能满足某种需要就行,而审美价值则要求客体的独特完整和可以为感知接受的形式。审美价值的范围非常广泛,包括一切具有审美意义的现象、事物,其中最有意义的是艺术品。凡是按照美的规律创造的物质产品、精神产品,凡是值得称为艺术的实践活动(如教师的艺术、外科医生的艺术)都必定具有审美意义,都能够创造审美价值。

容貌的审美价值在于人际交往需要。因为,在人际间的相互吸引过程中,容貌的好坏起着重要的作用。尤其是现代社会中,容貌的审美价值意境被无限制地夸大了,乃至具有了十分明显的功利目的。商业化的过程中,美貌常常被作为广告宣传的媒介,无形中渲染着美貌的重要性。有关容貌审美的具体价值,我们将在"第五章"中详细论述。

五、容貌审美的特点

（一）容貌审美的整体性

容貌审美的整体性是由于人的整体美的根本特征决定的。在现实生活中,人们主要的审美对象是自身。而人是一个独立自主的整体,作为审美的对象,人也必须以整体美出现,人的美由内在美(心灵美)和外在形体美两大部分组成。内在美是指理智美、道德美、审美鉴赏力;外在美包括静态美和动态美,静态美是指躯体美。从整体美出发,人应要求构成人体美的各组成部分也是美的。一个人如果容貌躯体不美,或容貌美、躯体美而服饰不美,都会使已存在的美受到削弱,缺乏美的力量。同样,只具有静态美而不具有动态美,只具有形体美而不具有心灵美,也会形成缺憾,使整体美受到妨碍,降低美的价值。整体美不仅要求各部分之间是美的,而且要求各部分之间是协调统一的。只有这样,才能真正形成有机的整体,否则也会失去整体美。

（二）容貌审美的社会性

容貌审美具有很强的社会性。根据人体美的内涵,容貌和形体本质上就不是单纯的自然美,而是包含着丰富的社会心理因素。人类自古到今,从来就没有统一的人体美的标准,更不用说不同地区、不同国家、不同民族的对人体审美的变形了。人体审美标准的差异本身就已经说明了容貌审美的社会性。其次,从审美价值观来看,人类对自身审美的价值虽说不是最高的审美价值,但确实是最实际、最切身的审美价值。也就是说,一个人的审美价值的高低,会决定一个人的社会价值。父权观念的影响下的社会,女性的根本价值恰恰在于美貌。

（三）容貌审美的差异性

审美差异是指同一审美对象,可以使不同的审美主体产生不同的审美感受;而同一审美主体在不同的时期对同一审美对象,也可能产生不同的审美感受。容貌审美的差异性是十分明显的,不仅表现在一个人的容貌长相,在不同的人们审视,会有不同的评价,同时也表现在人们对于自己的容貌的评价也不很稳定,有时觉得蛮美,有时却会有相反的感觉。

容貌审美的差异性主要是由于审美情趣的不同而产生的。因此,这种差异主要是主观方面的差异。详细分析容貌审美差异的原因可以归结为如下几点:

1. 容貌审美差异是个体审美能力不同造成的差异 容貌审美也是审美的组成部分,也有审美能力高低之分。在日常生活中,人们审视众人面孔尽管不同于审视人体艺术品,但是并不能说这种审视排除了审美的感受能力。人们所讨厌的,所喜欢的无不渗透着其自身的审美修养。譬如一个审美修养较差的人,对他人或异性审视时,可能会浅薄地注意到对方的外表;而一个审美修养层次较高的人,会关注被审视对象内在与外在相统一性的和谐美。

2. 容貌审美差异是时代变化带来的差异 容貌审美是一个随着时代不断变化着意识过程,就像原始人崇尚"巨腹豪乳"的女性,先秦后期则欣赏以纤细、清瘦为标准的畸形女性人体美。到了唐代又推崇以"丰腴"乃至"肥胖"为审美要求的女性人体美,五代后期又追求"三寸金莲"变态的女性"小脚美"等。先人的这些审美观与现代人们普遍欣赏的女性形体美存在很大的差异。此外,不同的地区和民族都有各自的经济条件、文化传统、语言、风俗习惯等特点,以此为基础,人体容貌审美情趣也必然会有很大的差异。

3. 容貌的可变性带来的审美差异 容貌审美不仅仅是审美主体对他人容貌的欣赏,更重要的是对自身容貌形体的看法。随着岁月的流逝,容貌不是一成不变的,那么审美的感受随之也会发生变化。

(四)容貌审美的个性化

容貌审美具有个性化的基本特点。对于容貌人们似乎有更多的评判标准,本身就反映了容貌审美的多样性,多样性的原因之一就在于人们审美过程中有不同的情趣。所谓审美个性(aesthetic individuality)指个人在审美活动中所呈现出的独特性,即审美感受的差异性。人们的审美认识、审美情感是有千差万别的个性差异的。这是因为,人们的生活经历、经验、环境各不相同,有时,也由于个人的情绪、心境不同,便形成了各人独特的审美感受,使审美个性呈丰富的多样性,这是符合人的精神生活需要的。在审美活动中,最忌那种要求一律或一致。

容貌审美个性具有积极的审美价值,是造就丰富多彩人世间生活的前提。其实,人的容貌本身就具有个性化的特点,即本身就不是千人一面的状态。所以,容貌审美的个性化与容貌本身的个性化是相统一的。在美容热潮中,有一种低俗的审美倾向就是在容貌美上追逐时髦,如不少女性在选择隆鼻术不顾自己的容貌特征,一味追逐流行,结果鼻梁虽然垫高了,却破坏了容貌的整体性与个性。

六、人体审美感知觉与印象模式

(一)审美感觉与知觉

感觉是人的一切认识活动的基础,它是对客观事物个别属性(如各种色彩、声音、形状、硬度、温度等)的反映。审美感觉(aesthetic sensation)是人的一种特殊感觉,是审美主体对审美对象各种感性状貌的把握,是审美感受最基础的心理形式。审美感受中其他一切更高级、更复杂的审美心理现象(如知觉、想象、情感、思维等)都是在通过审美感觉所获得的感性材料基础上产生的。人的视觉和听觉是最发达的感觉,审美感觉主要是由视觉和听觉构成的。因为客体对象所能引起人的审美感受的感性形式,主要是色彩、形状、声音等与视、听器官有关系的属性。

审美知觉(aesthetic perception)是人所特有的一种特殊知觉,是对审美对象的感知,是由知觉主体(即审美主体)与知觉客体(事物的审美的属性而不是它的物理属性)相互契合、渗透而成的,是一种对事物表现性的知觉,是审美感受的心理形式。它的发生首先有赖于某种对象的刺激,这和普通知觉一样。它在表面上是迅速地和直觉地完成的,但它的后面却隐藏着知觉者的全部生活经验(包括信仰、偏见、记忆、爱好),从而不可避免地有着想象、情感和理解的参与,在它们共同作用下,将一般感性映像改造为审美意象。它排除对对象的功利性考虑,特别注意选择和感知对象的形象特征(如外貌、线条、色彩),使对象的全部感性丰富性被感官充分接受。审美知觉活动的结果就是将外部世界与人的丰富的内心世界融为一体,在审美主体的头脑中以表象呈现出来。

(二)人体审美的知觉侧重

婴儿通过观察不同面孔把自己与周围的人区别开来,用口唇及舌来感知外界物体,用各种表情及语言来表达自己,开始了最初的社会交往。渐渐长大后,语言及面部表情越来越丰富,社会交往也越来越多。人们在与他人交谈时,往往把注意力集中在对方的脸上,对他们的第一印象也多是从他们的脸部产生的。

学者们对面部各个不同部位在人际交往中所起的作用进行研究。早在1921年的一项研究表明:那些"令人讨厌"的女性所拥有的让人不快的特征大多集中在面部。在另一项实验中,100名男女评委对一些女学生的容貌进行分析,以判定女性最具魅力的特征是什么。结果表明,女性最吸引人的是她们的眼睛和微笑。

（三）容貌审美知觉的"格式塔"理论

发源于德国的格式塔心理学或完形心理学,已成为知觉心理学最重要的支柱理论。德国美学家阿恩海姆又将该理论用于审美知觉研究,并形成审美心理学中的一个重要流派。以往的心理学在研究知觉时认为,外在刺激时,个别的元素等于意识的整体;而格式塔心理学则认为,部分知觉之和不等于整体意识,而是整体大于部分。原因是在集知觉而成意识时,加了一层心理组织。格式塔心理学被应用到审美心理学研究中,乃至格式塔审美心理学成为西方审美心理学的一个重要流派。

容貌美本身是一个整体的协调,如果东方人拥有一个如同欧美人那样挺拔高耸的鼻梁,则并不显得美。从美学角度上看,组成容貌的各个器官,其造型的优劣对人的面容美观都会产生很大的影响,然而尽管它们可能各自都符合美型标准,但单纯哪个都无法给人带来整体的美感。因为容貌美不仅与单个器官的美有关,而且还有一个"搭配"问题。

第三节　体像与美容医学

体像是心理学、精神病学领域应用十分广泛的概念,是人格理论的重要组成部分。此外,体像也是与美容医学关系最密切的一个心理学的基本概念,因为求美者或多或少都要涉及体像问题。可以说,体像和关于体像的理论是美容心理基础研究的核心内容,也是美容医学实践的心理学焦点的问题。

一、体像的概念

体像(body image)也称身体意象、自像、身像等,是人们对自己身体的心理感受,是对自己身体的姿态和感觉的总和,简言之,是个体对自己身体所给予以美丑、强弱等主观评价。这是典型意义上的体像,或者说是狭义的体像概念。有人还在更广泛的意义上使用了体像这一词语,如将体像从对形态的审美价值评价,扩大到与身体有关的身体语言(body language),即有身体动作、姿势、面部表情等起表达情感和交流作用的非语言系统等。

体像是来自身体几乎一切感觉传入的整合,且与情绪和人格不可分割地结合在一起,它为身体活动提供一个参考系统,也为自我评价提供一个恒定的基础。外部体像与自我体像形成有相似性,形成过程中也会相互影响。从发展心理学上说,人们是首先借助理解他人体像而了解自己体像的,如婴儿时期就开始了对外界的观察,不断发展着身体知觉,否则人们就不能彼此理解。

二、体像与美容医学

体像是美容心理学的一个核心问题,自然也是美容医学的一个焦点。体像与美容医学的关系可以从理论和实践上概括为以下几点。

(一)重塑体像:美容医学的目的

从根本的意义上,与其说美容医学是重塑人体形态,还不如说是重建病人的体像。在西方一些文献中,为了将美容手术与一般的整形重建手术相区别,常用体像治疗(body-image treatment)与体像手术(body-image surgery)这些术语。从中我们也可理解美容医学的意义。这是不仅是由于不少美容医学受术者存在程度不同的体像困扰和体像障碍,而且也因为体像本身就是一种心理的知觉,任何一个要求美容的病人或多或少存在对自身的不满,也就是说或多或少有些体像问题。对这些美容者来说,缺陷不仅仅有生理学外表的根据,也是心理发展过程中多种要素对体像影响的结果。

(二)体像困扰:美容者的特征

人的美与丑不仅仅在于客观生理形态的存在,还在于自己对自己的感受,也就是自我的体像。尽管绝大多数人仅仅是为美而去美容的,但是也有相当数量的人存在着这样或那样的对自身容貌形体的不满。对这些人与其说人是认识到美而美容的,不如说是意识到自身的丑而要求美容的。这就如同想吃饭时往往是饥肠辘辘之时。由此可以推断,相当多的求美者是自惭形秽的人。根据原南京铁道医学院与北京黄寺美容外科医院对美容整形者和普通人体像认知的调查,美容整形者的体像困扰显然地比一般的调查对象多得多。美容整形者中间存在大量与体像有关的心理问题的结论也被许多报告证明。

(三)体像纠正:美容医学的手段

美容医学的目的是为了病人建立良好的体像,然而要达到这个目的单单靠手术刀是不能解决问题的。许多求美者从根本上说需求美是由于病态的体像,因此,心理医学、精神医学配合美容手术治疗或单独运用于对求美者的治疗均是必要的。

按一般的常规,美容外科医生是不治疗存在较严重心理障碍的美容整形者的。但近年来不少美容整形医生与精神、心理医生合作,开展了手术刀加心理疗法的工作。一些医生根据病人心理异常的具体情况,分别侧重地使用手术或心理治疗,如 Edgerton 报告,他们采用手术–心理疗法治疗了 100 名体像障碍的求美者,获得了良好的疗效。

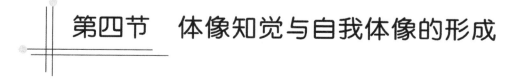

第四节　体像知觉与自我体像的形成

一、知觉与身体知觉

(一)身体知觉与知觉对象

根据知觉对象的不同,可分为物体知觉和社会知觉。物体知觉包括空间知觉、时间知觉和运动知觉。社会知觉包括对个人的知觉、人际知觉和自我知觉。对一个人的知觉是指通过对一个人的外表和语言来认识这个人的心理特点和品性。人际知觉是对人与人之间关系的知觉,有明显的感情成分参与;自我知觉是指通过对自己的言行观察或对身体的状况觉察来认识自己。此外,还可以根据知觉映像是否符合客观实际分为正确的知觉和错觉。

与体像有关的身体知觉包括物体知觉与社会知觉,因为任何一个人的体像均是物体知觉和社会知觉两者共同作用的结果。社会知觉是指人对人的知觉。体像知觉既是物的知觉,也是对人的社会知觉,这就是体像知觉的复杂性所在。

(二) 体像与社会知觉

社会知觉是指人对人的知觉。体像知觉既是物的知觉,也是对人的社会知觉,这就是体像知觉的复杂性所在。人对物的知觉不一定客观,可以出现所谓的错觉。而人比物要复杂得多,且人与人之间的外部和内部条件均有很大的差异,因而根据人的外表形成的知觉会有很多的误差。一个人无论对他人还是自己的认识,都受到许多社会心理因素的影响,会有很大的偏差。

Rothbart 等曾做过一个实验,让 A 与 B 两组大学生看一个德国中年人的照片,并得出印象的评价。结果两组的结论截然不同。实验是这样设计的,首先分别给这个照片上的人定性,对 A 组的学生说,他是当年希特勒手下杀人集团盖世太保的首脑人物之一,在第二次世界大战中曾杀害了上万个犹太人;对 B 组的学生说,此人是反纳粹地下组织的领导人之一,在第二次世界大战中曾挽救过上万犹太人的生命。然后,分别让两组的学生根据照片上人物,表述他们的印象。实验结果发现:A 组的学生将此人描述为面目凶恶、残忍成性的人;B 组学生均将此人描述为面容和蔼、心怀仁慈的人。

造成学生对同一个人评价如此大的差异的原因,在于人的知觉模式的不同。即在人们的观念中的存在反纳粹的意识,并左右了他们的知觉。

体像的知觉必然的要受到多种社会意识的影响,如审美观的影响。审美观本身就是一个具有多样性、变化着的文化价值观。人们的审美观不同,体像知觉的结论自然不同。有关社会知觉对体像及其他美容心理的作用,我们将在第五章详细介绍。

二、自我体像的形成和发展

体像是人格的重要组成部分,是人格不可分割的必要成分,是自我的关键内容之一。因此,体像与人格是整体与部分的关系。有关人格的理论,我们将在第六章详细介绍,此处仅以奥尔波特和罗杰斯的人格理论,简单概括人格与体像的关系。

(一) 自我与体像

每一个人都有一种自我感觉,觉得自己既对立于自然环境,又对立于社会环境。换言之,每个人都有一个"我"的概念。自我是如何构成的呢?弗洛伊德认为自我是由"本我"、"自我"与"超我"构成,詹姆士认为自我包括 5 个层次,即物质自我、心理自我、作为思维情绪过程的自我、社会的自我和理想的自我,由这 5 个层面组成了总的自我概念。体像与自我的这几个层次均有联系。如物质的自我是以自己躯体相关的自我。如个体对自身躯体的感觉综合在一起,构成了自我的一幅基本图形或图式(schema)。体像恰恰就是这个图形的主要组成部分。

　　人是如何看待自己的？有一项研究,心理学家要求156名中学生针对"我是谁"这个问题在6~7分钟写出15个不同答案。然后对这些答案进行统计学的分析。以揭示被试者的自我描述的实际内容。结果发现(表2-1),除一些年龄、角色和性别外,外表是较常描述的内容(36%)。由此可见,自我概念包括了对物质的自我的认知,从深处来看,这种认知就构成了体像的一部分。

表 2-1　中学生如何看待自己

主　　题	回答人数(%)
与其他人的关系如何(一般)	59
判断、兴趣或活动(足球运动)	58
有代表性的行为和感情(高兴)	52
外貌(漂亮)	36
决定自己命运的自由	23
道德价值感(自重)	22
别人对他的反应(出名)	18
他们的物质财产(拥有一辆汽车)	5

　　卡尔·罗杰斯(Carl Rogers,1902—1987)的人格理论是以个体的自我为中心理念的,故一般称之为"自我论"(self theory)。他采用现象论的看法,将人所经历到的一切成为现象场(phenomenal field)。现象场内的经验,属于个人从自身方面所得的经验,称为自我经验(self experience)。自我经验代表个人经验中对自己一切的知觉、了解与感受。即包括"我是谁?""是什么样的人?""我的长相如何?"等一切可能答案。如将答案汇集起来,总结归纳,就形成了个人的自我概念(self-concept)。自我概念形成是个体在其生活环境中对人、对己、对事物交感互动时所得经验的综合结果。体像是自我概念的组成部分,是个体在生活中对自己认知的结果。

　　罗杰斯认为个体根据直接经验与评价性经验形成自我概念时,对别人怀有一种强烈的寻求"积极关注"(positive regard),简言之就是"好评";希望别人以积极态度支持自己。人们对自己的容貌体型的认知也是如此,被人认为丑陋总是一件令人不愉快的事。因此,所谓美容根本动机是为了获得人们的赞许。

　　罗杰斯还有一个心理学的概念是"自我和谐"(self congruence),指一个人自我概念中没有自我冲突的心理现象。根据罗杰斯的理论,自我不和谐状态往往产生于"理想的我"(ideal self)与"真实的我"(real self)两者不一致时。如一个身高不足160cm的人(真实的我),偏偏想当篮球国手(理想的我),这种人就很难自我和谐。自我不和谐实际上是理想与现实的冲突。任何一个人的体像形成过程中,都会面临这样的问题。容貌和形体是相当客观性的存在,很少能给予根本性的改变,特别是一些基本生理素质条件,如高矮、胖瘦、皮肤黑白等。但是,人们还是愿意幻想自己的容貌改变,并在想象中将自己理想化,如换肤术所以能层出不穷,响应者如此众多,也反映了人们期望将"真实的我"与"理想的我"进行神奇般的统一。许多美容术实际的功效并不显著,但从满足人的"自我完善"的心理需要来说是颇为成功的。问题是现代美容术在许多方面尚达不到人们的实际所要求的,因此,理想与现实的统一很难从现实意义上入手,多只能从调整心态方面解决。

奥尔波特(Gordon Allport,1897—1967)认为人格是由生物结构和心理结构组成的,人格的原始材料(raw materials of the personality)为人的气质、智力和体格。人格就是在这些材料的基础上,包括了一切有利于内心统一的所有方面形成所谓的"自我统一体"。无疑,人的躯体形态被包含在奥尔波特的生物结构和体格要素里,依此而产生的体像伴随着人格的发展而发展。奥尔波特认为,自我统一体是一个发展的过程,完善的自我统一体是人格发展的最后一个阶段的结果。现在我们根据奥尔波特人格发展的 8 个阶段,来看看体像是如何随之发展的。

1. 对躯体的"我"的意识(1 岁) 幼儿对自我的认知,首先是对自己躯体的认识,也就是对作为对象的"我"(Me)的认识。幼儿通过感觉和知觉体验,知道了自己身体的存在。由此可见,人对自我的认识,是从对身体的认识开始的。体像产生的起点,也就是人格产生的起点。

2. 对自我同一性的意识(2 岁) 开始意识到自己与别人的差异,如体型的差异,长相的不同。通过反复听到别人呼叫自己的名字,逐渐把自己作为一个独特的参照体系。随之而来的是形成对社会群体中独立地位的意识。这时的孩子可以通过镜子里的自己认识自我的独特性。

3. 对自我尊重的意识(3 岁) 这时的儿童知道他们能独立地做一些事情,并为此而骄傲。

4. 对自我扩展的意识(4 岁) 在这个阶段,儿童知道了"我的"含义,不仅意识到身体属于自己,而且玩具、父母、一些用品等也属于自己。这时,自我意识被扩展到外部事物上去。

5. 自我意象的形成(4~6 岁) 在这个阶段,儿童形成了"好的我"、"坏的我"的参照的评价体系。儿童开始把自己所作所为与他人的期望进行比较,形成了所谓的真实的自我和理想的自我。此时也是儿童形成积极或消极体像的第一个关键时期,儿童会将自己的身体与别人的相比,形成对自己身体的初步认知,并结合他人的评价,朦胧地形成消极和积极体像。

6. 理性运用者的自我形成(6~12 岁) 这时期的儿童开始运用"思维"来解决生活中的问题。开始重视外界的评价,并对容貌的作用有了意识。

7. 追求统我的形成(12 岁~青春期) 儿童形成了未来的目标,开始以未来的目标组织自己的生活。奥尔波特认为"长远目标的获得,被认为是一个人的个人存在的关键,它把人与动物、儿童与成人区分开来,而且在许多情况下,把病态的人格和健康的人格区分开来。"这个时期是个体形成肯定或否定体像最为关键的时期。

8. 作为理解者的自我形成(成年) 当自我意识达到了统一,并超越了自我的以上 7 个方面时,这个阶段就到来了。也就是说,作为理解者的自我综合了所有的统我功能。在体像方面,表现为对自己容貌形体的认可或接受。

(二)性与体像焦虑

当某个青年对以第二性征为重点的体像不认可,而且很难将其改变时,就会出现烦恼和焦虑。如认为自己个子矮,乳房太小或太大,身上多毛或胡须过多、过少,他们自觉或不自觉地认为体像不佳会大大影响自己的性吸引力。对于青少年来说,年龄越大,越是接近恋爱、结婚、过性生活的年龄,这方面的烦恼和焦虑越是严重。

上海性社会学研究中心组织的"中国性文明调查"中,曾对大学生自我体像认知进行了调查,该调查结果显示,处于青春期的大学生对自身体像的方方面面,存在不同程度的烦恼和焦虑(表2-2,表2-3)。

表2-2　性别和对体像情况的焦虑(P=0.001)

体像情况	男性(650人)		女性(548人)	
	人数	%	人数	%
阴毛太稀	83	12.8	30	5.5
阴茎太小	69	10.6	0	0
乳房太大	6	0.9	131	23.9
乳房太小	17	2.6	298	54.4
其　他	180	27.8	89	16.2

资料来源:刘达临等.上海三联书店.1995.

表2-3　性别和对体像情况的烦恼(P=0.001)

体像情况	男性(1318人)		女性(980人)	
	人数	%	人数	%
个子矮	646	49.0	247	25.2
有粉刺雀斑	279	21.2	222	22.6
胡须重	73	5.5	10	1.0
不长胡须	55	4.2	2	0.2
肥　胖	88	6.7	369	37.7
秃　顶	27	2.0	5	0.5
少年白发	101	7.7	30	3.1
多　毛	49	3.7	95	9.7

资料来源:刘达临等.上海三联书店.1995.

从调查资料可以看出:①有体像方面烦恼和焦虑的青年(大学生)比率相当大。如因对自己的阴茎或乳房不满而感焦虑的人占回答该问题人数的67.9%,占调查人数的25.5%;对自己体像的其他方面如个子矮、有粉刺、雀斑等不满而烦恼的占调查人数的71.5%。②男女青年(大学生)所关注的体像方面有所不同。对女性来说,体态肥胖是令人烦恼的事。从调查来看,有37.7%的女大学生为肥胖而烦恼。对于男大学生来说,为肥胖烦恼的人较少,而为自己个子矮烦恼的人较多,占49.0%,几乎占回答该问题的男大学生的一半。这与当前社会普遍的审美心理有关。年轻的女性一般都喜欢身材高大的男子,认为身材高大才富有男子汉的气概,如常有的女性择偶要求对方身高必须在1.75m以上,而认为身高在1.70m以下的男子是"二等残废",这种观念加剧了男性的烦恼。相反,由于社会普遍的对女性体型的审美是喜欢苗条的身材,因而女性更容易为自己体型肥胖而烦恼。③与性直接相关的体像受关注。对男大学生来说,顾虑自己阴茎太小的居多,占45.2%;对女大学生来说,顾虑自己乳房太小的最多,占54.4%,大大高于焦虑自己乳房太大的人数。这同样反映了当代女性性意识觉醒下普遍的乳房审美观。

儿童性虐待的受害者在其一生中都可能深受其害,特别是体像损害,会使他们寻求美容整形手术来改变令自己"讨厌"的体像。

（三）体像与文化价值观

文化价值观是体像知觉产生的背景。这就是说一定的体像总是产生于一定的文化背景中，因为体像是一种社会知觉。人体文化与人体审美观无时无刻地在影响人们对自身的认知。

变形的传说经常在传说和神话故事中出现，神常常将人变成云、树、动物或者异性来惩罚或奖励人们。在一些原始文化中，为了遵从其民族或习俗的规定，人们在极大的范围内残害身体，如部分肢体切除，在身体上造成瘢痕，缩短、加长、再造肢体等。在现代，我们在这方面可能不亚于原始人，花费了大量的金钱、时间和精力来改变身体的外貌，研究和发明了布、漂白粉、染料、烫发火、服装、文身等。而整形外科只是使我们能够更接近我们心目中的形象的一种手段。其次，体像也并非是一成不变的，它的改变取决于我们"自身"的态度、感觉和经历，它也可由道德力量和流逝的时间来改变，或者受另一种文化的影响。在第二次世界大战前，日本妇女追求的是平坦的胸部，由于战后受西方人的影响，到了现代，则普遍夸张她们的乳房。因此，美容医生必须对体像有明确的认识，才能对美容者的动机、关心焦点有所了解，消除其恐惧和复杂的心理反应和障碍。

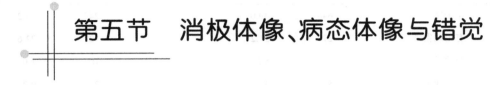

第五节　消极体像、病态体像与错觉

一、消极体像的含义与种类

（一）消极体像的含义

从对个体心理发展及导致的结果来看，体像可以分为积极体像（positive body image）和消极体像（negative body image）；从自我概念出发，前者是一种有利于自我肯定、自我接受的体像，所以也可以称为肯定性的体像；后者不利于自我肯定、自我接受，所以是一种否定性的体像。

Moore 等（1988）报告说 67% 的女孩和 42% 的男孩对自己的体型不满意。还有一位西方学者调查了 2000 名 11~18 岁的女孩子，询问她们"如果可能的话，你最希望改变什么？你的外表、性格，还是你的生活？"结果 59% 的孩子希望改变自己的外表，而只有 4% 的孩子希望更有能力。还有一位学者进行了一项调查，他让小学生和中学生完成这样一个句子："我希望自己……"。结果，大部分男孩子回答"我希望高点"；女孩子则回答"我希望小巧点"。这些希望的背后，恰恰隐藏着对体像的不满。

（二）消极体像的种类

对消极体像有众多的表达术语，根据对个体影响的程度，人为地将其分为体像困扰和病态体像两大类。体像困扰主要是指体像蔑视；病态体像是一些与体像有关的心理障碍，包括神经症或精神病症。

1. 体像蔑视（body image disparagement）　体像蔑视是一种慢性的心理困难或失调，是以对自身容貌形体否定评价的结果，并以一系列贬低自我为表现的心理困难。其主要表现是自我否定、自我蔑视，自己不接受自己，常常伴随着自卑感、自我封闭、自我放弃等行为。

　　容貌形体缺陷者往往会有体像蔑视。Colleen 调查 84 位肥胖者的体像状况。由于肥胖者在实际生活中常常遭到他人的羞辱,他们中有 71 人曾被人因为肥胖辱骂过,并有 39% ($N=28$)有严重的体像蔑视,另外有 48%($N=34$)有某种程度的蔑视;只有 13%($N=9$)没有身心的失调。而在非肥胖者中只有 10%($N=6$)有严重的体像蔑视。体像蔑视是一种难以治愈的心理失调,具有一定的顽固性,很难一时消除,即使是在体重减轻后也是如此。

　　2. 体像变形(body image distortion)　"Distortion"在英文中为"歪曲"、"曲解"、"变形"的意思,在物理学中,指透镜成像产生的"畸变"。人在哈哈镜面前看到的是一个变了形的自己的面孔或形体。人们在认识自我形象确立体像的过程中,也要借助类似镜子一样的媒体,以及复杂的内心活动,所以人们有时也会形成一个变了形的自我体像,我们可以将这样一个过程称为"哈哈镜效应"。

　　3. 体像障碍(body image disturbance)　体像障碍是一个精神或病态心理的症状。无论在国内还是在国外,体像障碍均可以看作为一个精神症状或病态心理表现。体像障碍是对自身躯体形态的歪曲认知或错觉。体像障碍也可以作为一个独立的病症。在欧洲和美国,体像障碍就被看作一个独立的病症,被命名为"丑形恐惧"和"躯体变形障碍"。尽管,在我国精神科、病态心理学中尚未将这些病症列入正式的文献,但由于其与美容医学有着十分密切的关系,我们在本书中将专门设立一章讨论。

　　4. 躯体变形障碍(body dismorphic disorder)　躯体变形障碍是指倘若客观身体外表并不存在缺陷,或仅仅有轻微的缺陷,而个体想象出自己的缺陷,或是将轻微的缺陷夸大,并由此产生心理痛苦的心理病症。

二、错觉概述

（一）错觉与体像

　　错觉(illusion)是对感受的客体,或刺激物本身特征的失真的或扭曲的事实经验。知觉是人的心理活动,而人的心理最重要的特点就是一种"客观的主观"性。因此,错觉是知觉本身的特点所决定的。即知觉的相对性、选择性、整体性、恒定性决定了其不可避免地会产生错觉。错觉的种类有很多,有多少种知觉就有多少种错觉,包括视错觉、听错觉、味错觉、嗅错觉等。例如,相传的皇帝吃野菜的故事,就是味错觉产生的。"情人眼里出西施"也是一种错觉。对视觉研究最多、最深入的是视错觉,而与体像错觉相关的也主要是视错觉(visual illusion)。心理学研究的错觉现象多为视错觉,即用眼睛所见而构成失真的或歪曲事实的知觉经验。在日常生活中,随时都会经历错觉现象。例如,接近地平线的月亮,看起来总比皓月当空的月亮的面积大。事实上月亮的大小并没有改变,改变的只是观察者的知觉。这种现象称为月亮错觉(moon illusion)。

　　体像是一种知觉,因此形成错觉的原理同样适用于解释体像错觉现象。但是体像知觉与一般的知觉由有所不同,特别是与自我体像有关的知觉,更多地受到心理因素的影响。现不妨从对体重的错觉来理解体像错觉。

　　日本学者 Ohtahara 等对 255 名 6~18 岁的日本青少年进行了一项关于体重知觉的研究。为了揭示研究对象对自己实际体重和理想体重的判断,他们使用了由 Storz 和 Greene 设计的图形(图 2-3),该图形中的 5 种不同的形象,代表了不同体重的体型,便于年龄不大的少年儿童研究对象做出选择。这些图形是高度相同,但宽度不同的象征图,与研究用的剪影图类似。每个图像都表示一定体重:1 图表示体重偏轻 20%;2 图表示体重偏轻 10%;3 图为标准体重;4 图为超重 10%;5 图为超重 20%。研究要求孩子们认定自己的实际体重所符合的图形,以及按自己理想所选定的图形。

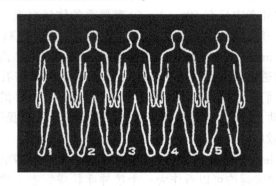

图 2-3　Storz-Greene 体像测验图形

　　该研究从对体重的错误知觉,揭示了在青少年中存在的体像错觉。根据 Ohtahara 的研究结果,我们可以清楚地看到下面一些体像错觉。

　　1. 两性对体重知觉的差异　男女两性对体重有不同的知觉。女中学生(H 组)以压倒优势的人数(68%)选择了 1 图和 2 图;且没有一个人选择超重的 4 图、5 图。在小学组(E 组),尽管大多数的人选择了 3 图,但仍然有不少人(41%)选择了 1 图、2 图。与男性中学、小学生相比,存在明显的差异。后者多选择 3 图作为理想的体重。

　　2. 高估实际体重的体像与低的体重理想体像的矛盾　这种状况在女中学生(H 组)极为明显。有 80% 的人把实际体重认定在标准以上的几个图形(3 图,4 图,5 图),而 100% 的人将理想体重认定在标准以下的几个图形(3 图,2 图,1 图)。两者之间的反差如此之大,是令人深思的。

　　3. 实际测定体重与理想体重关系　实际测定体重分为的超重组(O 组)、正常组(N 组)和偏轻组(U 组),尽管有些差异,但有一点是肯定的,女性都有较实际体重轻的理想体重目标。

　　4. 年龄的影响。年幼的女孩子在体像体重上与男孩子有差异,最年幼的女孩组(6~7 岁)的 29% 女孩选择了 1 图、2 图,而只有 17% 的男孩选择了相同的图形,而且没有随着年龄的增长而发生较大的变化,说明女孩子开始就受到一定的文化审美观念的影响,且随着年龄的而增大,14~15 岁的女孩选择 1 图、2 图的比例上升到 71%,男女的差异加大。

　　(二)体像错觉的心理学原因

　　知觉除依靠感觉器官的生理功能接收信息外,更重要的是靠个人对引起刺激的主观解释。对事物的知觉并不是单单凭客观刺激就可以决定的,还要看什么人、在什么情况下的感受。事实上,决定知觉的是心理因素,包括注意、经验、观念、动机与需要。体像错觉除了遵循一般错觉的规律外,更可能受到多种主观因素的影响。特别是对自我体像恶认知。现根据对知觉的影响因素,探讨体像错觉的一般性根源。

　　1. 经验的影响　人与动物相似,最基本的知觉多是本能性的,很少需要学习。但是复杂的知觉是需要学习与经验的。例如,图 2-4 所显示的 8 个图形,人们分别从中得到的知觉是不同的,由于起视点的不同,知觉也不相同。如果从第一行左端顺向看起,就会觉得那是男子的面孔,而后虽逐渐改变,但在知觉印象中,却一直保留或多或少的男子的面形。如果从第二行右端倒向看起,就会觉得那是少女坐姿,而后虽然逐渐改变,却一直保留或多或少的女子身影。如果从中间看起,所获得的知觉经验将受以前经验的影响。

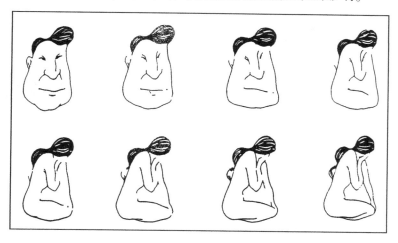

图 2-4　知觉的经验

体像知觉是一种十分复杂的知觉,受主观的经验的影响。人们在进行人体审美时,特别容易产生先入为主的各种观念。

2. 观点的差异　人的知觉往往有一个着眼点,作为知觉解释的根据,这就形成了个人对某一事物的"观点"问题;观点不同,知觉经验自然不会一致。体像知觉更是如此,这是因为人们看待身体的形态的美与丑的观点是非常复杂的。张三认为很漂亮的女孩子,李四可能会认为她不漂亮,甚至很丑。

3. 动机与需要　动机是行为产生的根源。动机对知觉的影响也很大,面对同样一个事物,由于观察者的动机不同,知觉体验也会有所不同。如面对一个美丽的海湾,画家、科学家、旅游者可能会有不同的知觉。动机又来源于需求,个体如果对所求之物特别需求,知觉上也会受到重视。譬如,一个爱美的人对美就比较敏感,总是能在生活的每一个角落发现和寻找到美的东西;然而,当一个人对自身美的需求较高时,还会产生另外一种情况。如特别想减肥的人,对自己实际体重的估计往往会过高。求美心情比较迫切的人,也往往会错误估计自己的缺陷。

4. 注意与敏感　注意无疑与知觉有相关性,越是注意,知觉就越是深切、清晰。这就是为什么注意会影响学习和记忆的原因。对于体像知觉来说,过分注意也会引起一些问题。有些对自己体像不满的人,特别注意自己的某些缺陷,越看越觉得丑陋或难看。但外人看起来,并没有像他本人描述的那样丑陋。有时人们对缺陷的过分注意会导致知觉的一种敏感状态。

5. 情感与情绪　情感和情绪也会影响知觉的准确性。"情人眼里出西施"便是情绪对知觉影响的最生动的例子。人们在心情不好的情况下,会看什么都不顺眼,相反,愉快时会感到什么都挺美。体像知觉会更多地受到情绪和情感的影响。不论爱一个人因而觉得他美丽,或者恨一个人而感觉他丑陋,均是由于情绪情感所造成的体像错误的知觉。

当然,体像的知觉错误的从单纯生理感觉和心理知觉的过程解释是远远不够的,还必须从更广泛的心理现象与社会心理学来探讨。

（张　逸）

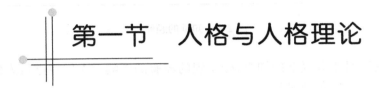

第三章

求美者人格特征

罗伯特(Robert Goldwin)博士在《超越外表》一书中写道:"美容外科是很难把握的,因为对技术的要求远远低于对美容外科病人人格和期待的把握。"人格心理学是现代心理学最重要的组成部分,也是最复杂的内容。人格涉及人类内心世界最为深处的东西。本章将概括介绍人格有关概念和理论,以及总体论述美容整形者的人格问题。

第一节 人格与人格理论

一、人格的概念

(一) 人格的定义

人格(personality)这一词最初来源于拉丁文"persona",其意为面具、脸谱。据说在公元前一百多年,古罗马的一名戏剧演员为了遮掩他的斜眼而戴上面具,然后就出现了这个词。后来,这个词的含义被很快扩充,成为一个具有多重含义的概念,它在不同的学科有着不同的意义,用在不同的场合表达不同的意思。哲学上的人格通常指人的本质属性,也就是人区别于动物的那些方面。伦理学上的人格是指人的优秀品质和善良品德,类似于我们通常所说的道德品质。人格在法学上是指人的权利和尊严。在社会学上指一个人在社会舞台上所扮演的角色。那么人格在心理学领域中又是如何被定义的呢?

由于各自研究取向的不同,心理学家对人格的看法也众说纷纭。比较统一的观点认为,人格是个体在遗传素质的基础上,通过与后天环境的相互作用而形成的相对稳定的和独特的心理行为模式。对这一定义我们具体分析如下:

第一,人格是一个人的心理行为模式。这是说人格是由内在的心理特征与外在的行为方式构成的,它不仅仅是一个个单一的心理特征或行为方式,而是这些一个个心理特征和行为方式相互联系形成的具有一定组织和层次结构的模式。

第二,这种心理行为模式是独特的。这是指每个人的人格都是独特的,这种独特性不仅仅表现在某些个别的心理或行为特征上,更主要是表现在整个模式上,从而使得人与人之间相互区别开来。虽然人与人之间在某些心理或行为特征上有共同性,但是从整体上来讲,每个人的人格都是独一无二的。

第三,这种心理行为模式是相对稳定的。这是指一个人的人格及其特征在时间上具有前后一贯性,在空间上具有一定的普遍性。例如,某个人性情比较急躁,他昨天是这样,今天是这样,明天很可能也是这样。同样,这个人在学习上比较急躁,工作中也是这样,甚至在日常生活和人际交往中也表现出急躁。但是人格的相对稳定性也并不意味着它一成不变,人格在一定程度上还是具有可塑性和可变性的。

第四,人格不是生下来就有的,而是在先天遗传素质的基础上,通过与后天环境相互作用而形成起来的。遗传素质是人格形成发展的重要基础,但它不是人格的唯一决定因素。离开了后天的环境教育,遗传素质不可能自发地演化为人格。同样,后天环境教育对一个人的人格形成也起着十分重要的作用,但离开了遗传素质的基础,它的作用就无法表现出来。所以说,遗传因素和环境作用共同对人格的形成和发展发挥作用。一方面,环境教育使遗传素质的作用得以发挥和表现;另一方面,一个人的遗传素质也制约着环境教育的作用。

（二）人格诸方面

人格是个体各种稳定的心理特征的总和,这些心理特征主要表现为能力、气质、性格等方面。

1. 能力　能力是人们顺利地完成某种活动所必须具备的那些心理特征。在西方心理学中,能力一词有两种含义:既可理解为实际能力（actual ability）也可理解为潜在能力（potential ability）。实际能力是指个人现在实际所能做的。例如,某人会开汽车、会弹钢琴等,就是指他现在实际具备的能力。这种能力以知识技能来表现,而知识技能主要是学习的成就或训练的结果。所以实际能力也称为成就（achievement）。潜在能力不是指个人已经发展出来的实际能力,而是指如果通过训练可能达到的水平,在英语中常用 potentiality（潜力）或 aptitude（倾向、才能）等词来表示。

2. 气质　"气质"这一概念与我们平常说的"禀性"、"脾气"相似,它是个人生来就具有的心理活动的动力特征。

在心理学史上,"气质"是一个很古老的概念。早在古希腊医学家恩培多克勒（Empedocles,约公元前483—前423）的"四根说"中就已经具有了气质和神经类型学说的萌芽。恩培多克勒认为,人的身体是由四根（土、水、火、空气）构成:固体的部分是土根,液体的部分是水根,维持生命呼吸的是空气根,血液主要是火根。火根离开了身体,血液变冷些,人就入眠。火根全部离开身体,血液就全变冷,人就死亡。他还认为,人的心理特性依赖身体的特殊构造;各人心理上的不同是由于身体上四根配合比例的不同。他认为,演说家是舌头的四根配合最好的人,艺术家是手的四根配合最好的人。

希波克拉底（Hippocrates,公元前460—前377）把四根说进一步发展为四液说。他在《论人类的自然性》这篇著作中写道:"人的身体内部有血液、黏液、黄胆汁和黑胆汁,所谓人的自然性就是指这些东西,而且人就是靠这些东西而感觉痛苦或保持健康的。"希波克拉底认为构成人体内的体液有四种:血液、黏液、黄胆汁、黑胆汁,并根据哪一种体液在人体内占优势,把人分为四种类型:多血质、黏液质、胆汁质和抑郁质。在体液的混合比例中血液占优势的人属于多血质,这类人温而润,好似春天一般;黏液占优势的人属于黏液质,这类人冷酷无情,似冬天一样;黄胆汁占优势的人属于胆汁质,这类人热而躁,如夏天一般;黑胆汁占优势的人属于抑郁质,这类人冷而躁,如秋天一样。这四种体液配合恰当时,身体便健康;配合异常时,身体便生病。

希波克拉底关于四种气质类型的概念一直沿用至今。由于当时的条件所限,他用四种体液来解释气质类型是缺乏科学依据的。

3. 性格　性格是人格的核心部分,是个体在社会实践活动中所形成的对人、对己、对客观现实所持的稳固的态度以及与之相适应的习惯化的行为方式。与人格的概念相比较,我们会发现二者没有实质上的区别,以致这两个概念常常混用。美国心理学界不常用性格一词,欧洲心理学文献中性格一词等同与人格。

性格的类型是指一类人身上所共同具有的性格特征的独特组合。心理学家曾以各自的标准和准则,对性格类型进行分类,现将几种有代表性的观点列举如下。

(1) 以心理功能来确定性格类型:英国心理学家培因(A.Bain,1818—1903)和法国心理学家李波(T.A.Ribot,1839—1916)等提出,依据智力、情绪、意志三种心理机能何者占优势,来确定性格类型。他们把人们的性格划分为理智型、情绪型、意志型。理智型者以冷静的论理思考而行事,以理智来支配自己的行动。情绪型者不善于思考,凭感情办事。意志型者目标明确,行为主动,追求将来的憧憬。除了上述典型的类型外,还有一些中间的类型,如理智-意志型等。

(2) 以人类的生活方式来确定性格类型:德国哲学家、教育学家斯普伦格(E.Spranger,1928)把人类的生活方式分为六种:理论的、经济的、审美的、社会的、政治的、宗教的。相应于这六种生活方式,他把人划分为六种类型。

1) 理论型(theoretical type):这种人渴求知识、渴求真理,对各种事物采取的态度完全是客观的。对"理论型的人"来说,生活显示为面向问题、面向价值定向。

2) 经济型(economic type):是把一切重要关系都放在首位的人。对于这种人来说,一切东西都成为维持生命、为生存而斗争和最好地安排自己生活的手段。在最好的场合下,由于生活上获得充分满足,便表现出爱美的特征;在最坏的场合下,由于缺乏精神需求,表现为爱财如命。

3) 审美型(aesthetic type):这种人渴求形象,通过自我表现来认识世界。他们把一切事物都感知为某种和谐或不和谐的东西。他们的审美态度偏重于形式、美丽、协调和比例。对于审美型的人来说,世界的客观性总是以对形状、色彩、节奏的感知形态呈现出来的。

4) 社会型(social type):此类人愿意与志同道合的人结交,渴求普遍的爱,对人类的爱。他们的直接行动都是在爱的情感影响下进行的,为社会谋福利是他们的一切活动的前提。

5) 政治型(political type):这种类型的人倾向于权力的追求,按照斯普伦格的说法,权力是指具有贯彻最高要求的能力。真实的权力是建立在真正的精神价值之上的权力,有权力的人决定精神形象,正是追求精神形象的人,才是权力型的人。

6) 宗教型(religious type):这种类型的人的价值定向就在于他所探索的生活意义。斯普伦格认为:"宗教的实质在于探索生活的最高意义。这种探索状态的特征就是心情不安和情绪不满。宗教型的人就是把他的精神结构经常完全集中于对价值要求达最高体验的那种人。"

(三) 人格与体像、容貌的关系

人格、容貌和体像这三者之间有着内在的联系,它们之间的关系体现了人的生理与心理方面的统一(图3-1)。

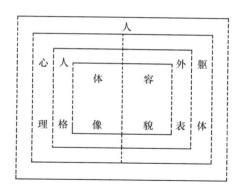

图3-1   人格与容貌、体像的关系

1. 人格与体像的关系   体像是人格不可分割的组成部分。人格的中心是自我,自我的重要成分包括"自我意象"(self image),即自我认知的形象,体像恰恰是自我意象的最重要的内容。心理学家高尔顿·阿尔波特(Gordon Allport)提出,儿童(4~6岁)开始形成自我意象,即形成了"好的我"、"坏的我"的参照系的良知,对体像的认知就包含其中。

2. 容貌与体像的关系   人的容貌与形体是客观的生理性的存在,他人或自我的评价对体像的形成起着关键的作用。一般的规律是:容貌、形体较好的人,大多可以形成较为积极的体像;而容貌丑陋或有缺陷的人,多数会形成消极体像。在日常生活中人们会有这样的感受,漂亮的人自我感觉较好,也更为自信;而长相差的人则容易自卑。

3. 容貌与人格的关系   容貌在人格形成中的作用包括两个方面:一是特定的容貌或形体是与特定的人格相对应的;二是容貌与形体通过对体像形成的影响而作用于人格形成。

二、人格理论

现代人格理论内容繁杂。美国学者B.R.赫根汉在其所著的《人格心理学导论》一书中将人格理论分为:精神分析学派范型,包括弗洛伊德、荣格理论;社会-文化范型,包括阿德勒、霍尼、艾里克森的理论;特质论范型,包括阿尔波特、卡特尔的理论;学习论范型,包括斯金钠、米勒的理论;存在-人本主义范型,包括凯利、罗杰斯、马斯洛的理论。现根据研究美容心理的需要,选择性介绍如下。

(一)特质论范型

阿尔波特(G.W.Allport)认为,人格结构总包含两种特质:共同特质和个人特质。所谓特质是指个人在遗传和环境的相互作用下而形成的对刺激发生反应的一种内在倾向。共同特质是属于同一文化形态下人们所具有的一般性格特征。人们在共同特质上有多寡或强弱的差异。个人特质是个人独特的性格特征。

卡特尔(R.B.Cattell)用因素分析方法把特质区分为表面特质和根源特质。表面特质是指一组看来似乎聚在一起的特征或行为。但同属于一种表面特质里的特征,其间关系很复杂,因此这些特征虽有关联,但不一定一起变动,也不源于共同的原因。而根源特质指的是行为之间成一种关联,会一起变动而形成单一的、独立的人格维度。

人格特质论把人格研究引入到一个可操作的方向,具有很大的实用性。但特质论没有从人格形成的起因和影响因素方面入手,因此也有一定的局限性。

(二)精神分析学派范型

精神分析学派的创始人弗洛伊德(Freud)通过精神分析的方法研究人的潜意识动机。他认为人格是一种动力结构,其能量来自于"里比多",即欲力或性本能。

按弗洛伊德的理论,人格结构包含本我、自我和超我三部分内容。本我(id)是人格结构中最原始的部分,从出生之日起即已存在。构成本我的成分是人类的基本需求,如饥、渴、性三者均属此类。支配本我的是快乐原则(pleasure principle)。自我(ego)是个体出生之后,在现实环境中由本我中分化发展而产生的。由本我而来的各种需求,如不能在现实环境中立即获得满足,就必须迁就现实的原则,并学习如何在现实需要中获得满足。因此支配自我的是现实原则(reality principle)。超我(super ego)是人格结构中居于管理地位的最高部分,是由个体在生活中,接受社会文化道德规范的教养而逐渐形成的。超我由自我理想——要求自己行为符合自己理想和良心,要求自己行为符合道德两部分内容组成。支配超我的是完美原则(perfection principle)。

弗洛伊德的人格发展理论,是建立在他的性心理发展理论的基础之上的,因此也称之为"心理性欲发展理论"。弗洛伊德认为,儿童出生到成年要经历几个先后有序的发展阶段,每一个阶段都有一个特殊的区域成为"里比多"兴奋和满足的中心,此区域称为快感区。据此,弗洛伊德把心理性欲划分为口唇期、肛门期、性器期、潜伏期、生殖期五个阶段。弗洛伊德认为,儿童在这些阶段中获得的各种经验决定了他们成年的人格特征。

1. 口唇期(oral stage,0~1岁) 婴儿的活动大部分以口唇为主,诸如吸吮、咬、吞咽等,口唇区域成为快感的中心。婴儿的口唇活动如果没有受到限制,成年后性格倾向于客观、慷慨、开放和活泼等积极的人格特征;婴儿的口唇活动如果受到限制,成年后性格倾向于依赖、悲观、被动、猜疑和退缩等消极的性格特征。

2. 肛门期(anal stage,1~3岁) 幼儿由于对排泄解除压力而感到快感,肛门一带成为快感中心。在这一时期,儿童必须学会控制生理排泄过程,使它们的功能符合社会的要求。也就是说,儿童必须接受在厕所中大小便的训练。大小便排泄对成人的人格有很大的影响。肛门排泄活动如果不加限制,成年后性格倾向于肮脏、浪费、凶暴和无秩序;肛门排泄活动如果严加限制,成年后性格倾向于清洁、忍耐、吝啬和强迫性。

3. 性器期(phallic stage,3~6岁) 这一时期"里比多"集中在生殖器上,性器官成为儿童获得快感的中心。此时儿童以异性父母为"性恋"的对象。男孩要占有他父亲的位置,有与自己父亲争夺母亲爱情的表现;女孩要占有她母亲的位置,有与自己母亲争夺父亲爱情的表现。男孩恋爱母亲,嫉妒父亲;女孩恋爱父亲,嫉妒母亲。弗洛伊德认为,这是一种本能的异性爱的倾向,一般由母亲偏爱儿子和父亲偏爱女儿所促成。这种幼年的性欲由于受到压抑在男孩心理上就成了恋母情结(或称伊底普斯情结),在女孩心理上就成了恋父情结(或称爱勒克屈拉情结)。如果这两种情结获得正当的解决,儿童认同父母的价值观念,导致超我的逐渐形成和发展,就会形成与年龄、性格相适应的许多人格特征。

以上三个心理性欲阶段可称为前生殖阶段,它们是人格发展的最重要阶段。弗洛伊德认为,成年人格实际上是在人生的前5年就已形成。

4. 潜伏期(latent stage,5~12岁) 这一时期"里比多"处于休眠状态。儿童将上一阶段以父或母为对象的性冲动转移到环境中的其他事物上去,如学习、体育、歌舞、艺术、游戏等。这个时期儿童离开家庭和父母进入学校学习,他的兴趣在同伴而不在双亲,但总躲避着异性,男女儿童界限清楚,团体活动也常常男女分来进行,在游戏中以同性者为伴,甚至男女同学间不相往来。这种现象持续到青春期才有改变。

5. 生殖期(genital stage,12~20 岁)　这是人格发展的最后阶段,发生在随之而来的青春期,男女儿童在身体上和性上趋于成熟,性的能量和成人一样涌现出来,异性恋的行为明显。个体在这个时期的最重要任务是力图从父母那里摆脱出来,必须与父母分开,以建立自己的生活。个体生殖期的性格发展是在前面几个阶段的发展基础上的发展,个体这时已从一个自私的、追求快感的孩子转变成具有异性爱权利的、现实的和社会化的成人。

弗洛伊德过分强调人格的本能和生物学方面的内容,受到了一些心理学家的批评和反对,他的学生及后期的精神分析学派的代表人物如阿德勒、霍尼、艾里克森等人开始强调社会及文化因素对人格的重要影响,被称为"新弗洛伊德主义"。

（三）社会-文化范型

艾里克森是新精神分析学派的代表人物。他认为人格的发展应包括机体成熟、自我成长和社会关系 3 个不可分割的过程。每一过程必须以其他两个过程为前提,在不断交互作用中向前发展。他根据这 3 个过程的演化,把人格分为 8 个阶段,表明一个完整的人生周期。这 8 个阶段的发展关键分别是:① 0~1 岁:基本信任对基本不信任。② 1~3 岁:自主对羞怯和疑虑。③ 3~5 岁:主动对内疚。④ 5~12 岁:勤奋对自卑。⑤ 12~20 岁:同一性对角色混乱。⑥ 20~24 岁:亲密对孤独。⑦ 25~65 岁:繁殖对停滞。⑧ 65 岁以后:自我整合对失望。艾里克森所划分的人格发展 8 个阶段,其中前 5 个阶段与弗洛伊德划分的阶段是一致的。但艾里克森在描述这几个阶段时,并不强调性本能的作用,而是把重点放在个体的社会经验上。

（四）学习论范型

按照社会学习论的观点,人格主要由后天经过环境的学习所决定。环境或情境因素在决定一个人的行为方面具有重要作用。

所谓"学习"主要指个体对行为受到强化的反应。当一种行为受到外界的肯定及鼓励时,这种行为就倾向于保持下去;而当受到否定或惩罚时,这种行为就倾向于消退。

社会学习理论对于人格形成、环境的控制与改变以及行为矫正等问题都有积极贡献。但对于人体的差异特别是生物学及其他方面因素的意义重视不够。

第二节　求美者的心理特征

一、求美者的心理特征与分类

由于不同求术者对美的理解和追求存在着很大的差异,因此国内外学者对美容整形求术者的求美心态与动机进行了分析。

王肃生对美容整形求术者进行了心态分析,把他们分为 6 类:合理美容型(理智型和固执型)、适应环境型(主动型和被动型)、取悦他人型、畸形自卑型(先天性畸形者和后天性畸形者)、思维波动型等。

戴正福将美容整形求术者的心理类型分为:单纯美容型、欲望过高型、自卑心理型、顺应环境型、适应需要型、迷信心理型、恋爱婚姻型、畸形患者型、精神异常型和思维异常型 10 类。

徐宏志等对 283 名美容门诊求术者的心态进行了统计学分析,将其划分为 3 类(表 3-1)。

表 3-1　283 名美容门诊美容受术者心理分析

年　龄 (岁)	受检 人数	心　理　类　型		
		Ⅰ型%	Ⅱ型%	Ⅲ型%
16~25	158	46(29.1)	64(40.5)	48(30.3)
26~35	94	17(18.0)	31(33.0)	46(48.9)
≥36	31	5(16.0)	14(45.2)	12(38.7)
合　计	283	68(24.0)	109(38.5)	106(37.4)

Ⅰ型求美者:具有期望他人注视与关心的心理,以自我为中心表现出一种过高的自我陶醉意向,美容手术往往难以满足他们的要求。这一组人以 16~25 岁年龄段为多。该年龄时期是人生求学、就业、婚恋的重要时期,心理素质不稳定,易想入非非,理想与现实差距较大。为外貌上的一点小缺陷而焦虑不安。其手术的目的是为了在容貌上超过他人。此类求美者对手术的期望值远远超过手术能达到的客观效果。如果不分析就贸然进行手术,常常会引起无休的医疗纠纷。

Ⅱ型求美者:对美容手术的要求并不强烈,只是因为别人的议论、侮辱或公开的轻蔑才开始为容貌而苦恼。此类求美者心理不稳定,易受他人影响,他们的手术是被动的,做手术的目的是为改变别人对自己的看法。如果没有对他们的心理状况进行充分的了解而匆忙进行手术,往往手术效果不理想。在选择好适应证的基础上,进行手术,其中大部分手术效果良好。

Ⅲ型求美者:此类求美者容貌上缺陷常比较明显,他们心理非常苦恼,没有自信心,性格内向,精神不振,常感到自己卑下,畏惧别人的目光。他们迫切要求改变这种境况,开始新的生活,是美容的最佳选择对象,且手术后一般效果良好。

Reich(1975)将美容整形求术者分为 5 类:

1. 忧虑型　这类求术者优柔寡断,表面上看与医生特别配合,实际上顾虑重重。他们在手术前往往要医生提供详细的手术方法及改善后的容貌情况。对这类求术者不能急于手术,要耐心地做好工作,让其充分考虑成熟再做决定。

2. 依赖型　这类求术者需要周围人的支持和帮助,如果周围人说手术成功,他们会表现得非常高兴,如果周围人稍有议论,他们会非常沮丧和忧虑。此外,他们又表现出一种假独立性,即使术前签了协议书,但术后稍不满意,就不执行该协议。

3. 情感型　这类求术者善于表达自己的感情,思想活跃而不切合实际。由于他们愿望明确,因而手术少有顾虑,即使对术前谈话中的一些并发症及不良后果,也丝毫没有异议。他们往往给医生好感。

4. 偏执型　这类求术者对自己的缺陷往往夸大,常常怀疑别人,易激怒,常要求他们所熟悉或以前给他们做过手术的医生再次给他们手术。对这类求术者要有耐心并引起警惕,因为一旦他们接受手术,反过来向你诉苦,甚至指责医生。对这类病人不要轻易担保什么,特别是不能与其对立。有些医生将这类求术者看作是潜在的危险。

5. 分裂型　这类求术者胆怯、害羞,给人一种怪癖感。他们缺乏表达自己思想的信心和勇气,就诊时常常由家人陪同代言,对手术后的效果缺乏自信而难以满意。

二、先天与后天性容貌缺陷者的心理特征

寻求美容手术的病人大多有一定的容貌形体缺陷。根据武汉市第三医院整形科1980~1990年间收治2040人的统计分析,其中先天性畸形缺陷者105人;后天性缺损畸形者1404人;无生理缺陷的求美者531人。对一些单纯的美容诊所来说,非缺陷的美容手术可能会更多一些。

(一)先天性容貌缺陷者的心理特征

先天性残疾的幼儿因无知,外貌异常对其心理影响尚不明显。4~6岁儿童较多关心的是影响玩耍的四肢畸形,对于其他部位的畸形,有讳疾忌医,尽力设法隐蔽畸形部位者;有动辄哭闹不已者;亦有力争表现自己企图证明没有畸形存在者。学龄期儿童,颜面部的畸形,常常被幼稚的小伙伴们讥笑、嘲讽或起绰号,不良的刺激致使原本有自信心自制力的儿童,变得依赖大人,甚至出现一些攻击行为,如发怒、反抗,对周围物品随意摔扔、破坏,还可能发生兴趣与爱好的突然改变等。进入青春期后更加复杂,20岁前后是青年求学、就业和恋爱等人生的关键时期,往往会因容貌上的很小缺陷忧虑不安,因疑心被人歧视而不愿意参加社会活动,有的表现有很强的自尊心,有的又兼有自卑感或者表现得特别好强上进,或者自暴自弃、性情孤僻,个别人甚至厌世轻生。中年以后,由于工作与婚姻问题已成定局,心理上逐渐获得平衡,生活的勇气显著提高。老年人对外貌异常习以为常。

先天性畸形者,不同程度的存在心理自卑感,因容貌不美影响婚恋及就业,长期以来心理压抑,希望矫正外露部位的异常。一般对外形美要求较低,能配合医护人员治疗,受力较强。随着年龄的增长,逐渐使他们产生了一种特殊心理状态,如沉默寡言,不愿与周围人交往等;问及病史,患者往往隐而不谈,实则忧心忡忡,病究竟能否治好,治愈后社会地位会不会改变等;这类病人术后改变较为明显,病人往往满意。时而满怀信心,充满希望,急于要恢复生理功能;时而悲观失望,自暴自弃,甚至产生轻生念头。

实例:张某某,女,21岁,农民,因先天性面部畸形,五官呈猿猴状,下睑外翻,睑球粘连,双眼不能闭合,一副令人"可憎"的面容。来诊时用特大围巾遮盖面部,由亲属搀扶行走。姑娘对自己的"丑容"感到绝望,以至厌世,常常企图自杀,终因母亲要"以死殉死",而艰难地躲在家中"偷生"。医生先为她做了睑球粘连松解术和植皮术,手术达到预期效果,使姑娘重新燃起了生活"欲望"。不到三个月,病人又要求行第二次手术,但家庭经济拮据,无力支付手术费用。此时,姑娘又自卑自弃,缺乏自信,害怕社交,人前矮三分,抬不起头来。经交谈了解,原来姑娘存在不适应生活的"心理缺陷":21年来从未出过家门,终日与母亲相伴,整形后容貌改观,就有了与外界接触的更多机会,像常人一样生活、婚嫁等从不敢设想的事情可以变为现实,姑娘却感到束手无策,缺乏勇气挣脱自我封闭

的枷锁,去创造自己的未来生活。"心病还需心药医",这种情况手术是治不了她的"心病",勉强动了手术,很可能再"节外生枝"。因为面部缺陷而受苦的人,容易引起精神上的焦虑,最迫切要求通过美容手术加以改善,脸上的缺陷虽不影响吃喝行为,但在心灵上,可能就是一个被放大若干倍的伤痕,造成极大的精神痛苦。针对姑娘的"心病",医生设法从多方面开导她,对症进行心理治疗和生活指导,帮助解开心灵上的症结,矫正变态心理,促其精神恢复健康,能像旁观者一样看清自己,耐心等待分期手术,并能平静接受手术后的环境改变。

先天性畸形者迫切希望恢复生理功能,如唇、腭裂修补等,要向他们客观地交待手术效果和成功的把握性有多大,但要达到和正常人完全一样是很困难的。这类求美者能与医护人员密切配合,术中能忍受肉体上的疼痛,术后改变较明显,他们对手术效果是比较满意的。

(二)后天性容貌缺陷者的心理特征

后天性畸形常常是由于外伤致残的,而且是突然发生的,伤残者本有健全的身心,理想的家庭、工作和社会地位,突遭不幸,其心理复杂而特殊。伤残较重者常认为自己已成了家庭与社会的负担,痛不欲生。未婚者更要考虑到自己婚姻、理想、事业等,急切希望手术矫正外露部位的异常,而且不现实的期望手术后能够恢复到受伤前的外貌。由于外形的破坏,心情抑郁,久之便形成自卑、羞怯,他们往往以自我为中心,对自己的健康、前途和家庭特别担心,有的富于联想,有的感情脆弱易怒、失眠、多疑,渴望会见亲人又惧见亲人,渴望走向社会又惧怕走向社会等矛盾的复杂心理状态。

后天性伤残患者均有不同程度的心理障碍,严重伤残者会认为自己成为家庭及社会的负担;未婚者还要考虑自己的婚姻、理想、事业等。这类患者迫切希望恢复生理功能,希望早日重返工作岗位,或能恢复生活自理能力;他们对外形要求较低,一般能配合医务人员的治疗工作,忍受手术的痛苦。

外伤导致的伤残,虽无明显的生理功能障碍,但外貌丑陋,形体不美,严重损害了患者的心理健康,这类病人显著的特点是希望矫正外露部位的异常;由于外形破坏,长期心理压抑、自卑、羞怯,他们对外形美的要求要高一些。后天伤残者,虽无明显生理功能障碍,但体形、容貌不美,严重者认为自己成为家庭的负担。未婚者考虑婚恋、就业,导致性情偏激,倔犟急躁,影响他们的天赋与活动能力的正常发挥。

实例:林某某,男,25 岁,儿时玩耍跌伤,致使鼻梁骨塌陷,后经医院鼻科治疗修补,有所恢复。随着年龄增大,体态变化(患者个高 1.81 米,脸颊宽大),相比之下,鼻梁塌陷明显地继发畸形、扁、塌、斜使颜面外形欠美,婚恋几经挫折,心理羞怯、自卑,既想通过整形美容手术使自己容貌得到改善,又害怕手术不成功,产生更坏的后果。后经医护人员反复进行心理辅导,商量手术方案,并客观地向求美者交待手术效果,使其放下包袱接受手术,术后鼻梁形状有较大改观,半个月后满意出院。

后天性畸形者伤前形态功能都较正常,而心理障碍尤为突出,长期以来心理压抑,求美欲望较强,对外形美的要求较前者高,通过整形手术,既恢复生活自理能力或生理功能,又希望矫正外露部位的异常。因此,医护人员在治疗他们外伤的同时,还应注重心态的护理,鼓励他们树立生活的信心和勇气,诚恳细微,推心置腹,使求美者有被尊重、被理解的感觉。要反复征求求美者对手术方案的意见,说明手术方案的整体要求、手术原理及主要步骤,术前、术后机体的反应特点,以及应注意事项等,以取得密切合作。其次,要向求美者说明决定手术的适当时机,因为许多人的伤残多是在年幼时发生,一般女性满 18 岁,男性满 22 岁,骨骼生长发育基本终止,如果在此之前进行手术,则可能产生继发性畸形,导致颜面或体态等方面的失调。医者要明确告知手术的最佳年龄。有些手术需要分阶段进行,时间跨度较大,有的需要二期乃至三期修复,使求美者要有充分的时间准备,包括术前检查、术后恢复所需时间,不要匆忙手术,术后又急于出院。

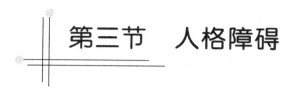

第三节　人格障碍

一、概　述

人格障碍(personality disorder)指人格特征明显地偏离正常,使患者形成了一贯性的异常行为模式。这种模式显著偏离特定的文化背景和一般认知方式(尤其在待人接物方面),明显影响了患者的社会与职业功能,造成社会适应不良,患者为此感到痛苦,并已具有临床意义。人格障碍开始于童年、青少年或成年早期,并一直持续到成年或终生。

根据文献记载,最早的人格障碍的例子是由法国人皮耐尔(Pinel)在 1806 年报道的。这名男性患者性情极其暴躁,因为被一女性的言语触怒而将其投入井中。患者小时候,母亲对其有求必应,稍不遂愿他就大叫大骂。长大后,他更加专横跋扈,连家犬稍不如意,也被他活活踢死。现在看来,这个病例很可能是个"反社会性人格障碍"患者。

二、常见人格障碍的类型及特征

(一)反社会性人格障碍

1. 不断地违反法律。
2. 欺诈性,使用别名、撒谎、或欺骗他人以获取自己想要的东西。
3. 行为冲动,对将来的结果缺乏充分的考虑。
4. 好斗易怒,有打架或攻击他人的历史。
5. 由于行为鲁莽而使自己或他人陷入危险的境地。
6. 对工作、经济状况和家庭义务不负责任。
7. 缺乏自责,当自己给他人造成伤害时,表现出漠不关心或认为是合理的。
8. 从青春期开始就有反社会行为的历史(违反规则,撒谎,攻击他人,不尊重他人及财物,物质滥用等)。

(二)回避性人格障碍

1. 由于害怕批评、不满意或拒绝而回避他人。

2. 不会与别人保持很密切的关系,除非确定对方很喜欢自己。

3. 很害怕在亲密关系中,被羞辱和嘲笑。

4. 对批评和拒绝极其恐惧。

5. 由于感觉到自己的不足,在人际关系中总是很沉默。

6. 认为自己不行及社交无能。

7. 由于害怕尴尬而拒绝各种活动。

（三）边缘性人格障碍

1. 拼命努力以不被抛弃。

2. 人际关系既热切又不稳定,常常不是把别人理想化,就是诋毁别人。

3. 自我知觉与自我意象长期不稳定。

4. 行为冲动,具有自我毁灭特性(如,乱花钱、性乱、吸毒)。

5. 频繁做出自杀的姿态或威胁,或自伤。

6. 情绪极度不稳定(如,短期内出现抑郁,易激惹、焦虑)。

7. 持续地感到空虚。

8. 容易生气或发怒。

9. 在压力下,会变得偏执或有分离症状。

（四）依赖性人格障碍

1. 要求过多的建议和保证,这样每天才能做出决定。

2. 迫切要求他人对自己生活的大多数重要方面承担责任。

3. 在表达不同意上过分地犹豫,主要是害怕失去别人的支持或赞同。

4. 缺乏自信,这导致在参加各种活动上出现问题。

5. 做出了过多的努力来获得他人的关心和支持(如,自愿做没人愿意做的讨厌的事情)。

6. 对不能照顾自己而过分担心,这导致一个人独处时会不舒服或无助。

7. 当一种照顾关系一结束,就会拼命寻找照顾自己的人。

8. 过分地担心被抛弃而需要自己照顾自己。

（五）抑郁性人格障碍

1. 心情经常低落、悲观和闷闷不乐。

2. 低自尊并常感到自己处事不当。

3. 自我贬低。

4. 经常陷入抑郁和烦恼当中。

5. 总是对别人和自己说这说那,吹毛求疵。

6. 容易抱怨和极度悲观。

7. 经常感到后悔和内疚。

（六）表演性人格障碍

1. 有强烈的想成为人们注意的中心的愿望。

2. 经常有不适当的煽动和性诱惑。

3. 感情表达肤浅且变化迅速。

4. 利用外表吸引他人注意。

5. 语言令人印象深刻而缺乏细节。

6. 戏剧化、表演性,并以夸张的形式表达感情。

7. 高度易受暗示。

8. 对于关系的亲密程度评价过高。

（七）自恋性人格障碍

1. 以浮夸的方式来夸大自我的重要性。

2. 对于无限的成功、力量、智慧或理想的爱情有着过多的幻想。

3. 相信只有特别的、高层次的人才能理解自己特别的思想、天赋和(或)问题。

4. 渴望被过分崇拜。

5. 有优越感,希望得到别人的特殊对待。

6. 通过损人利己的方式利用别人。

7. 不能或不愿意牵扯到别人的需要和情感之中;无法共情。

8. 嫉妒他人或认为他们嫉妒自己。

9. 骄傲自大,自我中心。

（八）强迫性人格障碍

1. 因为过多地关注于细节而不能把握事情的要点。

2. 完美主义的倾向影响任务与计划的完成。

3. 由于工作或对工作思考过多而影响了业余活动和朋友关系。

4. 自我要求和(或)道德标准过高。

5. 很难摆脱令人筋疲力尽的或无价值的活动。

6. 除非别人能够严格地按照自己所指定的方式去做,否则会在委派任务或工作时犹豫不决。

7. 守财奴似的认为应该积攒钱财为将来的灾难做好准备。

8. 谨慎,刻板,固执。

9. 专注于整理、秩序和(或)清洁。

（九）偏执性人格障碍

1. 没有足够的判断,就怀疑他人要实施虐待、欺骗和从自己身上得到好处。

2. 由于无根据地怀疑朋友或同事的忠诚、信任而弄得心劳神疲。

3. 向他人吐露自己的事非常谨慎,因为过分担心交流的信息会对自己不利。

4. 无中生有地从他人的意见中,发现隐藏的、侮辱性的信息。

5. 对侮辱或轻视自己的人怀有顽固的怨恨。

6. 对有关自己性格的评论过于敏感,并会愤怒反击。

7. 没有证据地反复猜疑自己的配偶或伙伴不忠诚。

（十）被动攻击性（违拗性）人格障碍

1. 对社会责任和与工作相关的任务，在直接或间接地保证完成之后，被动消极地不能履行责任（如，"忘记"自己承诺过帮别人的植物浇水而使植物死亡）。

2. 抱怨自己不被理解和不被欣赏。

3. 心境不稳且好争斗。

4. 用不合理的和自我挫败的方式批评和蔑视权威。

5. 认为别人更加幸运并向他们表示嫉妒和怨恨。

6. 对自己个人的不幸做出频繁、夸张的抱怨。

7. 频繁或经常地抱怨自己的悲哀。

8. 交替地表现出挑战性的敌意和懊恼的抱歉。

（十一）分裂样人格障碍

1. 不期望亲密的关系，包括和家庭成员。

2. 一贯地选择孤独行为。

3. 对性行为没有乐趣。

4. 很少感到快乐。

5. 除了直系亲属之外，几乎没有亲密的朋友和知己。

6. 对称赞或批评反应迟钝。

7. 冷淡，与他人分离或没有感情。

（十二）分裂型人格障碍

1. 认为每天的事情都针对自己，或对自己有特殊意义。

2. 相信那些对自己的文化来说不可思议的现象（如，心灵感应，透视，超感觉的知觉）。

3. 拥有不寻常的知觉体验（如，认为自己可以感觉到别人的存在）。

4. 有古怪、模糊、抽象或特别具体的想法和言论。

5. 趋向于怀疑别人，有时甚至类似妄想狂。

6. 情感不恰当或狭窄。

7. 表现出古怪的外表或行为。

8. 除了直系亲属之外，几乎没有亲密的朋友或知己。

9. 在社交情境中，因为对别人畏惧和怀疑而非常焦虑。

三、人格障碍的诊断

（一）人格障碍的诊断标准

CCMD-3 的诊断标准如下：

1. 症状标准　人格障碍是个人的内心体验与行为特征（不限于精神障碍发作期）在整体上与其文化所期望和所接受的范围明显偏离，这种偏离是广泛的、稳定的和长期的，并至少有下列 1 项症状：①认知的异常偏离。②情感的异常偏离。③控制冲动及对满足个人需要的异常偏离。④人际关系的异常偏离。

2. 严重标准　这种特殊行为模式的异常偏离,使患者或其他人(如家属)感到痛苦或社会适应不良。

3. 病程标准　这种异常的偏离始于童年、青少年,现年18岁以上,至少已持续2年。

4. 排除标准　人格特征的异常偏离并非躯体疾病或精神障碍的表现或后果。要确定人格障碍的具体类型,除符合以上一般标准外,还应该符合相应类型人格障碍标准中至少3项症状标准。

(二)人格测验

在诊断人格障碍时,可以应用一些心理测验来辅助诊断。以下介绍两个常用的人格测验：MMPI和EPQ。

1. 明尼苏达多相人格调查表(Minnesota multiphasic personality inventory)　MMPI由美国明尼苏达大学的哈撒韦(S.R.Hasaway)和麦金利(J.C.Mckinley)于20世纪40年代编制的。该量表1966年的修订本确定为566题(其中16题是重复的,用以测验被试反映的一致性及被试回答是否认真)。从1979年起,中国心理学家及精神病医生也开始对该表进行研究和试用,并于1984年正式确立了MMPI的中国修订本。

MMPI有10个临床量表和4个效度量表。临床量表包括：①疑病量表(Hs),33项。②抑郁量表(D),60项。③癔病量表(Hy),60项。④病态人格量表(Pd),50项。⑤男性—女性倾向量表(Mf),60项。⑥妄想量表(Pa),40项。⑦精神衰弱量表(Pt),48项。⑧精神分裂症量表(Sc),78项。⑨轻躁狂量表(Ma),46项。⑩社会内向量表(Si),70项。10个临床量表可以得到10个分数,代表10个人格特质。4个与效度有关的量表考察被试作答的态度。如果被试者在这4个量表中得分特别高,表明他没有诚实、认真地作答。效度量表包括：①说谎分数(L)：共15个题目,在此量表上分数较低,说明诚实、自信、富于自我批评精神。②诈病分数(F)：共64个题目,在此量表上得高分可能是蓄意装病。回答不认真或真的有病,如妄想、幻觉、思维障碍等。③校正分数(K)：由30个对装假敏感的题目组成,高K分可能表示或装好的企图,低K分可表示过分坦率、自我批评或装坏的企图,K分数用于校正某些临床量表似可增加其效度。④疑问分数(?)：表示漏答,无法答或"是"、"否"均作回答的题目数,超过30题则答卷无效。

2. 艾森克人格问卷(Eysenck personality questionnaire,EPQ)　EPQ是由英国心理学家汉斯·艾森克(H.J.Eysenck)根据其人格结构多维理论于1975年编制的。该问卷包括N、E、L、P4个分量表。其中N量表测量神经质,高分表示情绪不稳定,低分表示情绪稳定；E量表测量内外向,高分表示外向,低分表示内向；效度量表L测量掩饰度,高分表示回答中有虚假或掩饰；P量表测量精神质,高分表示被试倔强固执、粗暴强横和铁石心肠,低分表示被试者性情比较温柔。

除了对三个维度的单方面分析,艾森克还将外倾性(E)和神经质(N)两个维度作了垂直交叉分析,这样就可以得到4种典型的人格类型：

(1)外向稳定型：善领导,无忧虑,活泼,易共鸣,健谈,开朗,善交际。

(2)外向易变型：主动,乐观,冲动,易变,易激动,好斗,不安定,易怒。

(3)内向易变型：文静,不善交际,缄默,悲观,严肃,焦虑,忧郁。

(4)内向稳定型：镇静,性情平和,可依赖,有节制,平静,沉思,谨慎,被动。

第四节 美容整形求术者特殊人格类型与行为

一、美容整形求术者的人格与有关因素分析

求术者的人格对美容手术,特别是术后结果关系十分密切。Napoleon 等对 133 名美容整形求术者进行了长达 1 年半的研究,事实证明:求术者的人格不同,对事对人的态度和行为方式也不同。根据 Napoleon 研究,美容整形求术者特殊人格比例是:自恋型人格所占的比例最高,达 25%;其次是依赖型人格占 12%,表演型人格占 9.75%;再下来依次为边缘型人格、强迫型人格、反社会型人格、分裂型人格等。并根据这些人格,探讨了与美容整形医疗过程相关因素的关系(表 3-2)。

表 3-2 美容整形求术者的人格与诸要素

	偏执型	回避型	分离型	分裂型	被动攻击型	反社会型	强迫型	边缘型	表演型	依赖型	自恋型	正常型
占总样本的比例(%)	0.75	1.5	1.5	1.5	3.0	3.0	4.0	9.0	9.7	12	25	29
年龄(平均)	28	59	46	28	47	40	45	48	40	44	34	55
确认的人格障碍(%)	90	70	85	95	80	85	84	90	85	76	75	……
要求手术的部位多少(个)	1.0	1.0	2.0	3.5	1.7	2.2	1.0	4.6	2.2	1.9	2.3	1.4
术后对手术满意度(1:最低,10:最高)	1.0	10.0	5.0	1.5	4.5	3.2	1.0	1.5	5.7	7.1	4.4	7.4
女性患者比例(%)	00	50	100	100	100	0	20	92	100	100	74	86
考虑了费用而决定选择手术者比例(%)	100	50	00	50	75	100	100	66	46	31	97	61
童年时期的吸引力(1:最低,10:最高)	6.0	3.5	6.0	6.5	5.2	9.7	6.0	3.7	9.0	7.3	9.0	5.7
客观评价的吸引力(1:最低,10:最高)	5.0	7.0	5.5	6.5	5.7	5.7	5.4	7.0	8.0	7.1	6.8	6.3
主观评价的吸引力(1:最低,10:最高)	2.0	5.5	4.0	6.5	3.7	5.0	4.2	8.3	5.7	7.0	5.9
出于内在动机接受手术者比例(%)	100	50	100	50	100	0	100	00	08	19	88	33
主观的手术评估(1:最低,10:最高)	1.0	5.5	1.5	2.0	1.7	2.1	1.6	3.2	2.9	3.0	2.5	3.4
客观的手术评估(1:最低,10:最高)	7.0	4.0	2.0	4.0	1.5	2.2	5.2	5.6	4.0	3.6	3.7	3.4
术前对手术有现实期待的患者比例(%)	00	100	50	50	25	50	00	08	54	69	06	84

资料来源:Napoleon A. Ann Plasty Surg.1993,31

(一)要求手术部位

根据 Napoleon 的调查,求术者要求手术部位平均为 2.1。有 71% 的人要求手术部位至少 2.2 个;15% 的求术者要求手术部位超过 5 个以上。要求多部位的人以边缘性人格的求术者为多。临床经验也告诉我们,对要求手术部位过多的求术者的心理问题,要特别地注

意,因为他们有可能存在心理障碍。

(二) 求术者满意度

大部分求术者对手术效果满意,但满意度与人格类型有密切关系。此外,满意度与求术者对身体吸引力的评价、内在动机、期望值、手术部位要求多少均有关系。

(三) 手术费用

68%的求术者认为费用是他们决定是否手术的关键问题。说明手术费用问题是决定是否手术的一个重要因素。在我国,由于美容医学的市场化,手术费用较一般医疗费用高许多,如何确定合适的价格是一个值得研究的问题。

(四) 身体吸引力

身体吸引力的标准由3方面评价组成,即①客观评价的吸引力:来源于医生、护士和其他同行的共同感觉综合而来。②主观评价的吸引力:根据求术者的术前自我吸引力的评价而来。③由求术者评价其童年时期的吸引力。调查表明,客观等级为6.6;主观等级为6.2;而童年等级为6.9。该结果的意义在于可以看出,要求美容整形求术者往往较客观评价更低地看待自己的容貌和吸引力,而且强烈地感受到自己的容貌和吸引力不如过去。

求术者如何评价自己的童年吸引力与他们手术后是否满意也存在显著相关。即求术者对童年吸引力自我评价越高,对手术结果就会越不满意。

(五) 内在动机

要求美容整形手术的动机可以是内部的,也可以是外部的。比如他人的意见或一定时期的审美观的影响。60%的求术者接受美容整形手术的动机是外部的;40%的人诉说他们接受手术是受到他人的影响。

(六) 期望

研究表明对手术结果的期望与求术者满意度有密切关系。对于自恋性人格的求术者尤其如此。因此对此类求术者做好降低期望值的心理准备工作尤其重要。研究还发现,随着手术部位要求的增多,手术的满意率也随之下降。边缘性人格的人往往要求手术的部位较多,同时也是手术不满意较多的人群。

二、特殊人格类型求术者的行为特点

美容整形外科遇到的最多的求术者是自恋型、依赖型、表演型、边缘型、强迫型人格等。现根据他们的行为特点介绍如下。

(一) 自恋型人格求术者

与正常人比较,自恋性人格的求术者手术满意率较低。这些求术者会因为经济因素而决定是否手术。他们中的绝大多数接受手术出于自我动机,并且保持着"自我驱动"的行为趋向,表现在他们对手术效果的非现实期望上。

（二）依赖型人格求术者

这类求术者大多是被动地寻求美容手术,在与其他的类型比较中,他们自愿做手术的人最少,而且非常关心手术的费用问题,并根据费用来决定是否采用手术。总的说来,他们容易对手术效果满意。

（三）表演型人格求术者

此类求术者对手术的满意或不满意都很多见,在统计上呈现双峰状图。这体现了这类求术者易冲动、易变的人格特征。表演型的求术者多为女性,其中自愿手术的人也不多。年龄往往较年轻。

（四）边缘型人格求术者

边缘型人格的求术者对手术满意程度往往低于其他类型的求术者,而且他们对手术满意程度与手术的客观标准无关。即使是最轻微的并发症也会导致一场大灾难。这类求术者往往低估自己容貌,即主观评价低于客观的评价,也可以说存在明显的体像障碍问题。此类求术者中有不少是"躯体变形障碍"（一种以想象缺陷为主要特征的心理障碍）患者。

（五）强迫型人格求术者

此类求术者对手术结果的满意度较低,并乐此不疲地吹毛求疵。常常拒绝承认手术效果不错或比原来要好些,这与他们的自我满足域值较高有关。他们一般不会提出与手术无关的意见,且仅要求一个部位的手术。是否接受美容整形手术,费用对他们来说是一个决定性的因素。

（郑　铮）

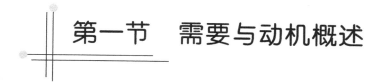

第四章
美欲、求美动机与行为

动机与需要是两个密切相关的概念。一般来说,当人产生某种需要而又未得到满足时,会产生一种不安和紧张的心理状态。在遇到能够满足需要的目标时,这种紧张的心理状态就转化为动机,推动人们去从事某种活动,向目标前进。当人达到目标时,紧张的心理状态就会消除,需要得到满足。这时,人又会产生新的需要,这是一个不断循环往复的过程,使人不断地向新的目标前进。

求美行为源于求美动机,而求美动机产生于对美貌的心理需要。本章将系统介绍人的求美需要和求美动机的有关理论。

第一节 需要与动机概述

一、需要概述

需要是指个体对自身生存和发展所必备条件的渴望和渴求,也可以解释为个体在生活中感到某种欠缺而力求获得满足的一种内心不平衡状态,它是人类生理和社会的客观需求在大脑中的反映。每个人都有对空气、阳光、水分、食物和配偶的需要,也有对人际交往、爱、尊重等的需要,人的一切活动都是为了满足需要。需要是人类行为的原动力,是维持个体生存和发展以及延续种族所必须的。需要的满足与否,会直接影响到人的情绪和行为。

(一)需要的种类

人是具有自然和社会双重属性的统一体。从这一角度,可将需要分为生物性需要和社会性需要两种。

1. 生物性需要　生物性需要又称生理性需要、自然需要、原发性需要,是指与保障个体的生命安全和种族延续相联系的需要,如空气、水、食物、运动、休息等。生理性需要是人类最原始和最基本的需要。生理性需要具有以下特征:由人的生物本能所决定;必须从外界获得一定的物质才能满足;易露于外表被察觉。

人与动物都有生理性需要。但是人类的生理性需要与动物的本能需要有着本质区别。一方面,人能按自己的意愿,通过创造性劳动来获得种种需要,而动物只能靠生存环境中现存的自然条件来满足需要;另一方面,人在获得需要的方式上,受到社会生活条件和文化意识形态的影响和制约,具有社会性。而动物为了满足需要则表现出随心所欲。随着社会历史的发展,人们满足自己生理性需要的对象和方式都深深打上了历史的烙印。

2. 社会性需要 社会性需要又称心理性需要,是人在社会生活过程中逐步学习获得的高级需要,如相互交往、求知、爱与被爱、实现理想以及追求美等。社会性需要是社会存在和发展的必要条件。社会性需要不是生来就有的,它是在生理性需要的基础上,在社会实践和教育影响下发展起来的。社会性需要具有如下特点:不是由人的生物本能决定,而是由社会的发展条件所决定;社会性需要的满足多表现在精神方面;常常蕴藏于一个人的内心世界不轻易外露,别人难以直接察觉;这种需要的限度有很大弹性,一般具有连续性。社会性需要受社会历史条件的制约,具有社会历史性,不同的历史时期,不同的阶级,不同的民族和不同的风俗习惯,人们的社会性需要也会体现出明显的差异。

此外,根据对象的不同还可将需要分为物质的需要和精神的需要。物质需要是指对物质对象的需要。包括低级的物质需要和高级的物质需要。低级的物质需要指对食物、自卫、性等方面的需要;高级的物质需要包括对高级家用电器、高级住宅、名牌小轿车等方面的需要。精神需要是指人特有的对社会精神生活及其产品的需要,如艺术、知识、美、成就等方面的需要。在劳动过程中所形成的亲和需要是人类最初形成的精神需要。

以上的分类只是相对的,在很大程度上它们相互依存。精神需要的满足必定要通过某种物质需要的满足来获得。如为了满足知识的需要,就要具备书籍等;相反,人的衣着等物质需要之中又包含对美的精神需要。富裕的物质生活条件并不能保证精神需要的满足;贫穷的物质生活条件也并非不能满足精神上的需要。

（二）需要的层次

美国人本主义心理学家马斯洛(A.H. Maslow)在《人类动机的理论》一书中提出"需要层次论"。他认为,需要的满足是人类发展的一个最基本的原则。他将需要划分为 7 个层次:生理的需要、安全的需要、归属与和爱的需要、尊重的需要、求知的需要、审美的需要、自我实现的需要。后来把求知的需要、审美的需要、自我实现的需要合并,统称为自我实现的需要。马斯洛关于需要的论述,被称为"需要层次论"。这一理论多年来流行甚广,是国内外心理学家试图揭示需要规律的主要理论(图 4-1)。

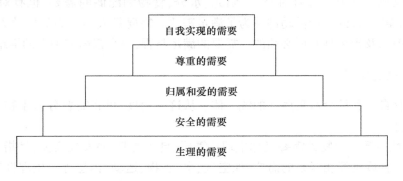

图 4-1 人类需要的层次关系

1. 生理的需要 人类对事物、水分、空气、睡眠、性的需要就属于这类需要,它们的满足对生存来说是必不可少的,在人类所有需要中是最基本、最原始,也是最有力量的。该需要具有种族和自我保存的意义,是人类为了生存而必不可少的需要。生理需要在人类的需要中占有优势地位,是一切其他需要的基础。一个在病床上身患重症垂危挣扎的病人,为了挽留生命努力和病魔斗争,就会体会到自尊和爱的需要不会很重要;一个衣食无凭的乞丐,为了纯粹的生存而每天斗争,也根本谈不上有发展任何更高需要的机会。

2. 安全的需要　当人的生理需要得到相对充分的满足后,就会产生安全的需要。它表现为人们要求稳定、安全、受保护、有秩序、心身免受威胁等。比如人们希望得到一份稳定的职业,去银行储蓄,愿意参加各种保险,这些都体现了人们对安全的需要。需要指出的是,婴儿面对外部世界时,由于能力有限而无法应付外界环境中的不安定因素,他们对安全的需要就表现得尤其强烈。

3. 归属和爱的需要　个体在生理需要和安全需要获得满足后,便会产生进一步的社会性需要:如爱和被爱的情感需要,以及有所归属的需要等。归属的需要是指被某些组织接纳或依附于某个团体或个人。爱的需要是指能与他人保持一定的交往和友谊,即爱别人和接受别人的爱,同时还应保持适度的自爱。每个人都希望和他人接触,渴望加入某一个组织或者团体,并在其中获得某一职位,也会希望同他人建立起亲密、关怀的关系,如结交朋友、追求爱情以满足爱的需要,同时也付出爱,给予别人爱。马斯洛说:"现在这个人会开始追求与他人建立友情,即在自己的团体里求得一席之地。他会为达到这个目标而不遗余力。他会把这个看得高于世界任何别的东西,他甚至忘了当初他饥肠辘辘时常把它当作不切实际或不重要的东西而嗤之以鼻。"他还指出,爱与性并不是同义的,性是生理需要,而爱的需要是人与人之间彼此关心、尊重和信任。如果爱的需要得不到满足,个人就会感到空虚和孤独。

4. 尊重的需要　如果人们获得了充分的爱和归属感之后,就会追求更高一级的尊重需要的满足。马斯洛区分了两种类型的尊重需要:来源于别人的尊重和自我尊重。来源于别人的尊重是基本的尊重,它以人的名誉、地位、社会名望或社会成就为基础,也可以看作别人如何评价自己和怎样反映自己的所有的特点为基础;自我尊重则是指个人渴求力量、成就、自信、独立等。人需要受到重视、承认和赏识,需要成就感。尊重的需要是一种较高层次的需要,尤其是自我尊重,满足自我尊重的需要会使人相信自己的力量和价值,使人在生活中更有能力,更富于创造性;反之,缺乏自尊会使人感到自卑,认为自己无能、缺乏价值,没有足够的信心去处理面临的问题。

5. 自我实现的需要　为最高层次的需要。当上述各种需要得到满足后,自我实现的需要就出现了。它表现为个体希望能充分发挥自己的能力或潜能,并使之完善化,不断充实自己,不断完善自己,尽量使自己达到完美无缺的境地,充分体现自身的价值。这里必须指出的是,各人自我实现的形式是不一样的,没有统一的标准。科学家的科学研究与发明创造、诗人的创作、家庭主妇、工人、司机甚至鞋匠尽善尽美地完成好自己喜欢的、擅长的工作,都是为了把个人的潜能发挥到最高的境界。自我实现需要是需要层次中最高级、最难实现的需要。按照马斯洛的看法,自我实现者大都是中年人或年长的人,或者是心理发展比较成熟的人。他提出,一个人的童年经验,特别是2岁以内的爱的教育特别重要,如果童年失去了安全、爱与尊重,是很难成为自我实现的人。他认为真正能达到自我实现的人只有少数,像歌德、贝多芬、爱因斯坦等,绝大部分人只能在归属与爱的需要和自尊需要之间的某一个层次上度过一生。

马斯洛认为这5种需要都是人们最基本的需要,这些需要是天生的、与生俱来的,它们构成了不同的等级或水平,成为激励和指引个体行为的力量。按照他的划分,把需要分成两类,生理需要和安全需要是低级的自然性需要,归属和爱的需要、尊重需要和自我实现需要是高级的社会性需要。

各个层次之间存在着这样的关系（图4-2）：

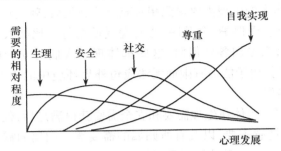

图4-2　各个层次之间的关系

（1）需要的层次越低，它的力量就越强，潜力就越大。随着需要层次的上升，需要所产生的力量也就越来越弱。

（2）在高级需要得到满足以前，必须先满足低级的需要。只有在低级需要得到满足或部分满足之后，高级需要才有可能出现。

（3）在个体发展中，先出现低级的生理需要和安全需要，而高级需要出现的比较迟。例如婴儿从小就有生理需要和安全需要，但自我实现的需要则是在成年后才出现的。低层次的需要达到满足后，高一层次的需要就逐渐产生了，但此时低层次的需要并未消失，而是力量减弱，对活动和行为的影响降低了。

（4）高级需要比低级需要复杂，因此满足高级需要要求较好的外部条件，如社会条件、政治条件、经济条件等。

他还指出，一个健全的人首先受"发挥和实现自己最大潜力与能量"这种需要所激动，能自我实现的人是有高度感受能力的社会的人，他们在很大程度上能自己鞭策自己。各级需要层次的产生和个体发育密切相关，婴儿期主要是生理的需要占优势，而后产生安全需要，归属的需要，到了少年、青年初期，尊重的需要日益强烈。青年中、晚期以后，自我实现的需要开始占优势。一般情况下，需要的满足由低层次向高层次不断发展，只有当低层次的需要得到满足后，才能产生较高层次的需要。也就是说，人们只有吃饱肚子，才可能去追求爱，追求美、追求自我实现等高层次的需要。但是，个人需要结构的演进不像间断的阶梯，低一级的需要不一定完全得到满足才产生高一层次的需要，需要的演进是波浪式的。较低一级的需要的高峰过去之后，较高一级的需要才能起优势作用。

此外，美国耶鲁大学的克雷顿·奥尔德弗（Clayton·Alderfer）在马斯洛提出的需要层次理论的基础上，进行了更接近实际经验的研究，提出了一种新的人本主义需要理论。奥尔德弗认为，人们共存在3种核心的需要，即生存的需要、相互关系的需要和成长发展的需要，因而这一理论被称为"ERG"理论。生存的需要与人们基本的物质生存需要有关，它包括马斯洛提出的生理和安全需要。第二种需要是相互关系的需要，即指人们对于保持重要的人际关系的要求。这种社会和地位的需要的满足是在与其他需要相互作用中达成的，它们与马斯洛的社会需要和自尊需要分类中的外在部分是相对应的。最后，奥尔德弗把成长发展的需要独立出来，它表示个人谋求发展的内在愿望，包括马斯洛的自尊需要分类中的内在部分和自我实现层次中所包含的特征。

除了用3种需要替代了5种需要以外，与马斯洛的需要层次理论不同的是，奥尔德弗的

"ERG"理论还表明了：人在同一时间可能有不止一种需要起作用；如果较高层次需要的满足受到抑制的话，那么人们对较低层次的需要的渴望会变得更加强烈。

马斯洛的需要层次是一种刚性的阶梯式上升结构，即认为较低层次的需要必须在较高层次的需要满足之前得到充分的满足，二者具有不可逆性。而相反的是，"ERG"理论并不认为各类需要层次是刚性结构，比如说，即使一个人的生存和相互关系需要尚未得到完全满足，他仍然可以为成长发展的需要工作，而且这3种需要可以同时起作用。

此外，"ERG"理论还提出了一种叫做"受挫—回归"的思想。马斯洛认为当一个人的某一层次需要尚未得到满足时，他可能会停留在这一需要层次上，直到获得满足为止。相反地，"ERG"理论则认为，当一个人在某一更高等级的需要层次受挫时，那么作为替代，他的某一较低层次的需要可能会有所增加。例如，如果一个人社会交往需要得不到满足，可能会增强他对得到更多金钱或更好的工作条件的愿望。与马斯洛需要层次理论相类似的是，"ERG"理论认为较低层次的需要满足之后，会引发出对更高层次需要的愿望。不同于需要层次理论的是，"ERG"理论认为多种需要可以同时作为激励因素而起作用，并且当满足较高层次需要的企图受挫时，会导致人们向较低层次需要的回归。

二、动机概述

（一）动机的定义

动机是直接推动一个人进行活动的内部动因或动力，是一个人发动、维持或抑制某种活动的心理倾向。这种动力的基础是人的需要，动机在需要的基础上产生而又为需要所推动，是需要的动态表现。但是需要并不等于动机，只有当需要达到一定的强度，并引导行动朝着一定方向进行时，才有可能形成动机。一般而言，动机越强烈，对所需对象的指向性及相应的活动就越明显。引起动机的两个条件是需要和诱因。诱因被认为是动机的外在条件，趋使机体产生一定行为的外部因素称为诱因，它是引起动机的另一个重要因素。

动机的产生过程可归纳为4个环节：需要的产生→需要被意识到→需要和目标相结合→产生行为动机。人在自觉地实行某种行动之前，必然明确地意识到该行动的原因和预期达到的目的，这时的动机为外显性动机。如行动的原因和目的并不十分清楚的动机便是潜意识动机。

当多个动机同时存在，有时可表现为相互矛盾的状态，此时个体难以决定取舍，表现为行动上的犹豫不决，这种相互冲击的心理状态，称为动机冲突。动机冲突主要有以下3种类型：

1. 双趋冲突　指两种对个体都具有吸引力的目标同时出现，形成强度相同的两个动机。由于条件限制，只能选其中的一个目标，此时个体往往会表现出难于取舍的矛盾心理，这就是双趋冲突。"鱼和熊掌不可兼得"就是双趋冲突的真实写照。

2. 双避冲突　指两种对个体都具有威胁性的目标同时出现，使个体对这两个目标均产生逃避动机，但由于条件和环境的限制，也只能选择其中的一个目标，这种选择时的心理冲突称之为双避冲突。"前遇大河，后有追兵"正是这种处境的表现。

3. 趋避冲突　指某一事物对个体具有利与弊的双重意义时，会使人产生两种动机态度：一方面好而趋之，另一方面则恶而远之。所谓"想吃鱼又怕鱼刺"就是这种冲突的表现。

动机冲突可以造成个体不平衡、不协调的心理状态，严重的心理冲突或持续时间较长可以引起个体的心理障碍,对求美者更要注意这一点。

(二)动机的功能

1. 激活功能　人不会无缘无故地采取行动。受众的所有信息接受行为,都是在动机的驱使下发生的,都是为了满足和实现某种欲望和需要。因此,动机具有引起接受活动的激活功能,即它具有策动、驱使有机体采取某种行动的最初发起的能量。如饥饿时择食、择饮是由饥、渴的动机激发起来的。动机的性质、强度不同,激活作用的大小也不一样。

2. 指向功能　人的行为受动机所指引。动机决定人的信息接受方向,即具有将受众的行为引向某一特定接受对象的指向功能。动机的激活功能决定人是否接受信息,而指向功能决定人接受什么样的信息。如学生在学习动机的支配下,可以去书店买书、去教室上自习,或者去图书馆查阅资料;在休息动机的支配下,人们可以去公园散步,可以去电影院看电影,也可以去商店购物。由此见得,动机不同,机体活动的方向以及追求的目标,也会存在差异。

3. 维持和调整功能　当行为产生后,人们是否坚持这种行为,同样要受到动机的支配和调节,当行为指向个体所追求的目标时,相应的动机便获得强化,活动就会持续下去;当活动背离个体所追求的目标时,相应的动机得不到强化,就会降低继续活动的积极性或者使活动完全停止下来。在这里,实现动机的维持和调整功能的一个重要条件是个体必须将活动的结果与个体原定的目标进行对照。我们可以说,个体产生什么样的行为模式,都要受到动机的性质和强度的影响与左右。

(三)动机的种类

人类的动机极为复杂,因此动机的分类方法也多种多样。

人的动机是多种多样的,我们可以从不同的角度或侧面对动机进行分类。

1. 依照需要的种类分为生理性动机和社会性动机　生理性动机,又称原始性动机、内驱力,是由机体内部为维持生理功能的平衡与稳定而形成的。人的生理性动机很多,但最基本的原发性动机是饮食动机、性动机等。此外还有寻求感知觉的动机、求知的动机、趋利避害的动机。例如,人为了维持生命和发展自己,就需要食品,就需要吃饱肚子,这种生理需要就会使人产生寻找食物的动机。

社会性动机又称衍生性动机,起源于社会性需要,是指人在一定的社会、文化背景中成长和生活,通过各种各样的经验,懂得各种各样的需要,经过学习而获得、产生的动机,与个体的生活环境有密切的关系,是人类高级心理活动的一种追求,以社会文化需要为基础。如交往性动机、威信性动机、地位性动机等。例如,随着商品经济的发展,人们在经济活动过程中,需要各种各样的商品信息和市场信息,于是产生了与人交往的动机,通过与人交往,及时了解行情,避免由于判断失误而带来经济损失。

2. 依照动机在活动中所起的作用分为主导动机和从属动机　人们的行动往往不是由一种动机所驱使,而是多个动机的综合,但其中必有一个具有推动和指导该活动的主要动机,称主导动机。而其他若干个对该活动仅具有辅助作用的动机,则为从属动机。主导动机与从属动机的关系是相对的,在某些情况下可以相互转换,如幼儿学钢琴,开始时父母之命往往是主导动机,个人兴趣为从属动机,随着老师对其学习兴趣的培养及其取得的成绩,个人兴趣上升为主导动机,而父母之命则降为从属动机。

3. 依照动机产生的原因分为外在动机和内在动机 外在动机是指人为了某些外在结果而从事某项活动的动机。如人们在选择化妆品时,往往受宣传广告的影响。而人们求美的动机则常常出自于自身对美的追求,这种出自本身的自我激发,则称为内在动机。大量研究表明,从长期效应来看,内在动机比外在动机具有更大的影响力和持久力。所以处理好外在动机和内在动机的关系,具有很强的现实意义。例如在学习活动中,教师要想方设法激发学生的内在动机,但对于那些学习动力很不足的学生,应从利用外在的奖励入手。首先激发他们的外在的学习动机,当他们具有了起码的学习动力后,再转向激发他们的内在动机。

4. 依照动机内容性质和社会价值分为高尚动机和卑劣动机 符合社会道德要求,符合人民群众利益的动机为高尚动机。在这种动机的驱使下,人们表现出努力工作、克己奉公,助人为乐的社会风尚。倘若行动的动机违背了社会道德要求,损害了他人利益,则为卑劣动机,又称为低级动机。低级动机是违背社会发展规律与人民利益的,它不利于社会向前发展。例如,假公济私、损人利己、贪污受贿等都是由低级动机所驱使的。

此外,我们可以从不同的角度或侧面对动机进行分类。根据动机影响的范围来区分,可以把动机区分为一般的概括的动机和特殊的、具体的动机。例如,求知欲就是比较广泛的动机,它对所有知识的探求都有推动作用;而对数学或音乐的特殊兴趣和爱好就是比较具体的动机,它只对某一方面知识的探求具有推动作用。

根据动机持续作用的时间,可以把动机区分为长远的动机和短暂的动机,也称为远景性动机和近景性动机。例如,一个中学生立志要在数学上取得成就,这种抱负不仅在中学、大学的学习中起作用,而且在以后长时间里都起作用,它就是一种长远而持久的动机;如果学生的期望只是为了一次数学考试取得高分,这个动机就比较浅近短暂。

根据能否意识到,可以把动机区分为意识到的动机和没有意识到的动机。人之所以常常意识不到自己的动机,这不仅因为习惯的力量可以成为一种处于意识边缘的独特的动机,而且也因为人对自己的观察往往受到许多条件的限制,如自我意识的发展水平、自我分析能力等。应当指出,在行为的动机中起主导作用的是意识到的动机。

第二节 美欲与心理需要

人类对美的欲望——"美欲",是人类七情六欲的延伸和蕴涵,美的欲望可分为对客观世界自然美的追求和对自身之美的塑造。"美欲"是让社会认同的需要,是寻求爱的需要,是获得尊重的需要,维护性欲的需要。艺术起源于"美欲",虽然"美欲"不光是艺术的起源,而从"美欲"生出来的,主要的却是艺术。美欲是美容心理学研究的一个重要课题,只有对此深刻地理解,才能正确把握求美者的心理。

一、美欲的概念

"爱美之心人皆有之",这句俗语说明了爱美实际上是每个人的心理需要。美欲即人的审美需要,是求美行为的原动力。广义的美欲泛指人的一切审美需要,包括自然美、社会美、艺术美及自身美。美欲与审美愉悦相关联。审美愉悦是指通过审美活动,审美主体获得的一种情感上的体验,它使人处于一种赏心悦目和怡情的心理状态,表现为满足感、快乐感,是感知、想象、情感、理解等诸多心理活动共同和谐运动的结果。

审美愉悦有别于一般的生理快感。生理快感主要指客观对象的形式美作用于感官器官所引起的舒坦、愉快的情绪,只是物质所引起的舒适、快乐。审美愉悦不是对物欲、情欲的追求。它包含着丰富而深刻的社会内容,是从狭隘的生理快感中升华出来的一种精神上的满足和喜悦,是人特有的高级情感活动。

二、美欲与其他心理需要的关系

人是爱美的动物,当人类有了美的意识,便有了对美锲而不舍的追求,爱美不仅是人类进化的产物,也是文明的标志。

(一)美欲与本能

弗洛伊德把人看作和其他动物一样,是受本能所驱动的,他把各种本能归结到两类:生的本能和死的本能。不同的心理学家对本能定义的说法有很多,我们现在一般认为本能是指个体与生俱来,无需学习的先天性行为。如鸭子天生就会游泳。心理学家认为,本能行为纯粹由遗传因素所决定。凡是同一种属的个体,其行为表现模式完全相同。

对于人类来说,属于本能的是人的动物性、与生俱来的能力或需要。美欲是人在社会生活过程中逐步学会的高级需要,是一种社会需要。所以,严格来说,美欲不能算本能,但美欲与人的生物性本能有间接的关系。因为美欲的产生依赖于感受美的感觉器官,如眼睛、耳朵。而且人的本能中也含有对美的需求。心理学家对婴儿的知觉研究就表明了这一点,Fantz运用绘画故意将人的面孔歪曲,将眼、鼻、嘴的位置改变,然后将其与正常的面孔并列置于婴儿的面前,结果发现,四个月的婴儿很明确地选择正常的面孔去注视,而对异常的面孔不太理会。这些研究说明,人类的知觉有一种偏好。

(二)美欲与其他心理需要的关系

在很大程度上,美的需要是伴随着一些人的社会性需要而存在的,例如,人的许多心理需要就与美有一定的关系。

1. 美欲与爱和被爱的关系 爱与被爱是人的心理需要。在生物进化史上,几乎所有动物都把外貌视为择偶的第一要素。其中的原因复杂,但可以肯定的是动物的外貌可以表现出它的健康状况,表现出它能不能繁殖出强壮的后代。尽管人类进入文明社会已经几千年,外貌早已不能恰当地表现出人的实际状况,但人类的动物性本能决定了容貌乃是爱中相当重要的因素。人们通常喜欢漂亮的人,也希望自己美丽动人,得到他人的喜爱。这种爱,不仅是恋人之间的爱,还有家人亲戚之间的爱、朋友之间的爱等。于是为了获得别人的爱,就会采取美化自身的行为,如接受美容服务、选择时尚的服装和修饰、进行医学美容整形等。所以,美欲与爱有内在的联系。

2. 美欲与尊重和自尊的关系 一个人在社会上,受尊重的程度或多或少与他的容貌有关。人类有很多行为动机是为了取悦别人,这种赞许是获得尊重与自尊的前提,而"美"则是能满足这种心理需求的。在社会的群体中,任何人都希望有机会表现自我,并从中获得别人的赞许,这时他会有一种满足感,一种源于得到尊重的满足感,美貌则是对人的评价最多的方面之一。一般而言,一个容貌有缺陷的人,特别是面部有缺陷的人,受尊重的机会比起那些美貌的人要少。《巴黎圣母院》中的敲钟人，就是因为其容貌丑陋，为人们所厌恶。

需要指出的是，美欲与自尊的关系往往更重于美欲与受尊重的关系。在实际生活中，人们对于某个人容貌的评价与此人的自我评价并不总是完全一致。也就是说，自认为很丑的人，别人不一定都觉得他（她）丑;相反，自认为很美的人，别人也不一定都觉得他（她）美。因为人们在认识评价一个人（包括其相貌）时，通常只对那些不了解的人，才孤立地从容貌上去观察，而对于所熟悉的人，则总是从整体上综合地加以认识和评定，这时候容貌所起的作用就明显地降低了。对自己的容貌有正确的评价，不要过分夸大容貌的作用，而是善于弥补自己的缺陷，要想不受别人的轻视、摆脱卑劣感，关键是要善于发挥自身的优势，以弥补自身的不足。一个人如果相貌非常丑陋，而又没有什么被人们称道的特点，那么，在晕轮效应（又称光环效应，指在人际交往过程中所产生的以点概面、以偏概全的社会知觉现象）的影响下，其丑陋的容貌便会在人们心目中更加夸张、放大，甚至会殃及到整个形象。相反，如果这个人虽相貌丑陋，但在其他方面有突出的地方，如品德高尚、才华出众，那么，晕轮效应的作用就会使人们只看到此人的长处，其缺点也会在一定程度上自然而然地被人们忽视或者美化了。

此外，可以采用医学美容整形技术改变这种关系。Arndt 等对 22 名美容受术者术前、术后 2 年的"Piers-Harris 自我概念量表"心理测试的研究结果表明:美容受术者术后自尊心和自信心有大幅度的提高。

3. 美欲与交往的关系　容貌在社会交往中起着很重要的作用。许多因素决定着人的吸引力，如人的能力、高尚的品德、幽默的性格等。但外貌是吸引人的最直观的因素。国外大量的社会心理学研究证实了外貌与吸引力的正相关的关系。容貌对人际交往所起的作用，首先得益于在初次见面时就能获得别人的好感。从公共关系学来说，容貌漂亮、气质不凡、风度翩翩、服饰美观的人，往往给人以好感，增强人际吸引，使人在初次交往中就产生良好的第一印象。第一印象，是以后交往的依据。如果对某人第一印象好，就说明对方对他产生了一定的吸引力，他就会有进一步接近的欲望，从而继续交往，增进关系。如果第一印象不好，就说明对方没有对其产生吸引力，他也就不会有进一步接近对方的愿望，交往也就可能停止。此外，如果容貌有缺陷，会产生自卑心理，在公关交往中，身材矮小、容貌丑陋、性格内向、不善言谈等，都会引起有关当事人的自卑心理。尤其当他们面对着漂亮、身材修长的公关小姐、英俊潇洒的公关先生，自如而自信地与交往对象侃侃而谈时，更为自惭形秽，悲从中来。自卑心理源自心理上的一种消极的自我暗示，常常表现为对自己价值进行否定，因而悲观、缺乏勇气，他们害怕被别人轻视与排斥，不敢表现自己，也不能自如地与他人交往。

4. 美欲与赞许、自我表现的关系　容貌在很大程度上会影响人们的评价，人有自我表现的欲望和获得赞许的需要，人类很多行为都是为了取悦别人。如果做一件事，得到别人的赞许，就会感到满足。这类需要为赞许需要。有人认为赞许需要可以归结到受尊重的需要。赞许需要是学习得来的，可以说，孩子是伴随着赞许长大的。其中，孩子的容貌和智力是社会、学校对儿童评价最多的方面。赞许需要成为求美的动机之一。我们称赞儿童，除了夸奖他聪明之外，一般都是夸奖他可爱、漂亮、像某某明星等等，这种夸奖满足了孩子的赞许需要，适度的赞许鼓励对孩子的成长起到重要的作用。而积极的自我表现在群体中，能让儿童的个体脱颖而出，获得更多的受赞许的机会。因此美欲和赞许、自我表现之间有着密切的联系。

5. 美欲与性需要的关系　人类的美欲与性欲一起发展。远在杂交和乱婚年代,人类就懂得在性竞争中使用勾引异性的技巧。先民并不以炫耀"性"为耻,不在乎场合和分寸。在关键的性部位,暴露是司空见惯的,还不时加上些装饰,藉新信息引起异性的兴趣,在大面积的性实践中,先民领悟了美对于性需求的作用,他们可说是性美学的先驱者。在学者经过长时间的研究之后,普遍认为性分成三个欲望,第一就是纯粹的性欲,第二是爱欲,第三是美欲。人在性方面的三个欲望,第一层次的性欲,只要身体健康,有正常的激素分泌,在不伤害身体的情况下,进行性交就能达到性的满足。第二个是爱欲,这个是对异性的向往,双方之间有一种感情的交流。第三就是美欲,双方在性欲方面和爱欲方面得到满足,最高境界就是美欲上的满足。所以有人认为美欲、性欲和爱欲是感情的三要素。美欲可引起性欲,美的需要和性的需要有时便交织在一起。例如,隆乳术与性及婚姻就有密切的关系。许多女性想通过手术使自己更富有魅力,而且希望能对配偶或将来的配偶更具吸引力。隆乳术的实际效果也对夫妻生活产生了积极的影响,接受隆乳术的女性觉得自己比术前更具魅力,有更好的体像。她们的丈夫也认为他们的妻子变得更有吸引力,夫妻关系更为和睦。

第三节　求美动机与求美行为

爱美或求美的行为显然是一种动机的行为。一般的观点会把求美动机归于一种社会动机,如马斯洛便将求美行为的动机归于高级动机,认为是一种复杂的心理动机。

求美行为的主要动机为心理性的动机,是为了爱美的需要、交往、被爱、需要、尊重的需要等。求美动机通常有两种,一种是单纯的目的,是为了变漂亮而进行美容,这种单纯为了美而美容的动机称为"单纯性美容动机";另外一种则是为了满足其他心理需求或达到其他目的如恋爱、维持婚姻和寻找工作、职业及适应环境等,这种求美动机是相对复杂的,我们称之为"从属性求美动机"。

在从属性求美动机中,有的属于正常动机,有的属于非正常动机。比如有的人为了寻找理想的对象而要求整形,这是正常动机,因为通过整形获取美丽,可以增加自身的求偶条件或让自己的爱人心情愉悦;有的人为谋求理想的职业或职位而要求整形,也属于正常求美动机,但这需要摆正心态,处理好两者之间的轻重关系。但也有一些不正常的动机,如有的人遭遇婚姻危机,试图通过改变自己的形象来维护,这种求美动机是值得商榷的,因为维护婚姻的主要因素是爱情、和谐、责任心以及其他原因,如果夫妻感情良好,但对方确实在意自己的某些形态上的不足,通过整形来改善,是可行的。如果婚姻危机的主要原因是感情受损或是性格不和等其他因素,那么试图通过改变自身形象来挽救婚姻是不够睿智的,这就应该寻找主要原因并加以解决。

一、求美动机的特点

动机在心理活动中占有重要地位,具有根本性的意义,它可以反映一个人的主观的、内在的心理状态和精神境界。人的动机以自我需要为基础,同时受到理想、信念、人格特征等因素的制约,同时还受到外界环境的影响,即外界环境的刺激可以引起某种相应的动机。求美行为一方面来自求美的需要;另一方面还来自内心之外的求美刺激或诱因。在美容实践中,受术者往往认为自己是受到某种审美观的影响而出自内部动机的求美活动,所以在实际美容行为中很难区分求美动机是内部或外部动机。求美动机具有层次性、多样性、复杂性。

（一）求美动机的层次性

美欲是有层次的,与美欲密切相关的求美动机自然也有层次。此外,求美动机与人的多种心理需要均有关联,这就使得求美动机有了不同的层次,有的求美者对美的要求很低,有的则对美有很高的要求。此外,求美动机的层次还与审美观的差异有关,有人以端庄、大方为美,有人则以张扬个性为美。人的审美观是受到客观事物的影响形成的,各人的审美观有所差异,这和他所经历的事物有关。所以与之连带产生的求美动机的差异相当大,对美提出的不同要求也体现出明显的层次性。

（二）求美动机的多样性

求美动机的多样性表现在不同的人有不同的求美动机,如容貌缺陷者与非容貌缺陷者,轻度容貌缺陷者与重度容貌缺陷者的求美动机均有差别。此外,不同年龄、不同职业、不同文化程度、不同性别的求美者的求美动机也会有所不同。求美动机的多样性是影响美容尤其是整形美容外科手术效果和意义的重要因素,有责任心的整形医生会在手术前研究求术者的出发点,用真诚、关怀和自己的专业技术去帮助求美者,让他(她)们学会尝试更多的生活方式增添自己的魅力,修正他(她)们在求美问题上的思想偏差,因为美是多层次的。整形美容外科技术,只是众多让人们获得美丽、自信和快乐的方法中的一种,并不是"神术",整形外科医生不是雕塑家,毕竟和生活美容术比较,美容整形有它的局限性,并且受术者可能要承担一定意义上的风险。

（三）求美动机的复杂性

许多动机都是复杂的,求美动机一样具有复杂性。既有生理求美动机,又有心理求美动机;既有内部求美动机,又有外部求美动机;既有正常求美动机,还有病态求美动机。最需要关注的就是正常的求美动机之外还存在的病态求美动机。譬如有一些"体像畸形症"的求美者,经常会寻求美容手术解决他们自感"丑陋"的心理问题。有些明显的病态求美动机比较容易鉴别,而有一些就不是那么容易鉴别。《中国教育报》曾经做过一个现代中学生整容现象的报道,其动机五花八门,有为了扮靓追星的,有为了在求学面试中加分的,甚至还有一些学生目的不明,自身求美动机模糊,只是因为同学都去整容了,自己也去跟风。不少美容外科医生,由于没能很好地了解病人手术的动机,以致错误地实施了美容手术,造成不必要的医疗纠纷。如某些求美者并无缺陷,甚至容貌较好,其求美动机只是为了在容貌上超过他人,或只是受他人鼓动,而事后又后悔不已。对于这样的求美者如不加询问而贸然手术,常常会导致无休止的医疗纠纷。所以一定要明确求美动机的复杂性,在术前有清楚的认识,做好必要的沟通。

二、求美动机产生的原因

动机在心理活动中占有重要地位,动机可以反映一个人的主观的、内在的心理状态和精神境界。人的动机以需要为基础,同时又受人的理想、信念、世界观、人格特征等因素制约;动机还要受到外界环境的影响,即外界环境的刺激可以引起某种相应的动机。

(一)内在的需求

对美的需求是引起求美动机的内在条件,求美动机是在对美需求的基础上产生的。美欲与需求有着根本的联系,求美动机除了来源于爱美的需求外,还可以从属于其他的心理需要,如职业、婚姻的需求。这种由人的内在需要而引发的求美动机称为"内部求美动机"(internally motivation)。

(二)外在的诱因

求美行为一方面来自于自身的需要,另一方面还来自于外在的刺激或诱因,如受社会环境的影响而萌发美容的愿望。所谓诱因(incentive)是指凡是能够引起个体动机的外在刺激,包括人、事、物、情境等。按刺激的性质,诱因可分为正诱因和负诱因两类:凡是引起个体趋近或接受并由此获得满足的刺激(如食物),称为正诱因(positive incentive);凡是引起个体躲避或逃离,并由此而感到满足的刺激(如灾难),称为负诱因(negative incentive)。导致求美动机的诱因通常是一种正诱因。这种由外部刺激或诱因引出的求美动机,称为"外部求美动机"(exothermally motivation)。

只有内部的需求与外在的诱因相互作用,相互结合后,才能成为支配一个人行为的动机,二者缺一不可。即"推"和"拉"的理论:"推"的理论强调动机中个体的内部力量,即需求的强度;"拉"的理论强调动机中的环境的作用,即诱因条件。一般认为,有些动机形成时需要作用强,有些动机形成时诱因作用强。例如,人在某些时候虽然并没有生理上的饥饿,但看到美味的食物时,也会有进食的动机和行为,这就是诱因作用强时形成的动机。

在美容医学实践中,因为情况复杂,有时很难区分求美者的行为动机,究竟是内部求美动机还是外部求美动机。据 Napoleon 对 133 名美容整形者的动机分析,60% 的受术者认为他们接受美容手术是出于内部动机,40% 则认为他们接受手术的动机是受别人或环境的影响,即是出于外部动机,但这些求美者有 75% 说他们受到某种审美观的影响。由此可见,即使他们认为要求美容是出于内部的动机,实际上还是难免受到特定的外部环境的影响。

(王　铮)

第五章

美容社会心理学

容貌审美是一个社会知觉的过程,这是由于体像知觉实际上主要是社会知觉。求美行为也不仅仅是个体的行为,要受到多种社会因素的影响。由于容貌的社会审美价值,使得美容医学也具有格外重要的社会心理意义。任何一个求美者都是社会的人,为了更透彻地了解美容病人以及美容本身,就必须研究容貌和美容的心理学问题。

第一节 美容医学与社会心理

一、社会心理学的概念

社会心理学(social psychology)是从社会与个体相互作用的观点出发,研究特定社会生活条件下个体心理活动发生发展及其变化的规律的学科。由于社会心理现象的复杂性,许多社会心理学家都根据自己的见解,对社会心理学的研究对象下了各自的定义:

美国社会心理学权威 G.奥尔波特认为:"社会心理学是设法了解与解释个人的思想、情感和行为怎样受到他人存在的影响;所谓他人存在包括实际存在、想象存在或暗指存在。所谓暗指存在是指个人由于其在社会组织中的地位和文化团体中的会员身份而进行的许多活动。"G.奥尔波特所提出的定义在美国比较流行,被社会学家广泛应用。

日本社会心理学家中村阳吉在其所著的《心理学的社会心理学》一书中指出:"社会心理学是从社会和个体相互作用的观点出发,研究社会中个体的行为。"

我国社会心理学家孙木文认为:"社会心理学是研究社会行为的,一方面研究社会对个人行为的影响,另一方面研究社会所受个人的影响。"国内著名的社会心理学家吴江霖教授认为:"社会心理学是研究个体或若干个体在特定社会生活条件下心理活动的发展和变化的规律的科学。"

人是一种社会动物。人的行为根源于两个背景:一是人的动物本能,二是人的社会性本质。从一般意义上说,任何一个行为都有其生物学和社会学的根据。美容行为与其说是人的天性的,还不如说是一种社会行为,即人的求美行为实质上是一种社会性的行为,因而便有其社会心理的背景。从社会心理学角度来探讨人的求美行为具有重要意义。那么社会心理学如何来研究人的心理和求美行为呢?

二、美容社会心理学研究的主要内容

社会心理学研究的内容十分广泛。其中心内容是社会对个人行为的影响,具体内容涉

及社会知觉、社会动机与需要、社会态度、人际关系社会影响等。现结合社会心理的理论对容貌和美容有关问题加以概括论述。

（一）求美行为的社会心理研究

美容是一定社会心理背景的产物；人们形形色色求美行为有着内在动力；美容还是文明社会的一种生活方式；最后，美容的动机和需要主要是社会性的。

1. 求美行为与人类行为的层次　所有的心理学都关心人类的行为。人类的大部分行为都可以在 4 个层次上加以分析（图 5-1）：生物的、生理的、心理的和社会的层次。同样，我们可以用 4 个层次对男女两性的求美行为的加以分析。譬如，从行为的现象上来看，女性似乎比男性爱美，美容行为也更多。那么原因何在呢？

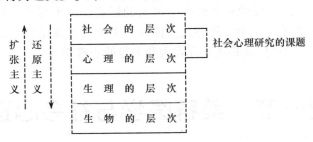

图 5-1　人类的行为层次分析

在生物层次上，这种行为可以解释为，人的感官系统，特别是视觉是感受美的基础，也就是说美感是有生理学基础的，但是生物层次不能解释为何存在两性求美行为的差异。

在生理层次上，男女两性存在生理形态学上的差异，人类的爱美行为与动物界的求偶有类似的地方。也就是说，美是为了吸引异性，以达到性满足的生理需要。但是在动物界，往往是雄性动物更多地在雌性动物面前显示美，以引起雌性动物的注意，而在人类似乎恰恰相反。显然，从生理层次上还不能解释为什么女性更多地参与美容活动。

在心理层次上，女性似乎比男性有更强的爱美之心，女性更注意修饰自己的容貌和外表。从两性心理差异来看，女性更具有感性能力，对美更敏感。但是，心理特征与心理活动的差异，究竟是不是造成两性求美行为的差别的根源，显然没有肯定的答案。人们更容易在行为的社会层次上找到根据。

在社会层次上，男女行为的模式是一定文化的产物。男女两性求美行为的差异来源于两性不平等的父权制度。在这种不平等的文化中，女性是男性的欣赏对象，只有女性被欣赏，才可能有自己的地位，如此漫漫数千年，尽管父权制度在不断地瓦解，但是女性的行为模式仍然顽固地存在着。

根据上述的分析，我们可以发现，对于人类行为，包括求美行为的研究，从社会心理学角度出发是十分重要和必要的。其实，任何一个行为几乎都包含了上述的几个层次，但有时所占的分量不同而已。尽管，人类的行为与动物的本能的行为不可同日而语，但是我们在研究人的生理的、心理的、社会的过程时，总有可能涉及生物这一层次。因此，所谓的"还原主义"就是企图在较低的层次上解释较高层次上的问题。不过，大部分心理学家不认可生理学可以完全解释心理现象，也不承认心理学可以解释所有的社会活动。另一个相反的研究方向是所谓的"扩张主义"，即在一个高层次上解释一个较为低层次的问题。

2. 社会动机与求美行为　动机与需要是人格心理学研究的重要内容之一。从生物、生理与心理角度研究动机和需要是有必要的,但更重要的是从社会学角度研究人的社会动机与需要。人类动机的复杂性不在于其生物或生理的动机与需要,而在于千变万化的社会动机。同样一种行为可以由不同的动机引起。对一个个体来说,某种行为也可能出于多种动机。譬如,要求医生隆乳这一具体的求美行为,动机便是多样的(图 5-2):①为了不使丈夫讨厌,以维持家庭。②为了艺术事业,显示美的形体。③为了恋爱的需要。④为了提高性生活的质量。⑤崇拜大乳房。

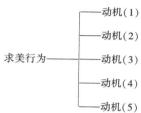

图 5-2　社会动机的多样性与复杂性

动机的复杂性还在于人们内心世界的动机与口头上说出来的并不一定一致。

3. 个人行为与求美行为　人的行为是心理学研究的基本对象。从心理学的角度来看,个人行为是指由个人意志支配的、具有内在动机的、有目的的行为。从社会心理学角度研究人的行为包括有从众行为、服从行为、利他行为和侵犯行为。就容貌与美容社会心理来看,与从众行为关系最为密切。因为求美行为也具有人的一般行为的特点,其中从众的特点就十分突出。例如,前些年中国流行的"文眉"、"文眼线"等,就是一个美容的误区,其产生的社会心理学根源就在于盲目地"随大流",而"随大流"就是社会心理学上所说的从众行为。从众的美容行为,往往是不成熟的美容行为,是应该避免的。

（二）容貌与社会知觉的研究

社会知觉也可以称为社会认知(social cognition),社会知觉不仅是人对人的知觉,还包括人对社会群体的知觉、人对自我的知觉。社会知觉是社会性行为的基础,也是社会行为的出发点,因为人与人之间的相互作用,归根结蒂取决于他们如何相互知觉。社会心理学要研究社会知觉形成的过程、规律及影响因素等。如对人的知觉的"第一印象"的形成与刻板印象的产生,人们对语言与非语言系统的认知规律。

社会心理学一个重要的内容就是社会知觉,以及相关的问题,如对人的印象、偏见、态度等,人与人之间的关系等。容貌是一个具有很强社会性的人的特征,因为,任何一个人的容貌总是要显露在他人的面前,不管你自己愿意与否,总是要接受别人的评价。这种评价的结果,不仅会对人际关系产生影响,而且会影响自我的感觉和自信心。

在社会生活中,人们对容貌认知其实充满了偏见,对缺陷者的认知更是如此。例如,倘若一个人容貌有缺陷,那么这个人就可能被认为不聪明、品格有问题或是行为可能会不规矩。人们理性上可能并不这样认为,但是实际上恰恰如此认识。

1. 容貌的社会心理特征　美容与特定的社会环境及社会心理有着密不可分的关系。首先这是由于容貌美的社会心理学特征所决定的。正像 Burtone 指出的:"人的面部结构的一个重要功能,就是对人的社会心理产生重要的影响。"该特征决定了任何一种形式的美容,均离不开一定的社会心理背景,而且,美容已成为现代文明人必不可少的生活方式的组成部分。从更广泛的意义上说,美容也是一种人类的文化,一种自文明史以来充满活力的人体装饰文化。

当人类有了美意识,容貌美便具有了社会学的意义。人们欣赏美的东西,由于爱美的心理,必然导致爱美的行为。但人们喜欢一件艺术品和喜欢一张面庞的结果是不一样的。人们喜欢一幅油画,可以用钱买下来,或者不喜欢就不买。但对一张面庞的欣赏与否却会影响该人生活、工作,乃至人生。

美国的一项研究表明,年薪1万美元的俊男美女,在薪资和升迁机会上,比条件相当而面貌平庸的同性伙伴来得多。匹兹堡大学经济学教授奥森和心理学教授佛里兹合作研究,邀请一批公司主管,对700多具有名企业管理硕士学位的男女评分,将容貌分为5个等级,再将被评人薪资输入电脑。结果发现,容貌被评为5分的英俊男性,刚做事时年薪大约5千美元,5年后达1万美元,并随时增加,薪水都要比同期的人多;至于女性,刚开始起薪时均无差别,一旦职业稳定,每一分吸引力的年薪差别居然达2千美元以上。

容貌还会影响工作机会。美国总统林肯请好友为他推荐助手,一位精明能干但面貌稍逊的人被面试后,未被录用。林肯告诉他的好友:"因为我不喜欢他的脸,一个人到了成年,就要对自己的脸负责。"纽约知名的《雇佣歧视法》律师莱姆说:"如果要我从两名女性中录用一名,我会挑选容貌较美的女性,但这不叫歧视,法律上也没有'外观歧视'这一项。"毋庸置疑的是,美丽对工作有利。

2. 社会态度与美容 社会态度是社会心理学研究中一个最古老、最重要的领域。1918年,最早的研究人员W.I.托马斯等人甚至这样说:"社会心理学就是态度的科学。"因为,人的社会化的过程的最终结果,就包含在个体的态度之中,人们每天和别人打交道,最终都会表现出对人对事的形形色色的态度。就美容和容貌社会心理学而言,研究态度也是十分重要的。如,对容貌的态度不同,对人的评价也会不同。其中对容貌的美与丑存在着大量的社会偏见。容貌社会心理学要研究容貌缺陷产生的偏见,如我们在本章将要讨论的先天性愚型面容,有人调查表明,由于Down综合征儿童特殊的丑陋面容,在人们的眼里,他们不仅丑陋、智力低下,而且不如正常人那么善良和友好。这是一个莫大的偏见。那么这样的偏见是如何产生的呢?对人又有什么影响呢?这将是我们所要讨论的。

3. 人际关系与容貌 人际关系是社会关系的一种,是社会学研究的基本内容之一。人际关系涉及经济关系、政治关系等,而社会心理学研究的是人与人关系的心理学方面。人与人之间心理上的直接关系是人们社会交往的基础,因此是社会心理学的重要课题之一。容貌的社会心理价值在人际交往中显得十分重要,可以说,是人际关系的一个最重要的砝码。本章内容将涉及容貌在人际交往中的作用。

社会心理学研究内容还包括:社会影响,如大众传播、社会舆论;团体心理,如团体心理特性、团体领导人的作用等。此外,有许多社会心理学的著作,均将自我意识列入在内,表明了自我意识的社会性。由于我们将在第六章"求美者的人格与人格类型"里详细探讨有关"自我"的问题,在本章就不再论述有关自我意识等内容。

三、社会心理学研究方法

(一)实验室实验法

实验室实验法方法是社会心理学最早采用的研究方法,是在实验室条件下控制一切估计会干扰实验结果的其他因素,有目的、有组织地操纵某个因素,查明被实验者心理效果和影响。

在实验操作时,实验者不能主观地任意挑选被实验者,而是应该使某一范围内的每一个人都有机会作为被实验者,即为实验取样应随机化,以使实验减少特殊性和偶然性。实验室实验还必须设立对照组,实验结果如何,必须将实验组和对照组加以比较。

国外用实验的方法对容貌的作用的研究十分广泛。如兰迪(D.Landy)等在1974年曾做过一项实验,他们让一些男性被试者看几篇有关电视对社会的影响的论文,并告诉他们这些论文都是由女作者写的,她们的照片就附在论文后面。这些照片既有漂亮的,也有不漂亮的。另外,有一些论文质量很好,如文字表达清楚、合乎语法、材料组织很好;而有些论文质量较差,如不合语法、拼写错误、观点陈旧。还有一个对照组,只有论文而没有附照片。结果表明:无论文章质量如何,有魅力的女性被认为写出了很好的论文。

（二）现场研究法

现场研究法是结合社会生活实际情况进行研究的方法。其中包括现场调查、现场观察和现场实验等。现场调查是根据人们对某方面社会焦点问题的情绪、动机、需要、态度等问卷、访谈等方式,进行广泛的调查。例如,研究公众对美容医学的态度,就可以设计一张调查表,列出若干问题,请被调查者回答,然后再进行统计学分析,概括出公众对美容医学的看法。现场观察是围绕个体与团体生活的正常活动进行系统观察,以获得结论。如要研究容貌丑陋对生活和事业的影响,可以对若干名容貌丑陋者跟踪研究,考查其生活的方方面面,从而获得大量真实而生动的材料。现场实验与实验室实验的区别在于自变量的控制受限制,通常是生活中自然发生的。例如,我们在本章将要介绍的Down综合征面容的儿童手术前后对他人的魅力的研究,就是一种现场实验的方法。

其他社会心理学的研究方法还有档案、文史资料研究等。人类行为是一个历史的过程,实验和现场研究,只能了解当前的人类行为,而对人类历史上曾经有过的行为考查,必需借助于资料。如我们在探讨人类美意识的产生,以及对男女求美者行为差异的研究等,都要通过考查人类两性发展的历史,才能够真正了解这些行为的根源。

第二节　容貌与人际交往和吸引

一个人的容貌与人际交往关系十分密切。人际关系是一种社会心理现象,是人们在群体交往过程中,由于相互认识和相互体验而形成的心理关系。人际关系是由认识、情感和行为三个方面组成的。认识部分包括对个人人际关系和自我的感知、记忆、思维、想象等心理过程及个体间的相互认同、相互理解等。情感成分包括人的积极和消极的情绪状态,情绪的敏感性,对自己和他人的满意感等。行为成分包括活动、举止、表情、手势、语言等,即能表现出个性的,别人又可以观察到的一切外显动作。容貌对人际关系中的这三方面的要素均有明显的影响。

一、容貌与第一印象

（一）第一印象概念

第一印象（first impression），也称初次印象，是人与人相识的第一次见面所形成的印象。第一印象的获得主要是对人的表情、态度、谈吐、姿态、身材、仪表、年龄、服装等外在方面诸因素总的评价后而获得的印象。这种初次印象在对人的认知过程中起着关键的作用，往往是以后交往的根据。

第一印象的意义在于其在正常社会生活与工作中起到一定的作用。人们在结识新人或陌生人时，第一印象起到了先入为主的作用。例如，婚姻介绍所里男女朋友的相识，第一印象好坏是他们恋爱能否成功的一个关键要素。但是第一印象只是一些表面特征，不是内在的本质特征，所以单凭第一印象作为交往的基础是不牢固的。

第一印象不是无法改变的，随着时间的推移，交往的增多，对一个人各方面情况的认识会越来越清楚，从而改变第一次见面时留下的印象。

影响第一印象的人的主要因素有外貌和性格，其中由于外貌最为直观，所以对人的第一印象影响更大。

（二）容貌对第一印象的作用

表5-1 回答希望同对方再次相会的学生所占的百分比

	对方的美貌		
	丑的	一般的	美的
丑的男性	41	53	80
一般的男性	30	50	78
美的男性	4	37	58
丑的女性	53	56	92
一般的女性	35	69	71
美的女性	27	27	68

资料来源：孙非等.社会心理学导论.华中工学院出版社.1987

有关容貌对第一印象所起的作用的研究，已经被大量的实验研究证明。这里仅介绍沃尔特等人曾做过一项实验。心理学家安排了一场舞会，让男女大学生各332名，每两人一对，进行两个半小时的跳舞。事前对每一个学生做了性格测定、能力调查以及对各种问题的态度的调查，以便比较他们对对方态度的关系。舞会结束后，在回答是否希望再次同对方约会时，决定性的因素不是对方的男子气质或女子气质，或是智力程度和对方与自己的相似程度，而是对方的容貌。结果如表5-1。

调查表明，在第一印象方面，美貌比内在的智能、性格、态度等更容易使人做出判断。

二、容貌的价值与作用

人们为什么会相互喜欢，或者说人们之间为什么会相互吸引？无疑，有许多因素决定着人的吸引力，如人的能力、令人尊重的品格、富有个性或互补的性格等等。但人的外貌是人具有吸引力的最直观的因素。国外大量的社会心理学研究证实了外貌与吸引力的正相关的关系。

（一）容貌与人际关系

外貌对人际交往有很大的影响。我们在前面已经介绍了第一印象的作用，容貌对人际交往的作用,首先得益于能在初次见面时就获得别人的好感。

伊莱恩·沃尔斯和她的同事在一项研究中,用计算机随机地分配一所大学的男女学生,让他们进行初次的会面。事先对他们做一套人格测验,看哪些特征决定他们是否互相喜爱?研究发现,他们的才智、男人气质、女人气质、支配力、温顺脾气、依赖性、独立性及态度的相似程度都不是他们相互吸引的决定性因素。而决定一对人是否互相喜爱并重复约会的关键因素是外表的吸引力。如果一个英俊的男人与一个漂亮的女人相接触,他们往往最乐于再次会面。

卡雷·戴恩和埃伦·伯斯蔡德的一项研究发现,儿童在幼儿园时期对同伴的外貌就有反应。在这项研究中,卡雷·戴恩和伯斯蔡德让一些研究生对幼儿园孩子的外貌吸引力作出独立的评价,然后确定在孩子们中谁喜欢谁。在男孩身上得到了清楚的结果:外貌有吸引力的男孩比无吸引力的男孩更受其他孩子的喜爱。此外,孩子们还认为外貌无吸引力的男孩比有吸引力的同伴具有更强的攻击性。当问孩子们哪个孩子曾吓唬过他们时,他们说的往往是那些无吸引力的孩子。

(二)容貌与他人及自我的评价和态度

容貌在很大程度上会影响人们对人的评价。一般的规律是,容貌好的人,总是会得到较多的肯定的评价,而容貌丑陋的恰恰相反。对容貌的肯定,会连带对一个人智力、能力甚至品格的肯定性评价。这些生活中的现象,已经被不少社会心理学家用实验证明。

卡雷·戴恩的一项研究表明:人们往往对外貌有吸引力的孩子的责备较少,而不考虑事实如何。该实验要求妇女检查几个关于扰乱课堂纪律的报告,这些像是教师写的,每份报告后面附有一张假定领头捣乱的孩子的照片。在一些情况下,照片是很有吸引力的男孩或女孩;在另一些情况下,照片上是无吸引力的男孩或女孩。被试的妇女们往往更多地批评、指责无吸引力的男孩或女孩,并直接得出结论说,扰乱课堂秩序是他们的家常便饭。然而,当照片上的孩子很有吸引力时,这些被试的妇女往往就会原谅他们捣乱的行为,正像其中一个妇女说的:"她和每一个人处得很好,但她和其他人一样也有心情不好的时候,对她的恶作剧不要看得太严。"当用同样的词语把一个无吸引力的女孩描绘成同一情景下的捣乱分子时,典型的反应是:"我看这个孩子一定很调皮,她大概是老师的一块心病。说不定她在找茬儿和同伴打架……总之,她实在成问题。"

卡雷·戴恩和她的同事给大学生看三张人物照片,其中一个外貌很好,具有迷人的吸引力,另一个外貌平平,第三个外貌丑陋,毫无吸引力。他们请被试者对照片上的三个人的品格做出评价,并要求被试者估计照片上的三个人的未来是否幸福。结果是:最合人心意的、最幸福的预言都安在有外貌吸引力的人身上。无论是男人评价男人、男人评价女人、女人评价男人,还是女人评价女人,结果都是一样。

(三)容貌吸引力与影响力

美貌还是一种力量。在男女不平等的社会里,尤其是美貌的女性更有一种影响力。关于该方面的例子恐怕举不胜举。在人类历史发展的长河中,漂亮女人与国家命运、与战争的故事就有不少。现代社会心理学用实验的方法再现了美貌的影响力。

阿伦森(E.Aronson)和西格尔(H.Singall)的研究证明,漂亮的女性比不好看的女性对男人的影响更大。在这项实验中,设计一位女性表现出两种形象,一是显得漂亮具有吸引力,另是破坏形象,显得无吸引力。具体做法是:选择天生美丽的女性,让她穿上松松垮垮的衣服,戴上与其肤色极不协调的卷曲金色假法,使其面目看上去不仅油腻而且有些脏,总之,变得毫无吸引力。她装扮成一个临床心理学研究生去会面几个男大学生。谈话结束后,她把自己对被试者的个性所作的评价发给每个被试者。半数人收到令人高兴的评价,另外半数人收到很不好的评价。研究发现,当这位女性相貌不好看时,男人似乎不大关心从她那里得到的评价是好是坏。不论她出的什么样的报告,两组受试的男人喜欢她的程度都是中性的。然而,当她以诱人的面貌给受试者好评时,他们很喜爱她;当她给他们的评价不好时,他们比其他任何条件下都更不喜欢她。有趣的是,漂亮女性给予评价的男学生虽说不喜欢她,但他们却表现出很愿意再来。

兰迪(D.Landy)和西格斯在1974年曾作过一项实验,他们让一些男性被试者看几篇有关电视对社会的影响的论文,并告诉他们这些论文都是由女作者写的,她们的照片就附在论文后面。这些照片既有漂亮的,也有不漂亮的。另外,有一些论文质量很好,如文字表达清楚、合乎语法、材料组织很好;而有些论文质量较差,如不合语法、拼写错误、观点陈旧。还有一个对照组,只有论文而没有附照片。结果表明:无论文章质量如何,有魅力的女性被认为写出了很好的论文。

(四) 人们喜欢漂亮的人的原因

为什么漂亮的人受人欢迎呢?伯恰德(E.Berscheild)和沃尔斯特举出了如下4点理由:

(1) 人们从各方面学到的知识是漂亮的人才值得爱。不论电影或是电视中,被爱的总是漂亮的人。因此,美貌就起了爱的反应线索的作用。文化在不断地暗示人们,漂亮的人才值得爱。

(2) 同漂亮的人在一起,在他人面前就显得荣耀和光彩。有时候只因有漂亮的女朋友,其人就受到有好感的判断。因为美是一种价值,能有漂亮的朋友或伴侣,本身就提高了自己的地位。此外,还出自人的虚荣心。

(3) 人们眼光有个老框框,就是认为漂亮的人还有其他方面的好的属性,如性格开朗。这实际上是一种不准确的观点,是一种偏见。

(4) 人类有爱美的天性,漂亮的人看上去就舒服,沉湎于美的满足之中。

(五) 美貌的负价值

在社会生活中,美貌也并不都是起积极的作用,在一些情况下也会有消极作用。没有资料表明漂亮的人一定比不漂亮的人幸福,而且漂亮也会有麻烦。例如,对一个漂亮,但还不成熟的女孩子来说,在社会上可能会有更多的危险。此外,由于漂亮,会有许多追求者,会更加养成一种自负的性情。詹姆斯认为:童年就长得漂亮的女孩子,可能会变得残酷无情,使人失望。此外,美貌被当做手段时,也会发生令人厌恶。

西格斯与奥斯特夫(R.Ostrove)于1975年的一项研究表明,如果被告的犯罪行为在某种程度上直接与人的魅力有关,法官实际上会给某些美貌的罪犯更重的惩罚。他们给假扮的法官们一些详细的案例,并附有被告的照片,其中既有漂亮的女性,也有不漂亮的女性。一种罪行是被指控有夜盗行为;另一种罪行是被指控有诈骗。结果表明:对前一类罪行的判罪程度与容貌无关,而后一种则与美貌关系密切,即美貌的诈骗者要比不漂亮的诈骗犯受到更为严厉的惩罚。

第三节　美容与社会态度、偏见和从众行为

一、社会态度与美容观

社会态度（social attitude）问题是社会心理学研究的基本内容，许多社会心理学家从不同角度探讨了这个问题。早期的社会学家杜马斯甚至把社会心理学定义为"研究社会态度的科学"。在我国，个人、公众和社会团体对美容及美容事业的态度在近 20 年里有较大的转变，人们对美容的态度影响到社会每个人的生活态度与生活质量，影响到美容业的市场，也影响到整个美容事业的发展。

（一）态度的定义

态度（attitude）是由认知、情感、意向三个因素构成的、比较持久的个人内在结构，它是外在刺激与个体反应之间的中介因素，个体对外界刺激发出反应受其态度所调节。

1. 认知因素　规定了态度的对象。态度总是有一定的对象，其对象可以是人、物、团体或事件，也可以是代表具体事物本质的一些抽象概念，如美与丑。"公众对美容医学与美容手术的态度"这样一个问题，就是将美容医学和手术美容作为认知的对象，而美容医学和手术美容则是指一种美容活动或医学活动。态度除了要有对象，还必然有好坏、是非与意义的叙述成分，叙述内容包括个人对某个对象的认识与理解，以及赞成与反对。例如，调查妇女对硅胶假体隆乳的态度，必然会有截然不同的看法，有的妇女会赞成，有的会反对，也有的无所谓。

2. 情感因素　是个体对某个对象持有的好恶情感。也就是个人对态度对象的一种内心体验。例如，"我喜欢照镜子"、"我讨厌照镜子"、"我喜欢打扮"、"我不喜欢打扮"等。

3. 意向因素　是个人对态度对象的反应倾向，即行为的准备状态，准备对态度对象做出某种反应。例如，"我想去做除皱手术"、"我想去做抽脂术"等。意向还不是行动本身，而是做出某种行为之前的思想准备。

态度所包含的三个心理因素是相互协调一致的。如一个人认为美是重要的，乐于一些美容的活动，并千方百计地企图采取美化自身的行动。说明态度中的认知、情感、意向三个因素十分和谐，并无矛盾。但有的时候，态度的三个因素之间也会发生不一致的情况，起决定因素的往往是情感或认知。

（二）态度与价值、动机、行为

对美与美容首先是一个态度问题。现根据态度的要素分析美容态度的形成（图 5-3）。

1. 态度与价值　态度来自价值，这是态度性质中最主要的一点。这就是说，价值是态度的核心。价值（value）是指态度的对象对人的意义。人们对于某事物所具有的态度，取决于该事物对人们的意义大小，也即是事物所具有的价值大小。社会心理学提到态度，就离不开态度的对象。G.奥尔波特认为人对事物的主要价值取向有 6 个方面：经济价值、理论价值、审美价值、权力价值、社会价值和宗教价值。赞成美容者的价值取向首先是对人类审美价值的肯定。由于每一个人所处的环境与教育条件不同，具有不同的价值观，因此对于事

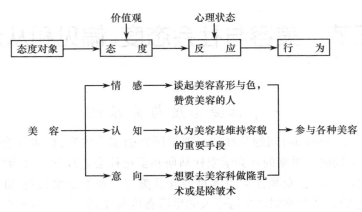

图 5-3　美容态度的构成

物和人的价值观也不同。例如,竭力主张"身体发肤受之父母,不敢毁伤"的传统观念的人和站在绝对"自然主义"立场上的人,恐怕都会反对用手术刀去美容。

2. 态度与动机　人们的某种态度决定了某种期望、某种目标。在一定的社会文化传统中的人们,对美的追求并不是一样的,有人热心,有人无所谓。特别是对手术美容,有人认为很有价值,有人却认为是不足取的。由此可见,社会态度具有动机作用,态度将驱使人们趋向还是回避某些事物。它规定了什么是偏爱的,什么是期望的,什么是渴求的,什么是想避免的。

3. 态度与行为　态度的情感因素和人们的行动是紧密相联系的,积极的情感会趋向接近该态度的对象,而消极的情感则趋向回避该态度的对象。往往是有什么样的态度,就有什么样的行为。但是态度与行为并不总是完全一致的,因为同一个对象总是具有多种属性与特征,虽然有人肯定美容的作用,但由于担心人们评说,并不一定去参与美容。所以,态度与行为并不是一一对应的关系,因为行为除了受态度的影响之外,还受其他因素的影响,特别是受当时的情境的影响。

二、容貌和美容的偏见

(一) 偏见概念

偏见(prejudice)是个人、公众或其他团体持有的缺乏充分事实根据的态度。简而言之,不正确的态度就是偏见。例如,我国在 20 年前,倘若那时有人涂脂抹粉,必定会让人联想到其人品是否有问题,因为在人们的心目中,品行不正派的人才会注重装饰自己。

偏见有两重性,可以是正面的态度(积极偏见),也可以是负面的态度(消极偏见)。人们对美容的态度可以有这两种形式,既可以对美容产生抵触的消极偏见,如有些人拒绝一切形式的美容;也可以对美容产生赞同的积极偏见,如热心接受任何形式的美容。

(二) 偏见的特征与美容偏见的原因

1. 产生偏见的社会根源　关于美容偏见的产生有多方面的原因。社会偏见往往和社会政治、经济、心理等各种因素复杂地交织在一起。有些偏见是由于特定时期的政治态度决定的;有些则由与社会风俗、民族传统相联系,因而很难较快地纠正。时代造成的偏见,往往是时代改变以后才有可能纠正。

2. 偏见的心理与思维原因 除了偏见的社会方面的因素,从心理与思维方面来说,概括起来有以下几个特征:

(1)偏见是以有限的或不正确的信息来源为基础的:人们对某些问题的看法常常是道听途说、人云亦云,从而形成了正面或反面的偏见。例如,报纸、电台宣传一种美容用品,有人并未经过实践证实也会产生偏见,盲目相信。再如,人们在化妆品使用和购买时往往有一种偏见,认为化妆品越贵,其效果越好,其实这是一个极大的偏见。有些化妆品生产厂家,正是利用了这一偏见,有意将化妆品的包装弄得十分华丽,同时将价格大幅度地提高。

(2)偏见的认知成分是刻板印象:对一群人的特征加以概括并过分类化到许多有关的行为与性格上就为刻板化(stereotyping)。刻板化是把同一个特征归属于该群体中的每一个人,而不管这些群体中成员的差异。人们刻板印象的形成与人类认知发展有关。人们认识外界事物往往根据它们的共同特征加以分门别类,这是人们适应环境的一种智慧的表现。但是,这种思维方法如果固定下来,就会形成刻板印象。例如,人们常认为北方人豪爽,南方人精明;不讲究穿着的人朴实,爱修饰的人不踏实。人们的相貌和衣着往往成为刻板印象的材料,因为人们习惯于"以貌取人"。例如,在压抑美欲的年代,一个人穿得好一些,就会认为此人思想有问题。

(3)偏见有过度类化的倾向:一个怀有偏见的人常常受到光环效应的作用。所谓光环效应,也称月晕效应(Halo effect),即对事物或人的某一方面的肯定或否定,放射到其他所有的方面均加以肯定或否定。如漂亮的人聪明、友好、善良等;而丑陋的人笨、品质也成问题等。有时表面上或理性上人们似乎并不这么看,但实际上却是如此。前面的大量研究资料已经充分说明了这个问题。社会上普遍存在着的对丑陋人的偏见,就是出于这样的原因。

(4)偏见含有先入为主的判断:人们往往了解一些信息就过早下结论。这不足为奇,认识总是逐步深入,而随时可以根据事实加以修改。

三、美容与从众、流行心理

求美行为看起来是纯粹的个人行为,但实际上任何个人行为很少有真正出于独立的意愿。个人行为看起来是个人意识的产物,但个人意识恰恰又是一定社会意识和存在的产物。此外,个人的行为还有受到诸如"从众"、"流行"、"模仿"等心理因素的影响,而这些心理因素的作用力量有时恰恰是与个人真正的意愿相矛盾的。这里不妨先从盲目的美容谈起。

(一)社会影响与美容

一定的社会有一定价值规范,人们按照复杂的社会规范行事。人的容貌与相似性是人际关系中导致相互吸引的决定因素。如果一个个体生活在一个群体中,与群体中的人们从内在到外在方面都很不相似,那么就可能受到排斥。与别人的不同感会使自己不舒服,还会有一种压力感。正是这种压力使个体慢慢变得与别人一样起来。这一个过程就是社会心理学说的社会影响(social influence)。通过社会影响,个体会按照某个特定文化或文化中占优势的模式来改变自己的态度或行为。美容成为现代社会的一种时尚,就是社会影响的结果。

个体的独立性与社会影响是一对矛盾。一个人不能不对社会影响做出妥协,也不能失去自我个性去随波逐流。对美容来说更是如此，因为盲目地遵从、模仿是美容的一个很大的误区。譬如，前些年社会上流行的"文眉"、"文眼线"、"文唇线"。社会上的每一个人都是独一无二的。为什么人们会一窝蜂地赶潮流去文眉、文眼线？其实，考察一些求美者的动机就可以看出，有不少人美容是很盲目的。所谓盲目美容，就在于并不是通过自己认真的思考，而是"随大流"地从众、赶时髦。美容医学工作者应该帮助求美者认识到这一点，减少美容的盲目性。

（二）从众与美容

从众（conformity）是指在一定的社会压力（团体、舆论等）下，个人放弃自己的意愿而采取与大多数人一致的行为。在社会生活中，从众的行为非常普遍。就拿穿衣服来说，如今西服已经成为男性正式社交场合的服装，似乎约定俗成地成了一个社交规矩。相比西服，中山装一样也很正规，但是似乎在社交活动中穿的人越来越少，起初还有一些人穿，到后来寥寥无几。其实，人们抛弃中山装的过程，就是一个从众的过程，因为开始有些人放弃中山装并不是不喜欢，而是倘若和别人不一样，就会让人说自己"土气"，有谁愿意担待这样的评论呢？

有从众的，就有反从众的。反从众的表示了一种独立性。具有非从众行为的人表示自己不随波逐流，也不随便受人安排。与从众的相伴随，反从众也是一种存在，并且也有可能不断地制造着流行。譬如，人们都随大流穿上了窄脚裤，他偏偏穿起宽脚裤，时机成熟时，也可能流行起宽角裤。

从众行为既有积极意义，也有消极意义。一个人在社会中不可能"天马行空"一般独来独往，总要遵循一定的社会规范。在遵循社会规范的从众显然是积极意义上的遵从。对美容来说，从众同样也有积极和消极两个方面的作用。有时，人会"随大流"，追求破坏个性的新潮，也会因为在一定的社会环境中因为美容会遭到人们的议论，而有心却不敢为之。

（三）模仿与美容

模仿（imitation）是指个人受非控制的社会刺激引起的一种行为，其行为与社会上其他人的行为类似。模仿往往是再现他人的外在特征或行为方式、姿态、动作和行为等。模仿与从众的区别在于它不是出于社会的压力，而是被模仿对象的一种榜样作用。

许多美容行为的模仿性很强，一是因为美容行为是模仿人的外在的特征，二是美容行为较容易被模仿。模仿是必要的，模仿的本质是一种学习。但是在现实生活中，模仿也会带来一些行为上的误区，对于美容就是一样。譬如，女性较男性好幻想，特别是对自己的相貌。且常常会有一个自己同自己过不去的念头：我如果美得如何如何，那么就如何如何。于是美容成了这些女性的寄托。她们紧跟潮流，追逐流行，期望把自己装扮得更加美丽和有魅力。然而却不知，她们似乎美丽了，却可能少了魅力。好模仿自然不仅仅是女人的弱点，有了模仿便有了流行，这是人类社会所具有的一种模仿的心态。今天流行喇叭裤，便不管自己的腿多短多粗，套一条在身竞风流；今天流行柳条眉，便不论自己的脸多圆多大，画一幅小脸表示不落伍；今天流行高鼻梁，便不顾自己是个东方人，硬要模仿洋人垫一个高鼻子招摇过市以示新潮。所谓"东施效颦"，就是一种模仿不成功的仿效行为。

（四）流行与美容

流行（prevalence）是指社会上相当多的人在较短时间内，追求某种行为方式，并使其在整个社会中到处可见,从而使人们相互之间发生了连锁性社会感染。流行也称为社会风尚或社会时尚(social fashion)。流行从消极意义上说是"一致性的社会传染"。服饰美容是最容易造成流行的领域之一。对于新的服装、新的发式,许多人都会去模仿,便成为一种社会时尚,也就是流行。

流行的特征,首先表现为突然迅速的扩展与蔓延,又在较短的时间里消失。儿童智力玩具"魔方"和体育用品"呼啦圈"是极为典型的流行例子。在美容领域,除了发型等十分容易造成流行外,"文眉"、"文眼线"是近年来较为典型的流行现象。此外,流行还有循环的特点,这在服饰方面表现得最为突出。流行不同于风俗习惯。前者存在短暂,后者历史悠久,比较巩固;流行不同于法律、道德,前者不具有强制性,后者是一种内在和外在的约束。

一种时尚如果发生在名人、权威身上,则流传更快。《韩非子》上曾有一则记载:齐桓公喜欢穿紫颜色的服装,故百姓也都纷纷仿效。桓公对此十分担心,对管仲说:"我们喜欢穿紫色衣服,紫色很贵,老百姓都这样做,怎么办?"管仲说:"你要阻止这种风气,首先是自己不穿,还要告诉左右大臣,自己不喜欢紫色衣服。凡是看到穿紫衣服的,必讲'吾嫌紫色臭'。"齐桓公按管仲说的去做,果真一日之内左右大臣都不穿紫色衣服,一个月之内国内百姓也都不穿紫色衣服。

社会心理学家还发现,流行有年龄与性别的差异。一般女性比男性好追求流行,青年人较老年人好追求流行。在性格上,脾气容易变化的人,喜欢华丽的人,对流行敏感的人,还有虚荣心、好奇心、好胜心强的人都比较容易追逐流行。

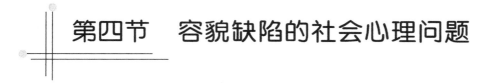

第四节　容貌缺陷的社会心理问题

一、缺陷与丑——人类社会价值观

(一)丑的负价值

在日常生活中,人体的丑总是与人体的缺陷相联,很难有像文学作品中神奇地化腐朽为美的美学功能。美与丑是相伴随而存在的。对美的极端肯定,意味着对丑的极端否定。

一种文化愈是强调美的重要性,那么人们的丑与缺陷的感觉就会愈强烈。当一个社会将"美当作人的价值的金币"(道波尔),无疑,丑便是一种负价值。如今,无论是西方文化还是东方文化,均默默地传播着这样一个观念:一个人最有价值的特征就是外表的美丽。从一个婴儿诞生开始,父母给予的第一个评价就是其相貌如何。父母自然会慢慢学会适应欣赏新生儿的"丑陋",况且,他们中有许多将会改变模样。但是,丑是难免的,即使父母能够接受(实际上并不是所有的父母都能接受自己孩子的丑陋),社会的人们能够接受吗?一个基本事实是成人们对漂亮的孩子与丑陋的孩子的反应是大不相同的。这两种不同的态度对孩子个性心理特征、心理健康发展有着深刻的影响。漂亮的孩子看到的可能是一个温暖而可爱的世界;丑陋的孩子可能熟悉的仅仅是一些冷眼与拒绝。

(二)丑与缺陷感产生的原因

丑与缺陷感的产生首先与强调美的绝对价值观直接相关。爱美乃天性,人的眼睛是为寻找美丽和魅力而存在的。这是人类永远无法化解的难题,人的爱美的天性和丑人的痛苦无可奈何地纠缠在一起。一个人生来就丑陋的话,就难免被人们爱美的眼睛忽视或厌恶。需要指出的是,爱美心理的强化并不纯粹是人的本能所为,而是社会文化价值观的产物。

当代人似乎比过去更能感觉到他们自己外表的缺陷和不足。那么人们为什么对缺陷与丑变得如此敏感了呢?美国学者詹姆斯·道波尔在其《走出自卑》一书中说:"我认为,如此极端地强调外表美是我们周围正在进行的性革命的副产品。从 20 世纪 60 年代中期以来,传统的道德标准和约束开始衰败,我们的社会承受着日益增大的性压力。电视、收音机、杂志、广告、文学作品以及服装都反映了各种不同形式的、空前的性诱惑。很明显,当性成为一个社会中最重要的东西时,每个人的性要求和性迷恋就具有了新的社会意义。简言之,一种文化越是热衷于性,就越能吹捧美而贬低丑。"

在西方世界,吸引异性的需求在社会上已经泛滥成灾,因此每一个人都尽力增强自己的诱惑力。任何一个聪明的广告宣传家都清楚地知道,性与美是最敏感最吸引人的东西,因此,不管采取什么途径,都尽可能要把自己公司的产品与这两样东西联系在一起。

二、容貌缺陷的社会知觉与评价

由于人类社会将美貌视为一种价值,那么与美貌相对立的丑陋就具有了负价值。也就是说,人们在对容貌美丽的人青睐的同时,就意味着对丑陋者忽视或厌恶。在前面的大量实例中已经说明了这一点。美国心理学家俄林伯斯舍德和埃林威斯特在 20 世纪 70 年代报道了他们惊人的发现:在学校里充满了对相貌平庸孩子的偏见。相貌丑陋的孩子常常被认为是捣蛋鬼;丑陋的孩子比漂亮的不诚实;纪律常常是对付那些相貌丑陋的孩子的,即使犯同样的错误,相貌好的孩子可能受到宽大处理,而丑陋的可能会受到更为严厉的处罚。

一些社会心理学家曾对幼儿园的儿童和小学三年级学生做过研究。实验者把一块毡板放在每个受试者面前,并且告诉他们说,他们即将玩一个叫做"让事物靠近"的游戏。然后,实验者把一只玩具熊和一幅印有树木的画片放在毡板的右边。实验者催促受试者把儿童的画片向树木和玩具熊那边移动,被试儿童可以按照自己的愿望把儿童画片放在任何地方。此时,儿童不由自主地把儿童画片视为自己。

此后,实验者用印着三种不同体型儿童的画片取代玩具熊。这些儿童画片分别是"肥胖的孩子"、"消瘦的孩子"和"不胖不瘦的孩子"。该项实验的变量是指这些"目标"儿童画片,与每当作自己的儿童画片移动所达到目标的距离,用厘米表示。实际上是儿童"自己"与目标之间保持的距离。距离越大,表明受试者拒绝或回避这类儿童的欲望越强;距离越小,则表明受试者接受和结交这类儿童的欲望越强。

儿童摆放"自己"的距离代表了一种态度。与身材适中的儿童相比,儿童们更加倾向于拒绝或回避体型胖的儿童。我们可以这样来解释这种倾向:一般儿童喜欢与他们相似的体型适中的伙伴,而不喜欢胖儿童,因为胖儿童看起来不像自己。然而,这样无法解释为什么儿童不太讨厌较瘦的伙伴。结论似乎只能从文化价值观中去寻找。目前绝大多数文化都把胖人看作吸引力较小的人。从幼儿园儿童与小学三年级儿童拒绝胖儿童的结果差异就可以证明这一点。文化标准是通过学习而逐步获得的,某些幼儿还未学会拒绝胖儿童,随着时间的推移,到了三年级,他们逐步学会了不喜欢这样的人。

由实例可见,人对丑陋的偏见是从很小就培养起来的。对丑陋的厌恶现象,在幼儿园的 3 岁的孩子就开始了。

三、美容医学的社会心理价值

（一）美容手术的积极心理效应

由于美貌社会价值和丑陋社会负价值，人们幻想着能改变自己的容貌，而美容医学恰恰为实现这种幻想提供了可能的途径。通过美容手术不仅可以使人有一双动人的眼睛，一个高挺秀美的鼻子，还可以做出女子嫣然微笑时希望露出的两个笑靥，富有魅力的两片嘴唇。通过除皱术可以使人"返老还童"，通过隆乳术可以使女性扁平的胸部重新获得曲线美。此外，通过美容手术，还可以使方脸型变成瓜子脸，大腹便便变成苗条细腰。总之，美容医学不仅塑造了人的美貌，而且使人重新找回了自身价值，不仅修复了人体的外形，而且恢复了人的自信。不少容貌缺陷者在手术后都有获得新生的感觉。特别是那些容貌缺陷较为严重的人。

Arndt 等对 22 名美容受术者，术前、术后 2 年进行的心理测试的研究，试图证明美容手术的社会心理效果和受术者心理的改善。他们发表了"美与他人的评价：面部美容受术者的社会效果与个人评价"一文。研究表明：美容受术者、美容受术者的父母、他人对术后容貌的改善都持肯定的态度，特别是美容受术者认为术后变得更容易在家庭中生活，并且参与社会交往，更容易得到别人的认可。而社会适应能力的增加，在于他们自尊心和自信心的提高，在于他们从社会负面影响中解脱出来。

（二）Down 综合征美容手术的社会心理效果

目前，在西方一些国家的有关人士和组织极力促进智力缺陷的儿童走进社会，尽可能让他们与正常的孩子一起入托、上普通学校。有些智力水平尚可的 Down 综合征儿童，由于面容的特征，使他们与同年龄的伙伴有了隔阂，很难被人们接收。而且大量的事实表明，面容的缺陷会影响患儿与父母的关系，因为这种面容成为他们视觉的刺激，令他们不可忍受。

Down 综合征美容手术开始于 1969 年。Down 综合征的美容手术是一组手术，通常包括：部分舌切除术、内眦赘皮切除术、隆鼻术、颊填充术、隆颏术、唇整形术和耳部整形术等等，可以根据病人的情况和父母的要求选择采用。近年来，西方国家不少美容整形医生报告了有关该手术的情况。其中，对此类手术的社会心理效果有争议。在社会伦理道德方面提出的主要问题是对 Down 综合征进行美容手术，是为了迎合孩子父母的愿望，还是使其在有限的教育和社会成长过程中得到更多的机会。

在德国，整形外科医生 Olbrisch 在慕尼黑的工作结果引起了极大的争论。当时他已经为 280 名 Down 综合征的儿童做了面部美容手术。根据手术后患儿父母的报告：83% 的父母认为小舌头有利于吃饭和说话；78% 认为孩子的容貌不那么引人注意了；35% 认为术后孩子的行为有所改善；28% 承认孩子的态度发生了变化。

Strauss 等用 8 名 Down 综合征儿童手术后的幻灯片与正常儿童的幻灯片作为比照，要求 277 名 12~14 岁的中学生对这些图片同样做出容貌、智力、善良和友好的评价。结果是这 4 个方面的评分都得到了提高，其中以容貌评分与智力评分的提高最为密切，即学生们对 Down 综合征面容的儿童的智力评分随容貌评分的提高而提高。

该研究结果表明，面部美容整形手术能提高外貌知觉，并且伴随其他社会知觉的提高。对于正常的同龄学生，比他们接受智力改善的 Down 综合征儿童更容易的是接受容貌改善过的 Down 综合征儿童。对容貌和智力的这一评价关系的认识,有可能使 Down 综合征儿童在生活中处在一个更为肯定的社会环境中。

Arndt 等也进行了一项旨在研究先天性愚型面容与社会知觉关系,以及美容效果的课题,发表了一篇题为"事实与梦想:24 例 Down 综合征儿童面容手术的社会心理结果"的论文。该研究调查了 Down 综合征儿童手术后在容貌、家庭功能及智力方面有所提高。在手术前后,心理学家们对每一个儿童的生活状态、容貌等方面进行了调查。

对术前、术后容貌评价的调查是采用"Hay 氏评分标准"(Hay GG,1973),标准把面容从 1(完美)到 9(极不完美)分为 9 个等级,分别让患儿的父母和一般人对患儿术前、术后的容貌进行评价,对一般调查者使用患儿的彩色照片。结果是父母的评价与社会一般人的评价不一。患儿的家长认为手术改善容貌的为 85.4%(41 人);认为没有变化的为 8.3%(4 人);认为更糟的 6.3%(3 人)。

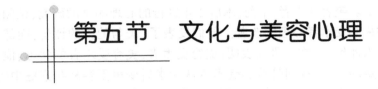

第五节 文化与美容心理

一、文化与人体文化

(一)文化和人体文化的概念

1. 人体文化是人体美学观的基础 英国学者莫里斯(Desmaond Morris)曾说:"人体既是生物体也是文化现象。"按生物医学模式,仅仅从生物学意义上解释人体是不够的,对于美容医学来说,还应该从更为广泛的文化角度来解释人体美,乃至解释美容医学本身。

一直致力于用艺术解释医学的 Mary G.Winkler 博士在其 *The Good Body* 一书中说:"我研究的是文化构建的人体,这是美的观念的来源……美的概念借助于健康。"人体和人体各器官除完成各自的生理功能外,同时还具有一定的文化象征意义。人体给人以美感,除了其自身所具有的形式美学规律之外,广泛的人体文化背景是人们对人体审美的重要根据。更为确切地说,人体美学观本身就是人体文化的组成部分。在特定的历史环境、特定的地域,人们对人体美的认识,甚至可以完全摆脱形式美的根据,而仅仅体现人们观念上所认同的"美"。中国古代妇女以"三寸金莲"为美;17 世纪欧洲女性以束腰为美;以及缅甸卡伦族中的巴搭翁女性以长颈为美,均是证明这一点的典型和极端的实例。

2. 人体美学观的多层次文化认定 人体文化观念从不同层次对各个时期的人体美学观产生影响。而人体文化又是建立在人类大文化背景之下的,所以难以脱离整个文化环境的影响。在一个杂志社组织的美容专家座谈会上,一位专家提出了一个司空见惯、简单而又复杂的问题:"为何做美容的女性多?"问题的复杂性在于需要考察整个人类文明史方能回答,但同时这又简单得如同常识,即这是父权制文化导致的男女不平等,从而使女性成为男人欣赏对象的结果。"女人被欣赏"的文化,导演了女人应该像女人,女子为男子悦而美的现实。中国妇女曾梦寐以求的"三寸金莲",欧洲淑女曾渴望的"合掌蜂腰"无不是两性不平等的文化最有力的诠释。时至今日,女性也无法摆脱被欣赏的地位,也就自然而然的成为美容业的主要顾客。

　　文化对人体审美的影响是多层次的,如宗教、相面均对人体美学观有影响。人相学与人体美学及人体美学观的关系是:①人相学得出否定性结论所根据的相貌,从人体美学角度上说,往往也是较丑陋或有缺陷的相貌,如面相学将下颌后缩者看作是意志薄弱者;将犹太鼻看作狡猾凶恶的人。②人相学对相貌作出的肯定或否定的结论,很大程度上会影响人们的人体审美观。如面相学认为颧骨高的人具有攻击性;中国也有"颧骨高,杀人不用刀"之说,故高颧骨的女性很少被看作美女。③人相学系统、具体而且全面研究了人的形态和相貌,为人体美学提供了一些具体形象的资料。

（二）人体文化与美容医学

　　从美容医学的历史来看,美容医学也是一种文化现象。作为人体文化现象之一的人体装饰产生于原始人时代,其中人体暂时性装饰导致了如今的化妆、服饰等项生活美容;而人体永久性装饰则是有伤性美容的前身。如原始人用穿耳洞、纹身、整牙来修饰自身。从某种意义上说,美容医学也源于人体文化。

　　当医学作为一门独立的技术,特别是当医学科学的成分越来越多,本身受文化的影响便越来越少。但是一旦涉及美的领域,医学便难以摆脱人体文化的影响。因为美是一种观念的产物。如17世纪欧洲名媛淑女们追求细腰时,一些医学家也参与了女性实现梦想,甚至做手术取掉一根肋骨以减小腰围。就连当时的医学解剖图,也将女性的腰身夸张地画细。也许今天的医生们对当时同行的做法感到可笑,但是谁又能保证将来的同行不会嘲笑我们今天的所作所为呢? 对于这些,单纯从美容技术上我们是无法认识的,只有从文化方面分析,我们才能保持冷静、清醒的头脑,至少不会在"美容潮"中重犯过去的错误。

二、两性文化与美容心理

（一）人体审美与两性态度的差异

　　"女为悦己者容"是社会的一个普遍现象。自然,女性参与美容的要较男性普遍得多。据日本一个美容研究所调查,女性一生中(按平均寿命)要用掉:化妆水985立升;营养雪花膏25公斤,其他雪花膏125公斤;营养乳液25立升,其他乳液100立升;口红400克左右。

　　女人进美容院人次多,参与美容活动多是否就能说明女人比男人更爱美? 曾在一所高等医学院校开展过一场"女人比男人更爱美吗"的命题辩论会。这场辩论会格外激烈。起初,人们很容易认为正方理由更为充分,能找出大量证据来驳倒对方,还因为现实情况来看,"女人比男人更爱美"的结论容易被人接受。然而当辩论深入下去,焦点落在女人和男人究竟在爱美的天性上是否有差异时,正方却被逼入被动的地位。

　　动物界有一与人类社会相反的现象,雄性动物往往比雌性动物外表更为美丽动人。如孔雀等鸟类。这是由于雄性动物吸引雌性配偶的需要。在原始人生活的部落,同样可以看到男人们的化妆与修饰胜于异性的现象。由此可以看出,现代女性的爱美之心和求美行为是特定文化的产物,并不能证明女人天性比男人爱美。爱美是人的最基本的精神需要。不论男女老少均有爱美的心理需求,只不过由于文化观念的影响,所表现的形式有所不同。就美容史来说,表面上看是女人唱了主角,从实质上看,不如说是爱美的男人造就了爱美的女人。

（二）人体审美心理的不对称现象：男性文化与女性被欣赏

女人看似爱美之心重，美容行为多，根本原因不在人的天性，而在于人类社会的一个历史性的事实，即在父权社会中，不平等的两性关系所导致的男人欣赏、女人被欣赏的人体文化观。

众所周知，漫长的人类文明史中有男人说了算的父权制。父权制也称父系制、家长制。在原始氏族公社末期，男子成为主要的生产者，经济领导权由女子转到男子手里，随之母权制被父权制代替，婚姻制度由"群婚"演进为较固定的"对偶家庭"。女子地位的丧失，演变为社会在观念上对女性的轻视。女性性器官在母系时代是膜拜对象，此时却成了羞耻部位。这种羞耻感的产生还与家庭私有制的诞生有关。现在一些落后部落仍能看到这一痕迹。从另外一方面说，女性被欣赏的地位却逐渐确立。这种意识是伴随着男性中心社会的确立，而以一种"自觉自愿"的形式存在的。实质上欣赏关系里包含着一种占有关系。只有占有者才拥有特权，而被占有者也在自觉地捍卫着这种特权。有些女性具有极大热情地参与美容便是证明。在父权制中，女性身上所具备的审美条件体现了男子所占有的财产意义。于是，一种女性被欣赏的心理逐渐在社会形成。这时候，作为女性的性的炫耀实质上已经演变为一种美的追求，它与男子的占有欲几乎是互为因果般地存在于父权社会意识之中。一直到今天，在生活中每当对异性作审美判断时，这种意念在观念中还隐约存在。

沉醉在其《裸体艺术论》一书中曾分析了这一欣赏与被欣赏关系的渊源。考查一下历史留下来的大量的裸体艺术作品，便可以清楚地理解这一欣赏关系。除了古希腊人体艺术中留下了一些男性裸体形象，以后的人体艺术殿堂几乎成了女性的世袭领地，这似乎并不是女性的荣幸。当女性成为人体艺术中唯一的主题时，也正是女性彻底沦丧到被欣赏地位之时。

"美是女人的财富"似乎并不是一个过时的结论。读过一点历史故事的人都会知道，古时的美丽女人既可以作为"战利品"加以掠夺，又可以作为"贡品"献于君王。占有美貌女性多少可以作为权力大小、财富多少的标志之一。"郎才女貌"也并非一个过时的古老择偶规则，至今仍在男女相互选择中起着潜在的作用。"女人应该是美的"这一极为平常的定律深深地植根于男人和女人的意识之中，女人能不爱美吗？

（邵 萍 林 辉）

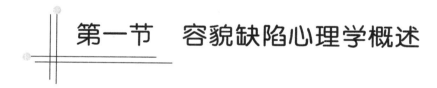

第六章

容貌缺陷心理学

　　容貌缺陷对人的心理影响是显而易见的,任何一位美容临床工作者对此都会有体会。但是,至今并没有人系统地研究容貌缺陷与人的心理特征、心理活动及心理障碍的关系。容貌缺陷心理学对美容医学来说,是一个具有现实意义的基础与临床结合的研究。国外对此已有较多的研究,并有精神和心理医生参与整形科的工作。目前国内尚未对此给予重视。本章仅就容貌缺陷心理的一些基本问题进行了概括性的论述,根据国内外已有的研究资料,包括心理学理论研究,如阿德勒的器官缺陷与自卑心理的理论,以及大量的国内外临床统计研究资料,对容貌缺陷心理学有关问题进行概括性论述。本章内容将涉及容貌缺陷与心理问题关系的机制,容貌缺陷的心理防卫等容貌缺陷心理学的基本理论问题,还将探讨容貌缺陷着具体的心理特征及心理问题。有关因容貌缺陷导致的和非容貌缺陷性的神经症、较重的心理变态将在第十五章专门论述。

第一节　容貌缺陷心理学概述

一、容貌缺陷心理学概念

（一）缺陷心理学与容貌缺陷心理学

　　容貌缺陷心理学是缺陷心理学的组成部分。缺陷心理学(defect psychology)是医学心理学的一个分支学科。其主要研究躯体器官有缺陷或残疾者的心理学问题,以心理学的方法与技术,通过行为的补偿和技能的训练,使他们能自理生活,从事力所能及的工作,解决其社会适应、家庭生活等问题。

　　容貌缺陷心理学主要研究容貌缺陷对人的心理的影响,特别是对心理健康的影响,以及由于容貌缺陷导致的各种心理障碍。从生理角度上说,仅仅影响容貌的躯体缺陷,较影响生理功能的残疾程度要轻,不会像残疾人那样,对日常生活和工作带来直接的妨碍。但是,容貌缺陷将影响人的心理状态,从而间接地影响人的生活和工作。

（二）阿德勒"器官的自卑感和补偿"的理论

　　以往的心理学对容貌缺陷心理学研究并没有给予充分的重视,随着美容医学的发展,人们越来越意识到,容貌和形体缺陷带给人的,并不仅仅是躯体形态方面的问题,更为重要的是会影响人们的内心世界。其实,与弗洛伊德同时代的心理学家厄尔弗里德·阿德勒可以说是研究缺陷心理学出色的心理学家。

厄尔弗里德·阿德勒(Alfred Adler,1870~1937)是奥地利的精神病学家和个体心理学(idividual psychology)的创始人。他曾是弗洛伊德学派的核心人物,被认为是弗洛伊德最得意的两位学生之一,另外一位是荣格。和荣格一样后来,由于阿德勒轻视性的因素而强调社会因素,为弗洛伊德所不满,于是两人分道扬镳。由于精神分析一词已被弗洛伊德所占用,于是阿德勒称自己的体系为"个体心理学"。但在心理学史上,仍然将其归为精神分析学派的重要成员。

1907年,阿德勒发表了题为《器官的自卑感与它的生理补偿的研究》的著名论文。在这篇论文中,阿德勒提出了这样一种观点,人或多或少存在这样或那样的器官缺陷,或者说在生理器官上比不过别人。例如,有些人天生视力不如别人,有些人天生胃的消化功能差,有些人天生心脏有毛病,还有些人天生腿残疾。这些生理的缺陷由于环境给予的压力在个人生活中产生了不少问题。这些器官的缺陷阻碍了个人作用的正常发挥,所以,必须以某种方式给予解决。既然身体是作为一个有机整体发挥作用,个人就能通过竭尽全力发展有缺陷的器官,或突出发展这种缺陷的其他功能来实现补偿。例如,某些弱不禁风的人可以通过努力来克服身体的虚弱。同样,双目失明的人可以全力发展他的听觉能力。在这种情况下,生理的缺陷都可以得到补偿。

在有些情况下,一个人能通过把生理缺陷改变成优势功能从而获得"过度补偿"。即一个生理上有某种缺陷的人,力求补偿,结果反而使缺陷的器官的功能胜过了完好的器官,历史上此类例子也很多。德谟司尼斯(Demosthenes)从小患有口吃的毛病,因为要补偿这一缺陷,他面对大海,口含石子,勤学苦练,终于成为希腊的一位大演说家。1910年后,阿德勒将他的"器官的自卑感"转向心理学意义上的"主观自卑感"。阿德勒认为,一切人开始生活时都具有自卑感。儿童的器官发育还不完全,一切都要依赖成人的帮助。相比成人,儿童是虚弱的、不能的,因而也是自卑的。儿童的成长过程就是战胜自卑感的过程。

尽管阿德勒并没有专门论述有关容貌缺陷的心理问题,其实他的缺陷心理学的理论完全适用于研究容貌缺陷的心理问题。有两点是十分肯定的:首先,容貌缺陷造成的心理核心问题是人的自卑感;其次,个体解决自卑感的主要途径是通过补偿机制。

二、容貌缺陷感与心理困难

(一)容貌缺陷与容貌缺陷感

容貌缺陷(defect of appearance)是指人体美学方面的缺陷,或是指能引起丑感的躯体缺陷。正因为如此,容貌缺陷是很难界定的。如单眼睑有时可以被看作为一种容貌缺陷,有时便不成其为缺陷。一方面要看个体的具体相貌情况,如很少有人因为林黛玉的单眼睑而认为她不美;另一方面要看个体是否意识到,或是否认为是缺陷。基于上述的原因,容貌缺陷应准确地定义为对某一个体容貌的某一部分、几个部分或全部,按大多数人的审美眼光所视为的缺陷。那么,非容貌缺陷与此正相反,即按大多数人的审美眼光,某个体不存在部分或全部的缺陷。在这样的定义中,我们把容貌缺陷和非容貌缺陷视为一个客观存在的标准,只是为了使该词的含义明确,便于论述,这并不否认容貌缺陷的主观方面的认识。与容貌缺陷相关的主观方面的一个概念是容貌缺陷感。

容貌缺陷感（defective sense of appearance）是指个体对其容貌或形体的不满的感觉。一般来说，容貌缺陷与容貌缺陷感是相伴随的，但是两者并不完全一致，这就是说，有容貌缺陷并不一定非有容貌缺陷感，而没有容貌缺陷也不一定没有容貌缺陷感。那么问题在哪里呢？就在于人的感觉是有差别的，这种差别的基础在于人与人的心理过程和个性的不同。

容貌缺陷→容貌缺陷感←→心理问题←体像认知←非容貌缺陷

首先，容貌缺陷引起容貌缺陷感是为正常现象，但是，反应强烈必然导致心理问题；其二，容貌虽有明显的缺陷，但却无明显的缺陷感，这是心理正常或不正常两种情况都可能存在的状态；其三，尽管容貌无明显缺陷，但由于心态或认识等方面的心理问题，反而会有容貌缺陷感。

（二）容貌缺陷与心理问题

容貌缺陷与心理的关系可以用三个"d"开头的英文字来概括：defect→defence→defective。"defect"指缺陷，"defence"是指防卫，而"defenctive"则是身心有缺陷的人。容貌缺陷会使人心理不平衡，为使心理免受痛苦，就要实行心理防卫机制，过度防卫或防卫无效，就会使个体成为一个有心身缺陷的人。

从社会学意义上说，容貌对人的生活和工作，对人的交往，乃至爱情和婚姻都会有影响。与此同时，容貌对人的心理也会产生积极的或消极的影响。当容貌有缺陷时，所产生的消极影响达到一定程度，便会构成心理问题或心理障碍，成为医学所要解决的心理疾患。

现尚无容貌引起的心理障碍发生率的报告。据倪家鹤"深圳市电话心理咨询二年分析"一文报道，自1991年1月到1993年，深圳市人民医院心理咨询室共接受咨询电话1400人次，按内容真正心理问题的占46.6%，即625人次，其中涉及容貌问题的37人次，占心理障碍问题的5.7%。从该统计可以看出，容貌引起的心理问题并不少见。就容貌缺陷群体来看，据临床分析表明，在容貌缺陷者中，有52%的人存在个性异常。

容貌因素引起的心理障碍主要是人格问题，并由此伴随强烈的情绪异常，如焦虑、抑郁等。

（三）容貌缺陷者的心理困难

凡是能对人们心理有不良或不利影响的情况，都会产生痛苦和不舒适的感觉，需要各自花相当的精力与时间去解除、克服，这些统称为心理困难（psychological difficulty）。一般习惯用"挫折"、"心理压力"、"应激"、"冲突"、"丧失"等词语来描述常见的心理困难。与容貌缺陷有关的心理困难有如下几方面：

1. 挫折（frustration） 挫折指个体因不能使其的欲望得到满足而产生沮丧、失意的心理现象。挫折是人生的一道家常菜，没有人不曾品尝过。吃奶的婴儿因肚子饿了，吃不到母亲的奶水而哭泣；因一个人孤独而恐慌，希望有人陪伴安慰的孩子，而看不到亲人来拥抱、安慰而沮丧；拼命追求一位美丽的姑娘，而得不到反应的失恋人，会痛不欲生。总之，一切需要得不到满足都会产生不同程度的挫折。而挫折的程度一是看事件的对人生意义的大小，而是看个体对其抱何种态度。可以产生挫折的事情很多，或者可以说，人有多少种需要，就会伴随多少种挫折。

容貌缺陷显然是产生挫折的原因之一。首先，美是人的最基本的心理需要，容貌的缺陷可以造成人对自身美貌的长久的挫折感；其次，容貌缺陷可以伴随其他需要的无法满足，如社交的需要、恋爱的需要、尊重的需要,容貌缺陷者在这些方面也可能遭遇挫折。

2. 心理压力(strain) 心理压力泛指一种心理上有负担、压力、紧张与过度疲劳的状态。担心工作做不好是心理压力;害怕犯错误老师批评是心理压力;天天从事一种单调的工作,无变化刺激,心理上感到疲倦也是心理压力。产生心理压力的来源,可能是外在的环境,也可能来自内心。一个人担心自己是否患了不治之症或担心别人对自己有嫉妒心理等,都是来自内心的烦恼。有时候,一个人会呈现一种心理状态,即非常嫉妒、自卑、害怕或生气,而间接地给自己带来了心理上的压力与负担。

容貌缺陷者往往会有一种潜在的、长久的心理压力,其核心是自卑心理。容貌缺陷者的心理压力既是外源性的,又是内源性的。美容热显然是容貌缺陷者心理压力的外在来源,否则就不会有那么多的人加入求美的行列。但是,美的压力更是内在的,即是个体的性格或心理气质,并在此基础上产生的心理感受造成的。排除容貌的绝对的缺陷,任何一个人都会有一定程度的容貌问题,关键在于个体如何认识自己,倘若把容貌看得十分重要,并对自己要求过高,那么其容貌的问题就会成为心理压力的来源。

3. 丧失(loss) 丧失也是造成心理困难的一种现象。一个人因失去自己心爱的人、喜爱的东西、很理想的职位、梦想的机会或珍惜的名誉等,都会造成心理上的沉重打击,这些都可以看作为丧失。丧失的可以是具体的东西,如亲人、朋友,自己的手臂、容貌,家里的财物;也可以是象征性的机能或意义,如自尊心、权势或期望。丧失可以急剧、突然地发生,也可以缓慢地产生。如在突然事件中被毁容,以及慢慢地丧失健康和美貌。一般来说,丧失的严重性并不在于丧失的东西是什么,而在于个人对该东西的看法如何。

先天性的容貌缺陷尽管生来有之,但从心理学角度上讲,也一种丧失。这是因为,在人的儿童时期,或许并不能意识容貌的重要性,当其成长起来,接触社会,遭遇了磨难,才逐渐感受到他们失去了人人都应该有的尊重和被爱,而这些不幸的根源恰恰是容貌的缺陷,因而会在一个时期内,即在自我概念形成过程中,有不断加强的丧失感觉,尽管这种丧失是先前就发生的。

4. 其他 其他心理困难还常用应激和冲突来描述。应激通常是指一种在生活上或心理上产生较大的变化,需要个体使用额外的精力去应付的情况或处境。冲突指一种特殊的心理情况,即一个人处于心理上冲突、矛盾状态,左右为难,无法处理与解决。

（四）容貌缺陷与心理变态

一部分人对容貌缺陷的不恰当或过度心理自卫,或本身就有病态人格,就会导致变态的心理,甚至精神改变症。容貌缺陷引起的,或与容貌有关的心理变态种类很多,这里主要介绍几种容貌神经症及与心理有关的容貌心身疾患。神经症为主要是由于心理因素引起,不存在明显器质性改变的较轻的心理障碍。我国精神病学将神经症分为:癔症、抑郁性神经症、恐怖症、强迫症、焦虑症、疑病症等。

容貌缺陷可以导致抑郁症,抑郁症是常见的情感方面的神经症。丑陋抑郁症主要是由于患者的否定性体像引起的。上述的容貌心理所具有的心理困难,严重化后就可能形成容貌抑郁症。对容貌抑郁症的美容手术治疗,一般可以取得较好的效果。

疑丑症本质上是疑病症的类似神经症,可出现想象丑陋或丑陋妄想等精神症状,但实际病人并没有明显的容貌缺陷,故一般是美容外科手术的禁忌证。

丑陋恐惧症是恐怖症的一种。丑陋恐惧症是对自己形体容貌丑陋或变得丑陋的一种病态的恐惧心理。英国曾发生过一宗离奇的自杀案,死者为青年女性,生前一切称心如意,死因是"无法面对镜子中自己的容貌"。其实,根据遗照来看,死者生前面容秀丽,所以法医只得将她判定为因"丑陋恐惧症"而自杀。畸形恐惧也是与容貌有关的恐怖症,在整形或美容病人中多见,并会与整形美容手术本身有密切关系。

饮食心理障碍包括:神经性厌食、食欲过盛症、强迫性饮食神经性厌食与精神因素关系密切,特别是与人们的审美意识有关。典型的情况是青春期女性不愿意长得太胖,为使自己保持苗条的体型,对身体形象过分在意,甚至将审美观念扭曲,即使骨瘦如柴,也自觉比以前美丽。与美容外科关系密切的是食欲过盛和强迫饮食的患者,对他们来说,单纯的手术,而不配合心理疗法是难以根本解决他们的问题的。

美容手术后的心理变态　美容手术由于改变了病人外表,有些病人无法适应这一变化,或对手术效果不满意等都可能引发心理变态。此外,有些病人本身就有心理疾患,手术成为发病的诱因。

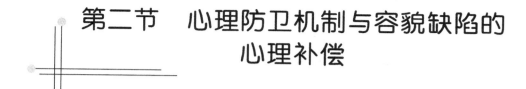

第二节　心理防卫机制与容貌缺陷的心理补偿

一、心理防卫机制的概念

心理防卫机制(mental defense mechanism),也称心理防御机制或心理自卫机制,指个体在挫折与冲突的紧张情境时,在其内部心理活动中具有的自觉或不自觉地解脱烦恼、减轻内心不安,以恢复情绪平衡与稳定的一种适应性倾向。心理防卫机制的概念最早是被弗洛伊德使用的,是其人格理论的重要组成部分。弗洛伊德认为,由于人格中的本我、自我和超我的功能不同,目的不一,彼此相互作用,就会产生一些内在的动力,继而由内动力,即人格动力形成外现行为。不过,有人格动力形成的外现行为,并非正常的行为,而是个体为求减少因超我与本我冲突而产生焦虑时所形成的一些改变了本质的行为。这些行为所以改变了本质,原因是它们并非是出自个体的意识境界,而是出自潜意识境界。个体的所作所为是非理性的,不能道出真正的原因,弗洛伊德特指此类行为是心理防卫机制。

目前,心理防卫机制已经得到心理学界的广泛认可。对于任何一个人,不管是精神病人还是正常人,心理活动中都广泛存在着心理防卫机制。人们在其生活中,其生理的、心理的需要与欲望不可能完全得到满足,或多或少地总会遇到挫折或动机的矛盾冲突,从而产生情绪上的焦虑和紧张、烦恼和不安。一般来说,在这种情况下,人们在现实生活中或者用积极态度和方法去面对现实的矛盾,设法解决;或者采取消极的态度与方法,企图回避矛盾以摆脱困境。从心理学的观点来看,在人们的精神生活中,存在着一种倾向,即自觉地或不自觉地把主体和客观现实之间的问题,用自己较能接受的方式加以解释和处理,而不至于引起太大的痛苦和不安。这种在人的内部心理活动中所具备的自觉或不自觉地解脱烦恼,减少内心不安,以恢复情绪上的平衡并保持心情安宁与稳定的反应形式便是心理防御机制。

人的容貌是有差异的,有的长得好些,有的则长得丑些,特别是有的具有明显的缺陷。对此,每个人都会对自己的容貌做出内心的评判。

二、心理防卫机制的种类

(一)"自恋"心理防卫机制

"自恋"心理防卫机制(narcissistic defense mechanism)是一个人在婴儿最早时期使用的心理机制。因婴儿的"自我界限"尚未形成,自己与现实之间的界限尚不清楚,常可以轻易地否定、抹杀或歪曲"事实",来保护自己。因早期的婴儿心理状态是属于"自恋"的,只顾照顾自己,还不会关心他人,所以这些心理机制也就被称为"自恋"心理自卫机制。由于这种心理自卫机制常常被精神病人使用,故此类机制也称为"精神病"性心理自卫机制(psychotic defensive mechanism),以区别于"神经症"性心理自卫机制。"自恋"心理防卫机制包括:

1. 否定作用(denial) 否定作用是最原始而简单的心理机制,就是把已经发生而令人不愉快或痛苦的事情完全否定,或彻底"忘掉",就当它根本没有发生,以躲避心理上的痛苦。这种心理上的否定作用在生活中常常可以看到。"眼不见为净"就是典型一例。对于容貌问题此类事例也很多。比如,一个由于某种原因,被毁容者一开始往往不愿意照镜子看到自己的脸庞,以避免心理上承受不了巨大的压力。

2. 歪曲作用(distortion) 歪曲作用是把外界事实加以曲解变化,以符合内心的需要。与否定作用有异曲同工的性质,也是无视外界事实,是原本的心理或精神病性的机制之一。因歪曲作用而呈现的精神现象,以妄想或幻觉最为常见。

3. 投射作用(projection) 投射作用也称外射作用,通常是指将自己所不喜欢,或不能接受的性格、态度、意念或欲望,转移到别人的身上或外部世界去。广义的投射泛指各种内在心理的外在化,而所投射的心理活动并不限于意识所排斥者。古诗云"我见青山多妩媚,青山见我也多情",便是典型的投射例子。有些人自己有某种恶念及不良欲望,但坚信别人也有这些念头,以此保持心境的安宁。如"以小人之心度君子之腹"便可说明这种投射。在心理测验的投射性检查中,病人常可通过投射暴露自己真实的心理状态和欲望。这种检查可以帮助医生找寻病人心理的症结所在。

(二)"不成熟"心理防卫机制

"不成熟"心理防卫机制(immature defense mechanism)包括:

1. 摄入作用(introjections) 摄入作用也称内射作用,是外射作用或投射作用相反的一种心理自卫机制。射入作用乃是广泛地、毫无选择地吸收外界的事物,而将它们变成自己内在的东西。如常言所说"近朱者赤,近墨者黑"。由于射入作用,有时候人们爱和恨的对象被象征性地变成了自我的组成部分。如当人失去他所爱的人时,他常会模仿所失去的人的举动或爱好,以慰藉内心因丧失所爱而产生的痛苦。相反,对外界社会或他人的不满,在极端情况下会变成对自己的恨,因而产生抑郁症和自杀行为。

2. 仿同作用(identification) 摄入作用通常是毫无选择的,广泛地吸收外界的东西。当其有选择地通过特别的心理动机,有选择地吸收(模仿)某些东西时,被称为仿同作用,或同一化。这是一种潜意识的心理自卫机制,它使一个人力图把自己变得跟他人相似,甚至以他人自居。如在不知不觉中,男孩子模仿父亲,女孩子模仿母亲,这可以促使儿童的性格逐步成熟,特别有助于男女性别的发展。有时人们会潜意识地模仿自己所羡慕的人,"东施效颦"就是例子。模仿也常可以满足人们内心的某些欲望及适应某些情景。不恰当的仿同作用是一种病态,如精神病人自称自己是某某明星。

3. 退化作用(regression) 当人们遇到挫折时,放弃已经习得的成人方式,而恢复使用早期幼稚的方式去回避令人烦恼的现实,摆脱痛苦,或满足自己的欲望,这就是退化现象。一般小孩子痛苦会失声痛哭,而成人则饮泣吞声,强抑悲痛。但是成人在无法忍受痛苦时也会失声叫"妈呀!",也会哭得向孩子一样。

4. 幻想作用(fantasy) 幻想作用与退化作用较为相似,是指个人遇到现实困难时,因无力处理这些问题,便以幻想的方法,使自己脱离现实,在幻想中处理心理上的纷扰,让欲望得到满足,如"灰姑娘"型的幻想。青少年经常以"白日梦"的形式在幻想中满足某种欲望,但一个成年人经常采用这种方法来应付实际问题,则是人格不成熟甚至是精神疾病的表现。

（三）"神经症"性心理防卫机制

"神经症"性心理防卫机制(neurotic defense mechanism)是儿童的"自我"机能进一步成熟,能比较分辨什么是自己的冲动、欲望,什么是现实的要求与规范以后,因需处理内心挣扎而呈现出来的心理机制。因常被神经症患者使用,故被称为"神经症"性心理防卫机制,其包括:

1. 潜抑作用(repression) 所谓"潜抑作用"是指把不能被意识所接受的念头、情感和冲动,在不知不觉中抑制到潜意识中去的作用,是各种心理自卫机制中最基本的方法。心理活动能把一些人们难以忍受或能引起内心矛盾的念头、感情和冲动,在被意识之前,便抑制、存放到潜意识中去,不至于干扰人们的心境。这些潜意识中的念头、情绪和行为,虽不被意识,却可能不知不觉地影响我们日常的行为。

2. 隔离作用(isolation) 隔离作用是把部分事实从意识境界中加以隔离,不让自己意识到,以免引起精神的不愉快。最常被隔离的是整个事情中与事实相关的感觉部分。年轻女学生上厕所往往喜欢说上"一号",来月经说"倒霉了",这就是隔离作用的结果。人死了,不说死,而说"仙逝"、"归天"和"长眠"等,用以减轻悲痛,化解不祥之感。

3. 转移作用(displacement) 转移作用是指对某一对象的情感、态度和欲望不可能被自己的理智或社会的规范所接受时,便在潜意识中将其转移到另一个可以替代者的身上。如"迁怒"就是典型的事例。有的丈夫在外受气,回家向妻子发火,妻子打孩子,孩子则踢小花猫,因为愤怒被转移,心境也就平静下来。

4. 反向作用(reaction) 反向作用又称为"反感形成"或"矫枉过正"现象,为处理一些不能被接受的欲望与冲动所采取的方法。人的许多原始欲望和冲动,为自己和社会不能容忍和许可,常常被压抑而潜伏到潜意识中,可是并没有改变或消失。这种压抑的结果是虽控制不敢表现,但却从相反的方面表现出来,这就是"反向作用"。如我国"此地无银三百两"的故事。

5. 抵消作用(undoing) 抵消作用是指以象征性的事情来抵消已经发生了不愉快的事情,以补救其心理上的不舒服。例如,我们无意做了对别人不礼貌的事,往往会说"对不起"或"请原谅"等,于是心理上就得到安慰,以抵消对不起别人的举动。在我国,过年是最好不要打坏东西或说不吉利的话。万一打破了碗,老人们会讲"岁岁平安"。

6. 补偿作用(compensation) 当一个人因生理或心理上有缺陷而感到不适时,企图用种种方法来弥补这些缺陷,以减轻其不适的感觉,称为补偿作用。这种引起心理不适感的缺陷,可能是事实,也可能仅仅是想象。有些人觉得自己身体不好,运动场上不能逞威,损及自尊心,就拼命用功,在考场上逞威。美国有位总统夫人曾说过,她在年轻时貌不惊人,就特别在学问修养方面下功夫,培养所谓的内在美,以后果然出人头地。

7. 合理化作用(rationalization)　合理化作用是指个人受到挫折或无法达到所追求的目标及行为表现不符合社会规范时,给自己杜撰一些有利的理由来解释。虽然这理由常常是不正确的,在第三者看来是不客观或不合理的,但本人却要强调这些理由说服自己,以避免精神上的苦恼。譬如"酸葡萄心理"和"甜柠檬心理"。前者认为自己得不到或没有的东西就是不好的,以冲淡内心的欲望与不安;后者是指凡是自己所有的东西都是最好的,如得不到葡萄只有柠檬,便认为柠檬是甜的,以减轻内心的痛苦与失望来安慰自己。

(四)成熟心理防卫机制

成熟心理防卫机制(mature defense mechanism)是指自我比较成熟以后才能表现的自卫机制。其防御的方法不但比较有效,可以解除或处理现实的困难,满足自我的欲望与本能,也比较为一般社会文化所能接受。该类机制主要有:

1. 压抑作用(suppression)　压抑作用是最基本的成熟心理自卫机制。当一个人的欲望、冲动或本能因无法达到、满足或表现时,有意识地去压抑、控制,或想办法拖延其满足的需要。压抑实质上就是克制,是"自我"机能成长到一定程度以后,才能执行的心理功能。如尚无是非观和控制力的幼儿,在商店看到好吃的东西可能会伸手去拿,但大一些时,就会向妈妈要钱去买。

2. 升华作用(sublimation)　一般说是心理自卫的一种积极形式。人原有的行为或欲望中,如果直接表现出来,可能会受到处罚或产生不良后果,从而不能直接表现出来。但如果将这些行动和欲望导向比较崇高的方向,具有建设性,有利于社会和本人时,这便是升华作用。如一位有强烈嫉妒心的人,看不得别人的成就,但理智又不允许他将这种心理表现出来,于是他可能通过发奋学习、工作来试图超过对方。

3. 幽默作用(humor)　幽默是一种积极的心理防卫形式。当一个人处境困难或尴尬时,有时可以用幽默来化解困境,维持心理平衡。如大哲学家苏格拉底,不幸有一位脾气暴躁的妻子。有一天,当苏格拉底在跟一群学生谈论学术问题时,夫人突然跑进来,先是大骂,接着又往苏格拉底身上浇了一桶水,把他全身都弄湿了。可是苏格拉底没有发火,笑一笑说:"我早知道,打雷之后,一定会下雨。"本来是很难为情的场面,经此幽默,也就把事情化解了。一般人格较为成熟的人,常常懂得在适当的场合使用巧妙的幽默,把一些原来是困难的或是难堪的情景转变一下,渡过难关。幽默可以说是一种较高级的适应方法之一。

三、容貌缺陷的心理补偿与平衡

(一)容貌缺陷与心理平衡

从美学角度上讲,容貌缺陷既是一种客观的存在,又是一种感觉。我们在"第三章容貌发展心理学"已详细介绍了体像的两种形态。从个体的自我审美认知上说,容貌好坏的客观存在和主观感觉并不一定一致。但无论怎样,具有积极或肯定体像的人,不会因为容貌问题而烦恼;而具有消极或否定体像的人一部分经过心理自我防卫的机制,可出现三种情况:一是经心理自卫,实现了心理平衡;二是心理自卫无效,导致心理失衡;三是不恰当的心理自卫,导致病态的心理平衡(图6-1)。

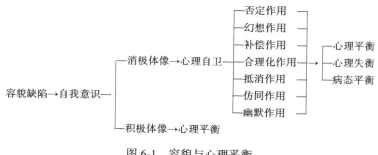

图 6-1 容貌与心理平衡

（二）容貌缺陷的心理防卫与补偿

容貌缺陷者或者长相丑陋的人有时会有一些古怪的行为,从心理防卫的角度来看,其实很正常。因为相貌丑陋者在生活中会遇到种种的压力,如何化解这些压力,而又不至于心理产生偏差,关键在于良好的心理防卫机制的建立。

1. 拒绝照镜子——否定作用 拒绝是一种否定。拒绝照镜子实质上就是否定自己的形象。否定作用是最原始而简单的心理机制,就是把已经发生而令人不愉快或痛苦的事情完全否定,或彻底"忘掉",就当它根本没有发生,以躲避心理上的痛苦。这种心理上的否定作用在生活中常常可以看到。"眼不见为净"就是典型一例。对于容貌问题此类事例也很多。比如,一个由于某种原因,被毁容者一开始往往不愿意照镜子看到自己的脸庞,以避免心理上承受不了巨大的压力。

2. "丑小鸭"的故事——幻想作用 《丑小鸭》是一个几乎人人皆知的故事,一只不幸的小鸭被羽毛漂亮的同伴所抛弃。丑小鸭为自己长相而烦恼象征着每一个其貌不扬的孩子。然而,对丑小鸭来说是幸运的,因为它长大后毕竟变成了一个美丽的天鹅,露出了迷人的魅力。那么让孩子怎么理解这样一个故事呢? 故事为什么不安排丑小鸭长大后变成丑大鸭呢? 这样的故事给孩子的只能是一个建立在对丑否定基础上的幻想。《灰姑娘》里的灰姑娘与她的两个凶残的姐姐的基本区别就在于美。任何一本有关《灰姑娘》一书的插图都反映了这一点。

3. "红颜薄命"——合理化作用 容貌平平的女性,往往特别相信"红颜薄命"的俗语,究其根源,实际上一种"酸葡萄"心理,自己没有美貌,就认为美貌不好,甚至会多灾多难。有人娶的妻子,姿色平平,有人提起,答曰:"丑妻可靠!"这又是一种对待容貌缺陷的"甜柠檬心理",既然得不到葡萄,那么就认定柠檬是甜的;既然相貌是丑陋的,那么就认定丑人有丑人的福气。

4. "以才补貌"——补偿作用 由于人的相貌的循然不同,相貌不好的往往会遇到一些困难和冷遇。但是,在成材的道路上,成功却偏爱长得不漂亮的人。古今中外成功者的行列中,相貌平平,甚至其貌不扬者居多就是事实,这说明相貌与成材有着一定的后天联系。据美国心理学家对相貌较差和相貌较好的中学生的大学入学率和智商的调查表明:前者较后者学习勤奋刻苦,大学入学率和智商也都明显高一些。该现象是典型的补偿作用。即相貌差一些的学生想通过后天的努力以优异的成绩,来弥补相貌上的差距。

5. "丑媳妇总要见公婆"——幽默作用 幽默是一种积极的心理防卫形式。当一个人处境困难或尴尬时,有时可以用幽默来化解困境,维持心理平衡。容貌有缺陷的人常会遭到不可预料的耻笑和侮辱,时常会遇到一些难堪的场面,幽默是应付这种难堪的一种手段。中国春秋时代,齐国有一个聪明的、但是个子非常矮的外交使臣晏子。有一次他被派往楚国办理外交事务。楚王有意玩弄晏子,在宫门旁开了一个小洞,要小个子的晏子由洞口进来。晏子处于这种情况,心理当然很生气,但身为外交家,代表国家,不能有差错,于是向楚王开玩笑说:"大国通常有大门,只有小国才有小门,难道楚国是小国吗?"楚王一听,觉得不好意思,只好叫守兵开大门,让晏子进来。而晏子也就不必被侮辱了。

6."东施效颦"——仿同作用 在对自己的容貌满足方面,仿同作用是普遍存在的。"东施效颦"源于《庄子·天运》"故西施病心而膑(颦)其里,其里之丑人见而美之,归亦捧心而膑其里。其里富人见之,坚闭门而不出;贫人见之,挈妻子而去之走。彼知膑美,而不知膑之所以美。"可见,东施效颦是丑人们的作为。曹雪琴在《红楼梦》第三十回中曰:"若真也葬花,可谓'东施效颦'了,不但不为新奇,而且更是可恶。"由此可见世人对丑人们的行径的厌恶。对就丑人们的心理平衡来说,这一举动是十分正常,也是十分必要的。

第三节 容貌缺陷者的心理特点

并不是所有的容貌缺陷者都会感到痛苦,原因一是在于个人的审美认知状态以及对体像的认可程度;二是在于是否有适当的心理防卫能力。倘若心理自卫无效,必然导致心理平衡失调,接踵而来的是各种心理困难,如压抑、自卑、孤独等痛苦。

容貌缺陷者会因为自己的外表问题,产生心理困难,包括挫折、丧失信心以及种种心理压力。具体说来有自卑感、缺乏信心、封闭自己、孤独绝望、抱怨命运等。

一、容貌缺陷者的痛苦

几乎所有容貌缺陷者在一生中的某一时期,会经历无法摆脱的痛苦。有一些经过自我心理调整,逐渐接受了自己,度过了心理困难时期,但也有许多无法解脱心中的苦闷,最后只有凭借美容医术改变容貌的缺陷。我们在数千份写给美容医生的求美信中,看到的是容貌缺陷者痛苦的心声。现选择几个实例如下:

实例[1]"我没有朋友,像贼一样地活着。"

医生:冒昧给您写信,打搅了。但我不得不写,只有您能理解一个体形缺陷者的痛苦和自卑……我初中毕业后,走进社会才发现自己的两条小腿与众不同。肌肉生得粗大向后弓,小腿不均匀,非常难看,不管穿什么样的裤子,小腿处的裤型都会扭曲变形,显得难看、滑稽、可笑。您想我还有什么年轻人的朝气和风度啊!

我同时也明白了:为什么在读书时,常有同学在偷偷地打量我,常取笑我……为什么同事和邻居总是用那种略带嘲讽、轻蔑、爱理不理的目光看我……为什么父母总是唉声叹气……自己不知道还好,一旦知道,那种痛苦与自卑像洪水一样凶猛地袭上心头。我狂呼,我痛苦,我怨恨,我恨天、恨地,我恨世界,为何天道如此不公,把灾难降临到我身上。我只有20岁啊!我恨父母,为何把我生成这个样子。几年来,小腿的缺陷使我孤独、冷漠、自卑,整天把自己关在家里。我害怕上街,我没有朋友,害怕交朋友,看到他们青春的脚步,潇洒的体型时,我的心羡慕得流血……

几年来,我不知道是如何度过的,偷偷摸摸地上班,像贼一样地回家。我绝望,想到服安眠药自杀。但是我不甘心,我要挣扎。死可能是容易的,活着是困难的……我乞求您能帮助我,不要使我失望。我什么苦都能受,什么样的麻烦都能熬。不管手术成不成,我都不会怪你们的。

我要努力改变现实,那怕到死……

浙江黄岩　仙平

实例[2]"我是多余的,我想死。"

医生:您好!我是内蒙古的一位乡村教师。一出世我的右脸上就长有一大块红斑,因此,我走在街上会招来许多奇怪的目光,伴随着难听的怪叫声。为此,我不知流了多少泪,伤过多少回心,甚至觉得活着实在没有意思。我怨恨上帝的不公平,为什么别人都有娇美的容貌,而我却不能像所有的姑娘们那样,面对梳妆台精心地化妆、打扮。我更没有勇气在众多人的场合下高谈阔论,放声歌唱。尤其是在婚姻问题上……我觉得活在这个世上实在是多余的,甚至想到了死……

不幸者:丽风

实例[3]"我害怕去人多的地方,甚至害怕明媚的春光。"

尊敬的大夫:你们好!我是一名国家干部。长期以来,我一直被一事苦苦地折磨着,感到自卑、彷徨和无助。上中学初三时,我脸上长了许多粉刺,由于不懂得必要的知识,使原本光滑的脸上留下许多凸凹不平的坑,形成可怕的月球表面。七八年来我无时不刻地被满脸的瘢痕深深地刺痛着。中学时,我最害怕的就是上生理卫生课,因为老师讲到皮肤卫生时,总不免提到痤疮,同学们准会掉头看我一番。高考时,因为满脸的瘢痕,我只得放弃自己喜爱的公安专业,另投他门。我害怕去人多的地方,甚至害怕明媚的春光。大夫,我就是在这样的自怜、自哀、自卑的黑暗中度过了中学和大学的时光。如今,我走上了工作岗位,接踵而至的烦恼让我抬不起头来。我背上了沉重的思想包袱,处处觉得比人家矮一等,尽管我是1.80米的个头。

一个偶然的机会,我在《健与美》杂志上读到作家杨沫的文章——《美的创造者》之后,真是激动得三个晚上都没有睡着。大夫,您知道这个消息对我来说意味着什么吗?我真想尽快来到我心中的伊甸园,让你们这些美的创造者,雕塑出我的第二次生命!

一名患者:志远

实例[4]"我孤独,不敢照镜子。"

尊敬的大夫:您好!我是怀着激动的心情,抱着试一试的想法给您写信的。或许能解除我20年的痛苦。

大夫,在我的左面颊处有一个米粒大的凹点。那是小时候,我睡在母亲的怀里,母亲点炉子做饭时,一小煤渣从炉膛突然蹦出,正好落在我的脸上。自此,留下了这个伤痕。童年时我无忧无虑,随着年龄的增大,我意识到这一点,心灵上好像蒙上了一层阴影。我感到惭愧自卑,从此不敢再照镜子。上学时,我总是坐在后排的角落里,孤独感时时侵入我的心。偶尔与同学交谈,他们总是以异样的目光盯着我,显得爱理不理的样子,并且语气冷冰冰:"看你那个样子哟!"每每想起类似的话语,我感到莫大的侮辱。我是一个有血有肉,有感情的人,受到冷漠和侮辱,我怎能不感到苦恼和悲伤啊!学校里举行演讲、歌唱等活动,我更无资格参加(自惭形秽)。我如同生活在冰雪覆盖的南极大陆,既孤独又寒冷,我只有沉默。

岁月在流逝。天知道20多个春秋我是怎样度过的！大夫，除了自己的父母外，还有谁能理解我呢？

一个弱者：玉启

实例[5]"我怕人们的目光。"

敬爱的院长伯伯：我是湖南的翔子，一个17岁的内斜视患者。听我妈妈说，我从小眼睛就是这个样子。6岁时曾随母亲去长沙治过一回，具体情况已经被时间淡化得一干二净了，我只记得最后扫兴而归，这点还是敏感的我从妈妈满脸愁云的脸上体会到的。

随着年岁的递增，我长大了，学会看别人的每一个微妙的眼神，也会很好地考虑问题了。按理说这是好现象，可是我不愿意这样。我多么希望自己永远永远不要长大，永远不会想事情。我宁愿自己是瞎子！聋子！哑巴！那样，我就可以无所谓世人瞧我的那种不寒而栗的神情；就可以不在乎一些小孩子对我的害怕和嘲笑；就可以不必感受五官缺陷带来的深深的自卑感；就可以……

无数次暗自躲在墙角里哭泣、悲伤；无数次倚窗发呆、难过，只因为我一直都很自卑，活得太累，好疲倦哟！我不止一次发现自己来到这个世界毫无意义，甚至觉得这是上帝最大的失误。不是吗？自己从不感到一丝快乐，于别人也从不曾有过快乐。噢，善良?!真诚?!那又有什么用？这个世界，在我的人生里，唯有那善感敏锐的神经带给我与日俱增的心碎，让我不敢抬头，不敢与人聊天，不敢正视"ta"（此处暗指"她"——作者注）人的目光，我怕"ta"们看到我如此的眼睛，怕"ta"们不懂我的视线。更怕看到"ta"们的反应，或惊讶，或鄙夷，或……这个尘世上有很多事并不是勇气问题，而是勇气之后要承受与面临的一切。过程或许可怕了点，但这并不重要，结局才是最让人揪心的，它让我觉得自己仿佛生来就是令人失望与扫兴的。

我不知道你们是否有治疗斜视的办法，但我执信你们一定可以治好我的眼睛，我渴望"解放"！

十几年来一直苦苦期待"解放"的翔子

实例[6]"生命里没有春天的人。"

19年前，在云南边陲的一个万人小城里，一个女婴降生了，她就是黄芳。望着襁褓里的孩子，母亲心中的喜悦化作了苦涩的泪水，顺着两颊流了下来；一旁的父亲将眼泪咽进了肚里，但却变成了一块沉甸甸的巨石压在心头。——他们这个面容姣美的小女儿，一来到人世间就笼罩在一片浓重的阴影之中。这"阴影"就是占据了她前额及上眼睑的一大块粗糙的、长着一层绒毛的黑色皮肤，医学上称之为"先天性黑色毛痣"。身为医生的父母束手无策，看着天真烂漫的小女儿一天天长大，心中的忧愁也在与日俱增。幼年的小黄芳无忧无虑，浑然不觉正在步步逼近的凄苦。年长4岁的二姐，却整天像保护神一样护卫着她，不许任何人摸碰，甚至仔细看那片黑色的皮肤。

9岁那年，父母亲拿出十年的积蓄，带她去上海求医。结果只换回一个至今未能兑现的许诺。自那以后，渐成少女的小黄芳无忧无虑的日子一去不复返了。她无数次地哭过，但泪水冲不掉脸上的黑色；她尽量躲开陌生人，但世间总有好奇而刺人的目光袭来；她努力从书本和大自然中寻找欢乐，但却无法摆脱对镜梳妆时的痛苦；她爱唱歌，但没有勇气在人前放声高歌。她在常人难以感知的复杂心境中，走过了人生的19个年头。她即将从师范学校走上讲台，去培育祖国的花朵。可她自己的花季又在哪里呢？

——刘进良：十九年悲与苦，军医施术扫愁容.《健康报》，1991

二、容貌缺陷者的心理特点

容貌缺陷者会因为自己的外表问题,产生心理困惑,包括挫折、丧失以及种种心理压力。具体说来有自卑感、缺乏信心、封闭自己、孤独绝望、抱怨命运等。

(一)自卑感与自卑情结

容貌缺陷者最主要的心理问题就是自惭形秽的自卑感。如实例中的"我就是在这样的自怜、自哀、自卑的黑暗中度过了中学和大学的时光。如今,我走上了工作岗位,接踵而至的烦恼让我抬不起头来。我背上了沉重的思想包袱,处处觉得比人家矮一等,尽管我是1.80米的个头。"(实例[3])"无数次暗自躲在墙角里哭泣、悲伤;无数次倚窗发呆、难过,只因为一直我都很自卑,活得太累,好疲倦哟!"(实例[5])

自卑感(inferiority feeling)是最主要的一种自我否定的感觉。个体在成长过程中几乎总是与这种感觉相伴随。其中容貌的缺陷是导致自卑感的最主要原因。奥地利的精神病学家和个体心理学的创始人阿德勒(A. Adler, 1870—1937),曾深入探讨了器官缺陷与自卑感的关系。他认为所有的人或至少多数的人都可能在生理器官上比不过别人,因而产生自卑感。他在《傲慢与服从》中说:"有着器官缺陷、体弱、多病、笨手笨脚、生长落后、丑恶几次畸形或仍留有幼稚行为的儿童就很可能在对环境的关系中,获得了一种自卑感。"这种自卑感在性格上表现的特点是"怯弱、优柔寡断、不安全感、怕羞,特别需要扶助,听话服从……以及幻想、平等的意愿、自觉渺小或受虐的倾向,这些特点都相当于自卑感。"

自卑感产生后,自然会形成个人一种内在的压力,使之在心理上失衡与不安。失衡与不安的后果就会促使个体寻求平衡,从而克服自卑感的痛苦。阿德勒称个体的此种作为是"补偿作用"(compensation)。因身体条件限制而有自卑感者,可在心智活动上寻求补偿;因缺乏社交能力而有自卑感者,可在体能活动上寻求补偿。人生不可能十全十美,任何人都有短缺之处,偶然产生自卑感不失正常现象,自卑感能借适度补偿予以克服,更是合于心理健康的。唯有补偿不当,就难免形成自卑情结(inferiority complex)。按阿德勒的解释,有自卑情结者可能在行为上表现两种现象:一种是为掩饰自己的缺陷或缺点,不敢面对现实,终而形成"退缩反应"(withdrawal reaction)。另一种是极度奋力寻求另一方面的满足,借以掩饰原来缺陷或缺点造成的自卑感。阿德勒称这种心理倾向为"过度补偿"(overcompensation)。容貌缺陷者这两种行为都存在,但临床工作中见到的不一定多,这是因为有该两种极端的行为的人,很难理智地、积极地寻求合理的解决问题的办法,因此,已经形成了病态心理。

自卑感是容貌缺陷者的根本的心理问题,其他许多心理反应,都是继发于自卑感,如孤独、悲观、自我封闭等。

(二)缺乏信心

缺乏自信心是一个有自卑感的人必然的表现。我们在一些容貌缺陷者的心灵深处,很容易发现几乎被毁灭的自信心。"我怨恨上帝的不公平,为什么别人都有娇美的容貌,而我却不能像所有的姑娘们那样,面对梳妆台精心地化妆、打扮。我更没有勇气在众多人的场合下高谈阔论,放声歌唱。尤其是在婚姻问题上。"(实例[2])

一个不能接受自己的人,根本无法确立自信心。然而,正如第三章里论述的,一个人的自信心是从孩童时期便开始逐渐确立的。对于儿童,外貌和智能是其自信心树立的两个最基本的要素。而容貌的缺陷是最容易、最直观地摧残儿童的自信心的因素。

实例[5]中的17岁的男孩翔子,由于"先天性斜视",自惭形秽,特别是当他情窦初开,喜欢上一个女孩子时,这种由自卑导致的自信丧失更明显地表现出来。这里不妨看看他的表白:"这个世界,在我的人生里,唯有那善感敏锐的神经带给我与日俱增的心碎,让我不敢抬头,不敢与人聊天,不敢正视'ta'(此处暗指"她"——作者注)人的目光,我怕'ta'们看到我如此的眼睛,怕'ta'们不懂我的视线。更怕看到'ta'们的反应,或惊讶,或鄙夷,或……这个尘世上有很多事并不是勇气问题,而是勇气之后要承受与面临的一切。"

容貌是一个受天生遗传影响极大的事实,很难被改变。即使现代社会已经有了很好的美容外科水平,但是人的容貌相对来说是天生的。而一个丑人的自信心恐怕只能用淡化对容貌的关注,并用更发奋的努力,用自己的智能来根本弥补或确立。

(三) 封闭自己

自卑、缺乏自信的结果必然是封闭自我,自动或不得已地脱离与人和社会的接触,把自己的活动限制在一个狭小的环境内。正如容貌缺陷者自己在给医生的咨询信里描述的一样:"几年来,小腿的缺陷使我孤独、冷漠、自卑,整天把自己关在家里。我害怕上街,我没有朋友,害怕交朋友,看到他们青春的脚步,潇洒的体型时,我的心羡慕得流血……"(实例[1])"我是一个有血有肉,有感情的人,受到冷漠和侮辱,我怎能不感到苦恼和悲伤啊!学校里举行演讲、歌唱等活动,我更无资格参加(自惭形秽)。我如同生活在冰雪覆盖的南极大陆,既孤独又寒冷,我只有沉默。"(实例[4])

"我害怕去人多的地方,甚至害怕明媚的春光。"(实例[3])容貌缺陷者真正害怕的是他人和社会不接受自己。因为,他们从小就看到了过多的冷漠、厌恶、歧视等异样的目光。与其说是他们自动封闭自己,不如说是他们迫不得已地保护自己的行为。

无疑,封闭自己是一种逃避性的消极行为,且会带来更为严重的心理压力。因为,人是社会动物,失去人与人之间的交往,无异与杀殁一个人的社会生命。

(四) 孤独寂寞

封闭自我的必然结局是孤独,孤独就难免寂寞。寂寞(loneliness)和孤独(lonely)是相伴随的,在英文中这两个词是同一个词。寂寞是由于缺乏人际关系而产生的孤独感。生活在这个世界上的人,或多或少、或长或短、或此时或彼时都会有一定程度的孤独感。但这个世界上最孤独的人有两类,一是不能被他人、社会接受的人;另一是绝对独立和自由的人。前一种人比较普遍,其中容貌缺陷就往往不被他人或社会接受。因为人们爱美,不美的人或丑陋的人不说令人厌恶,也很难吸引人。几乎所有的容貌缺陷者都会感到一种孤独:"长期以来,我一直被一事苦苦地折磨着,感到自卑、彷徨和无助。"(实例[3])"我感到惭愧自卑,从此不敢再照镜子。上学时,我总是坐在后排的角落里,孤独感时时侵入我的心。"实例[4]中的一位20岁的女青年向医生倾诉自己的心声:"我是一个有血有肉,有感情的人,受到冷漠和侮辱,我怎能不感到苦恼和悲伤啊!学校里举行演讲、歌唱等活动,我更无资格参加(自惭形秽)。我如同生活在冰雪覆盖的南极大陆,既孤独又寒冷,我只有沉默。"

(五) 悲观绝望

倘若说孤独是容貌缺陷者的生存状态,那么伴随的心境就是长久的孤独感,以及令人心碎的情感问题。抑郁和悲观是容貌缺陷者普遍的情绪反应。特别是当对容貌缺陷的改变无望时,这种情绪反应会更强烈。像实例[2]中的一个女性,脸上的斑伴随她长大成人,也伴随而来越来越深的苦痛,"一出世我的右脸上就长有一大块红斑,因此,我走在街上会招来许多奇怪的目光,伴随着难听的怪叫声。为此,我不知流了多少泪,伤过多少回心,甚至觉得活着实在没有意思。"人的希望应该伴随着年龄的增长,越来越接近实现,但对于她来说,只能是不断地被推进绝望的深渊。组成婚姻家庭有困难,甚至工作也会因此有障碍等等。由此,难免发出绝望的呼声:"我觉得活在这个世上实在是多余的,我想死……"。

（六）抱怨命运

怨天尤人或自责是容貌缺陷者普遍的、无奈的心态。毕竟相貌缺陷有太多的遗传或先天因素,而这些因素又有谁能决定得了呢？也难怪容貌缺陷者问天,问地,问上帝。"我狂呼,我痛苦,我怨恨,我恨天、恨地,我恨世界,为何天道如此不公,把灾难降临到我身上。我只有20岁啊！我恨父母,为何把我生成这个样子。"（实例[1]）人生来是不平等的,尽管人们有良好的追求平等的愿望。

此外由容貌缺陷怀疑自己的生命价值也是容貌缺陷者多数人的心态。"我不止一次发现自己来到这个世界毫无意义,甚至觉得这是上帝最大的失误。"（实例[5]）

（徐寿英）

第七章

美容与心理障碍

第一节　异常心理与美容心理概述

一、异常心理与异常心理学

（一）异常心理

异常心理,亦称变态心理或病理心理,它是指人们的心理活动,包括思想、情感、行为、态度、个性心理特征等方面发生异常或接近异常,从而出现各种各样的心理活动异常(精神活动异常)。

异常心理是和常态心理相比较而存在的,异常心理并不是永恒不变的心理现象,而是由当时当地的社会文化来决定的。不同的历史时期、社会制度、民族风格,以及地域文化都可以产生社会文化差异,只有当个人的心理和行为活动与所在地绝大多数人相比较出现明显的差异和不适应时,方可认为是异常心理。脱离社会文化来研究异常心理,是很难做出正确判断的。

在异常心理现象中,有的具有病态的特点,常常发生在各类精神病患者身上;有的则具有非病态的特点,常常发生在某些躯体疾病、伤残缺陷,或处在隔离、催眠、药物作用等条件下的正常人身上,即使是正常人也可发生某些心理的偏移。偏离常态的心理现象不一定是异常心理现象,例如,智力超群者,其智商明显高于一般人,显然偏离常态,但不属于异常心理现象。异常心理是指那些心理偏离常态,同时对社会适应不良者。精神疾病患者的心理活动都偏离常态,都会有明显偏离社会常模的行为,但不能认为行为违反社会常模的人都具有病态的特点。例如,强奸、凶杀、贩毒吸毒等犯法行为违反社会常模,但行为者不是病人。异常心理是因为"没有能力"按社会认可的适宜的行为方式行动,以致其行为后果对本人或社会是不适应的。罪犯并不是因为"没有能力"这样做,故应与有心理疾病的人严加区别。异常心理是否具有病态特点也是处于动态平衡相互转换之中,少数正常人具有的某些心理偏差和在特殊情况下出现短暂的心理异常现象,在各种不利的生物因素和社会环境作用下,可向异常心理转变。纵向比较发现,个体心理活动开始脱离固有的常态,在"不适应"的程度上明显加重,就是这种转变的开始。同样,精神病患者在其异常心理活动的背景中,仍然保留着正常的心理成分。不同的是精神病所损害的心理活动成分的广度、深度和性质上有所不同,病态的心理现象通过治疗也可以向非病态的方面转变。

（二）异常心理学

研究这些异常的心理活动,包括探索异常心理活动的表现及其规律;寻找引起这些异常心理活动的原因;了解及掌握这些异常心理活动的发生、发展及其变化;并研究各种心理异常活动的纠正、治疗及预防的方法的学问,就称为异常心理学,亦称病理心理学。

异常心理学研究的范围非常广泛,涉及人们心理活动的各个方面。人类的心理活动本来就是极其复杂的,既不能离开人们固有的心理活动的物质基础——大脑,亦不能脱离人类活动的场所——环境,这里当然包括自然环境与社会环境。由于大脑病变而导致人们心理活动变得异常,这是极易了解的事实。环境有变化,也必然会引起人们心理活动的相应变化,因为环境中随时发生的变动,都是一种刺激,这种刺激通过人们的感觉器官反射入脑,就构成了人们心理活动的内容。

人们的心理活动随着外界环境的变化而变化,这种变化是正常的心理活动,但是如果外界环境的变化过于强烈,或人们在这变化中心理活动的某些环节发生了适应不良或其他的病变,就可能使人们的心理活动变成异乎寻常,也就发生异常心理现象。

精神科临床所见的精神症状均属于异常心理的范畴,但是异常心理学与精神病学之间是有所区别的。因为精神病学是临床医学的一个分支,专门研究精神疾病的病因、发病机制、临床表现和疾病的发展规律,并且是以治疗和预防为目的的一门学科。异常心理学则不然,客观存在不仅对异常心理现象进行研究和解释,而且探讨其本质和机制。由此可见,虽然二者均以异常的心理现象作为研究对象,但是却各有侧重,即精神病学重于临床上的实践应用,而异常心理学着重于机制上的理论探讨。

二、异常心理的判断标准和分类

（一）异常心理的判断标准

如何判别心理的正常和异常,是异常心理学的研究课题之一。行为正常与异常,或者心理活动的常态与非常态的评价,不是一个简单的问题。因为世间任何事物都不是绝对的,所以心理的常态和非常态也只能是相对的,并且在一定的条件下相互转化,没有一条绝对的界限把它们截然分开。但是,也曾有不少专家和学者,从不同观点出发,建立过判别心理正常与否的具体标准,其中主要有以下几种:

1. 完美的标准　这一标准认为,正常心理即心理上完美无缺的理想状态,如马斯洛等提出的创造性人格的 10 项标准:

（1）有充分的适应能力。
（2）充分了解自己,并能对自己的能力作恰当的估计。
（3）生活目标能切合实际。
（4）与现实环境保持接触。
（5）能保持人格的完整和谐。
（6）有从经验中学习的能力。
（7）能保持良好的人际关系。
（8）适度的情绪发泄与控制。
（9）在不违背集体意志前提下,有限度地发挥个性。

（10）在不违背社会规范的情况下，适当满足个人的基本需要。

国内外学者提出类似的标准很多，其特点是对正常心理的完美的描述，这种标准的主要意义在于对正常心理的全面、完整的理解，并作为达到心理上完全健康的努力目标。问题是很少有人自始至终保持这一完美状态，而且也不能认为正处于变异状态的人都是不正常的。

2. 统计学标准　对人群的心理现象进行调查和测量，用统计学方法处理，可勾画出某些群体的心理活动和行为的正态分布曲线。绝大多数人都处在均值附近，只有极少数人（大约占5%）处在正态分布的两端，异常心理者大多处在两端。但测量偏离常态时不一定都有心理障碍，以智力测验为例，低智商者可以被认为是心理疾病，而高智商者就不能看成是病态。心理测试的标准是一种客观的判断方法，而且数量化的测量结果可以进行比较和数学统计处理，确实是科学研究的指标之一。但是，心理测试的结果还要结合其他的判断标准。

3. 社会适应标准　由于外界环境经常处于变化之中，这就要求人们必须依照社会生活的需要适时地调整心理活动，以使自己的行为符合社会准则，并根据社会要求和道德规范行事，也即其行为符合社会常模，是适应性行为。该判断标准大致包括以下四个内容：①生活自理能力。②人际交往能力。③学习、工作与操持家务、维持家庭生活的能力。④遵守道德法律、工作单位和风俗的规范和规则的能力。

在以此法进行判断时，一定要通过比较的方法，即与社会认可的行为常模比较，看其行为是否能为常人所理解，有无明显离奇的行为。同时，还应与一个人以往一贯的心理状态和行为模式相比较，看其心理状态是否发生了显著的改变，即与其常态有无明显不同。这种方法的缺点是人的社会适应行为和能力受不同地区、时间、文化程度、社会习俗和社会地位等多种因素的影响，难以标准化。

4. 医学标准　对于器质性疾病引起的心理异常，则可依据存在相应的病因及并存的躯体疾病状做出诊断。这种情况下，心理异常表现即是疾病的症状，其产生原因则归结为脑功能失调。

这一标准使心理异常纳入了医学的范畴，促进了异常心理学的发展。由于其重视临床医学检验方法、近代影像技术等的应用，多可以找到病理解剖或病理生理变化的依据，因而，该法较为客观。这种观点认为，即使有些目前未能发现明显病理改变的心理障碍，也可能在不久的将来会在分子水平上发现异常，而这些病理变化的存在才是心理正常与异常区分的可靠依据。但由于心理异常的原因不是单一性的，而是由多种因素共同作用的结果，故该法适应范围较窄。

综上所述，几乎没有一种能单独使用衡量所有异常的标准，在鉴别心理活动是否异常时，总是综合运用、全面衡量的。

心理的客观判断标准的建立是很复杂的，有的心理学家挑选一些被认为是心理正常的人，通过测验发现，他们中有百分之五十以上具有轻度焦虑和抑郁等神经症症状，并且有的人症状较重。所以，心理正常并不意味着一点问题没有，那些不影响正常生活的轻微精神症状，不是区分心理异常的依据。另外，仅凭感觉亦不能完全作为判断的依据，如轻躁狂患者自我感觉心理健康，有愉快的情绪体验，事实上却是一种病态。

判断心理是否处于常态一般有以下几个原则。

第一，是心理与环境（自然社会）的统一。即观察行为是否符合所生活的环境要求，是否被人理解,是否有明显离奇和超越常人的地方等。要看行为是否符合社会-文化规定的准则,如对待同志的态度,对自己的评价,在集体中的表现及人际关系,对道德规范的遵守情况等一系列社会适应问题。

第二,是心理活动自身的完整性和协调性。即个体的认识过程、内心体验和意志活动是否协调一致。

第三,是个性特征是否具有相对的稳定性,以及稳定的个性特征在他的各种心理过程中是否得到表现,即心理活动自身的统一性。如果一个人的性格发生无端的改变,就可以认为是一种变态的表现。

（二）异常心理的分类

1. 轻度心理异常　一般指人的整体心理活动的某些方面受到损害,如机体与周围环境的轻度失调,心理活动的各个过程之间的协调性也受到了影响。多为高级神经活动功能失调引起,虽对客观现实反映有扭曲,但生活常可自理,能完成日常生活及一般社交活动,有自知力,即常主动求医寻找解决问题的办法。与精神病学分类中的神经症相对应。

2. 重度心理异常　一般指人的整体心理活动瓦解,即机体的行为严重脱离现实环境,自身心理过程的知、情、意严重失调。这类病人部分是由于脑器质性疾病所致,部分是由于重度脑功能失调引起。常表现为言语行为失常、对自身及环境缺乏自知力,不能参与正常的社会活动和处理人际关系,还可能给社会及公众生活造成危害。与精神病学分类中的精神分裂症等重度精神疾病相对应。

3. 心身疾病时的心理异常　是指情绪紧张或内心冲突等,通过神经、内分泌、免疫中介影响各个器官系统而出现病变。心理因素在这一类疾病的发生上起重要作用。这类病人既有躯体异常,也有明显的心理异常,且症状的表现及演变规律与心理因素有明显的关系。包括原发性高血压、支气管哮喘等心身疾病。

4. 大脑及躯体疾患时的心理异常　这类疾病大多是生物及理化因素直接作用于躯体各器官而致病。包括大脑器质性损害、大脑发育不全、躯体缺陷、躯体疾病时的心理异常等。

5. 行为问题和人格障碍　是指人在社会化过程中,个别行为偏离常态或人格某部分偏离常态。这些人心理活动的完整性和统一性没有明显损害,但某一部分明显不能适应社会,多已构成违反社会伦理、道德、信仰和法律观察,本人不能靠自己的意志把握自己,自知力保持完好。主要包括人格障碍和性变态,以及某些不良行为如烟癖、酒癖等。

6. 特殊条件下的心理异常　包括某些药物作用、催眠状态以及梦境、人格偏离和某些特殊意识状态下的心理异常表现。

三、异常心理与美容心理的关系

（一）异常心理和美容心理不存在必然的和相互包容的关系

“爱美之心人皆有之”。许多人为了自己的外表更加完美或某些生理缺陷得到矫正,或是某种职业、某个角色的需要而去美容,不存在心理异常问题。Connolly 和 Gipson 跟踪研究了 187 名鼻整形的病人 15 年之久,接受手术时他们中没有一个人被诊断为有心理障碍。在187 名病人中,86 名是由于纯粹美容原因接受手术的,另外 101 名是由于疾病或畸形而要求整形手术的。

（二）异常心理和美容心理往往相互关联

美容心理过于强烈可能导致心理异常。不少美容心理强烈的人源于心理异常,许多寻求美容治疗的人具有心理问题的背景。根据国外早年的调查,美容整形病人中人格障碍和心理异常的占 30% ~ 60%。陈忠存对 520 例门诊、住院的整形美容手术的成年受术者采用"医院焦虑测定表"测定,结果发现 520 例整形美容成年受术者中有焦虑反应者 284 例,占 54. 61%;焦虑可疑者 120 例,占 23. 08%;无焦虑表现者 116 例,占 22. 31%;有抑郁反应者 160 例,占 30. 77%;抑郁可疑者 90 例,占 17. 31%;无抑郁表现者 270 例,占 51. 92%。

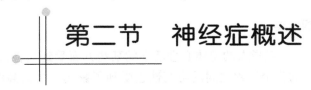

第二节　神经症概述

一、神经症的病因与发病机制

（一）神经症的概念

神经症(neurosis),旧称"神经官能症",是一组有一定人格基础,起病常受心理社会因素影响的精神障碍。症状主要表现为脑功能失调症状、情绪症状、强迫症状、疑病症状、分离或转换症状、多种躯体不适感等。其症状没有可证实的器质性病变作基础,与患者的现实环境不相称,但患者对存在的症状感到痛苦和无能为力,自知力完整或基本完整,病程多迁延。

1769 年,库伦在《疾病分类系统》一书中首次提出了"神经症"一词。当时的概念囊括了除发热、局部疾病和恶病质以外的所有疾病,与现代的神经症概念相去甚远。在随后的两百多年里,神经症的概念和分类经历了不断的变更。

神经症的共同特征包括:①精神活动能力降低,常有焦虑和烦恼,或为各种躯体不适感到痛苦。②体格检查不能发现脑器质性病变或躯体疾病作为临床症状的基础。③自知力良好,无持久的精神病性症状。④现实检验能力未受损,通常不会把自己的病态体验与客观现实相混淆。⑤行为一般保持在社会规范容许的范围内,可为他人理解和接受。⑥常迫切要求治疗。⑦起病多与素质、人格特征或精神应激有关。⑧病程多迁延或呈发作性。

我国 15 ~ 59 岁人口中,神经症的患病率为 2. 21%(1982 年),女性患病率(3. 903%)明显高与男性(0. 47%),农村患病率(2. 399%)略高于城市(1. 91%)。

（二）神经症的病因

神经症的病因是多源性的,至今尚无定论。一般认为神经症的病因或诱发因素包括生物学因素、社会心理因素,以及社会文化因素。

1. 生物学因素　包括遗传、年龄、性别以及躯体状况等因素,这些因素构成了神经症的易患倾向。研究发现,神经症具有一定的遗传倾向,其中以焦虑症、恐怖症、强迫症较为明显。神经症发病患者的性别差异不大,癔症的患病率女性高于男性。疲劳、感染、中毒、分娩、外伤等都可成为神经症发病的诱因。巴甫洛夫认为,神经类型属于弱型的或强而不均衡的人,较易罹患神经症,即具有神经症的易患素质。

2. 社会心理因素　包括精神紧张、各种生活事件等,这些都是神经症的促发因素。研究表明,神经症患者较其他人遭受更多的生活事件,主要以人际关系、婚姻与性关系、经济、家庭、工作等方面的问题多见。一方面可能是遭受生活事件多的个体易患神经症;而另一方面则可能是神经症患者的个性特点更易对生活感到"不满",对生活事件更易感,或者是其个性特征易于损害人际交往过程,而导致生活中产生更多的冲突。

艾森克认为,神经症常见于情绪不稳和内向型性格的人。这类人具有多愁善感、焦虑紧张、心绪不宁、古板严肃、悲观、保守、孤僻等特点。

3. 社会文化因素　神经症在不同社会团体中的类型和发病率有所不同。在发达国家或社会经济地位较高的人群中,易出现焦虑性神经症、抑郁性神经症,以及强迫症。而在那些社会和经济发展比较落后的地区,则以癔症和躯体形式障碍居多。

(三) 神经症的发病机制

关于神经症的发病机制至今尚无公认的解释。生物学的研究表明,中枢神经系统的一些结构或功能变化可能与神经症的发生有关。对神经症发病机制的心理学研究已有较长的历史,不同的心理学派对其有着不同的解释,其中具有代表性的包括精神分析、行为主义、认知心理学,以及人本主义心理学的神经症理论。这些理论应用于神经症的临床治疗中也有不同程度的疗效。下面主要介绍精神分析的神经症理论。

人格结构理论是弗洛伊德的重要理论之一。早期,弗洛伊德的人格结构属于以无意识为主的无意识、意识二部结构。但因它的无意识层又包括前意识层,所以实际上他把人格分成意识、前意识和潜意识三个层次。晚期,弗洛伊德修正了他先前的"二部人格结构"说,在无意识概念的基础上又提出了"三部人格结构"说,即本我(Id)、自我(Ego)、超我(Superego)。

本我是人格中与生俱来的最原始的潜意识结构部分,是人格形成的基础,它由先天的本能、基本欲望所组成,如饥、渴、性等,其中以性本能为主。本我是人格深层的基础和人类活动的内驱力,它纯粹按照快乐原则行事。自我是从本我中分化出来的,是有意识的结构部分。儿童出生后只有本我,直到本我和环境相互作用时,人的自我才发展起来。个体必须与周围现实世界相接触、相交往,以适当的手段来满足需要、消除紧张,就在这种适应环境的过程中,自我逐渐从本我中分化出来。自我按照现实原则行事。自我既要满足本我的即刻要求,又要按客观的要求行事。为了理解自我与本我的关系,弗洛伊德作了一个比喻:本我像匹马,自我犹如骑手,通常骑手控制着马行进的方向。不过,仅有自我还不能完全控制本我的冲动,自我还需要超我的帮助。超我是从自我中分化出来的。自我分成两部分,一种是执行的自我,即自我的本身;另一种是监督的自我,即超我。超我按照至善原则行事,其功能是监督自我去限制本我的本能冲动。

在人格的三个系统中,本我、自我与超我三者相互联系、相互作用,以动态的形式相互结合着。如果人格的三个系统保持平衡,人格就得到正常发展。但是,三者的行动原则是各不相同的,所以冲突是无法避免的。当三个系统的平衡关系遭到破坏时,个体往往产生焦虑,导致神经症和人格异常。弗洛伊德把焦虑看作是神经症最基本的核心症状。当焦虑转换为躯体症状时,则表现为癔症的转换性症状;当焦虑被分离出意识时,则表现为癔症的分离性症状;如果焦虑被转向外部世界的对象,则表现为恐惧症;当焦虑被隔离开时,则表现为强迫症状;如果被直接体验则表现为焦虑。

二、神经症的临床表现

（一）神经症的常见症状

神经症的症状繁多，虽然这些症状在不同亚型中的主次与严重程度有差异，但常常混合存在。

1. 脑功能失调症状

（1）精神易兴奋：主要表现为三个特点：第一，在日常生活中，事无巨细均可使患者浮想联翩或回忆增多，尤其多发生在睡眠阶段。引起兴奋的事件本身不一定是令人不快的，但久久不平、无法自制的兴奋体验却造成了一种痛苦。第二个特点是不随意注意增强。患者极易被周围细微的变化所吸引，以致注意很难集中。第三个特点是患者感觉阈值降低。易兴奋不同于精神运动性兴奋，不伴言语和动作的增多，常见于神经衰弱、焦虑症等。

（2）精神易疲劳：主要表现为精力不充沛，工作稍久就觉得疲惫不堪。注意难以集中且不能持久、思维不清晰、记忆力差、工作效率下降，患者常苦于"力不从心"。精神易兴奋与精神易疲劳往往同时存在。易疲劳常见于神经衰弱及其他神经症。

2. 情绪症状

（1）焦虑：焦虑是正常人在对未来事件无法预测结局时产生的一种情绪。作为一个症状，则是指在缺乏充足的客观原因时，患者产生紧张、不安或恐惧的内心体验，并表现相应的自主神经功能失调。此时患者警觉水平增高，严重者有大祸临头、惶惶不可终日之感；有运动性不安、坐卧不宁，好比热锅上的蚂蚁；伴心悸、出汗、尿频、震颤、眩晕、恶心等自主神经功能紊乱的症状。焦虑情绪是焦虑症的主要症状，也常见于其他神经症。

（2）恐惧：恐惧是一种正常的保护性情绪反应。当个体面临危险时，可在恐惧的提醒下尽快做出逃跑或战斗的反应。恐惧症状特指病人对某种客观刺激产生的一种不合理的恐惧，而且患者明知这种情绪的出现是荒唐的、不必要的，却不能摆脱。患者同时伴有一系列自主神经症状，如面红或苍白、恶心、出汗、呼吸心率加快、血压波动等。

（3）易激惹：易激惹是一类负性情绪，它不仅仅指易发怒，还包括易伤感、易烦恼、易委屈、易慷慨等。这种情绪易启动状态是情绪启动阈值和情绪自控能力双重降低的结果。极小的刺激即可触动强烈的情绪反应。

（4）抑郁：抑郁是一种不愉快的情绪体验，可表现为从轻度的缺少愉快感到严重的绝望自杀。其核心症状是丧失感，如兴趣、动机、生活的期望、自我价值等出现不同程度的下降甚至丧失。常伴有食欲下降、体重减轻、睡眠障碍、性欲降低等躯体症状，有时躯体症状是患者就诊的唯一主诉。神经症患者的抑郁程度多不严重，但持久难消，多见于焦虑症、强迫症等。

3. 强迫症状
在强迫症中表现最为明显。主要包括强迫观念、强迫意向，以及强迫行为。

（1）强迫观念：多表现为同一意念的反复联想，患者明知多余，但欲罢不能。这些观念可以是毫无意义的，如"先有蛋还是先有鸡"，但更多的是在日常生活中遭遇某种事情后出现。

（2）强迫意向：即一种尚未付诸行动的强迫性冲动，使患者感到一种强有力的内在驱使。患者意识到这种冲动的不合理，事实上也未曾出现过这一动作，但冲动的反复出现却使患者焦虑不安、忧心忡忡，以致回避这些场合，损害社会功能。

（3）强迫行为：较为常见的表现包括强迫性洗涤、强迫性检查、强迫性计数及强迫性仪式动作等。

4. 疑病症状　疑病症状是指对自身的健康状况或身体的某些功能过分关注，以致怀疑患了某种躯体疾病或精神疾病，而与实际健康状况并不相符，且医生的解释或客观医学检查的正常结果不足以消除患者的疑病观念，因而到处反复求医。

5. 躯体不适症状

（1）慢性疼痛：神经症性的疼痛，以头颈部最为多见，其次是腰背、四肢，呈持续性或波动性。神经衰弱患者以紧张性头痛最多见，从事脑力活动时加剧。焦虑症患者的疼痛除头部之外，还涉及腰背及肢体，并与焦虑程度有关。疑病症患者的疼痛常固定与某一"有病"的脏器周围，而癔症患者的疼痛则累及多个器官且呈游走性或常有变化。

（2）头昏：头昏是一个没有明确界定的模糊概念。患者可将其描述为"头昏脑胀"、"昏昏沉沉"、"脑子不清晰"等。头昏常与头痛、头胀相伴出现，并可伴有一些自主神经症状。

（3）自主神经症状群：当罹患神经症时，大脑皮层、自主神经系统及内分泌系统均可能出现功能紊乱，表现出许多躯体症状。不同类型的神经症表现出的自主神经功能紊乱的表现有所差异。如焦虑症多以交感神经功能亢进为主要表现，主要累及心血管系统。

6. 睡眠障碍　睡眠障碍在神经症患者中极为普遍。多表现为失眠。入睡困难是失眠患者的最常见主诉，其次是易醒和早醒。其他与睡眠障碍相关的症状包括多梦、梦魇、夜惊等。

（二）几种神经症性障碍

1. 恐惧症（恐怖症）　恐惧症患者对某些特殊处境、物体、情景或与人交往时产生异乎寻常的恐惧与不安的内心体验，因而出现回避反应。患者明知恐惧对象对自己并无真实的威胁，这种恐惧极不合理，但在相同场合均反复出现，难以控制而影响正常生活。

2. 焦虑症　焦虑症是以广泛和持续性焦虑或反复发作的惊恐不安为主要特征的神经症性障碍，常伴自主神经症状和运动性紧张。焦虑情绪并非由实际威胁和危险引起，紧张不安与恐慌程度与现实处境很不相称。焦虑症的焦虑是原发的，凡继发于躯体疾病和某些精神障碍的焦虑都不应诊断为焦虑症。

3. 强迫症　以强迫症状为主要临床相。其特点是有意识的自我强迫和反强迫并存。二者之间的尖锐冲突使患者焦虑和痛苦，患者体验到观念和冲动来源于自我，但违反自己意愿，虽极力抵抗，但无法控制。患者意识到强迫症状的异常性，但无法摆脱。病程迁延者可以以仪式动作为主而精神痛苦减轻，但社会功能严重受损。

4. 躯体形式障碍　是一种以持久地担心或相信各种躯体症状的优势观念为特征的神经症。患者因这些症状反复就医，各种医学检查阴性和医生的解释均不能打消其顾虑。即使有时存在某些躯体障碍，也不能解释所诉症状的性质、程度或其痛苦与优势观念。经常伴有焦虑或抑郁情绪。尽管症状的发生和持续与不愉快的生活事件、困难或冲突密切相关，但患者常否认心理因素的存在。本障碍男女均有，为阳性波动性病程。

5. 神经衰弱　指一种以脑和躯体功能衰弱为主的神经症，以精神易兴奋却又易疲劳为特征，表现为紧张、烦恼、易激惹等情感症状，及肌肉紧张性疼痛和睡眠障碍等生理功能紊乱症状。这些症状不是继发于躯体或脑的疾病，也不是其他任何精神障碍的一部分。病前可存在持久的情绪紧张和精神压力,多缓慢起病,病程持续或时轻时重,大多数起病年龄在轻壮年期。20世纪,神经衰弱的概念经历了一系列变迁,随着医生对神经衰弱的认识的深入和各种特殊综合征和亚型的分出,在美国和欧洲已不做此诊断,CCMD-3工作组的现场测试证明,在我国神经衰弱的诊断也明显减少。

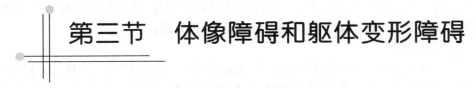

第三节　体像障碍和躯体变形障碍

一、体像障碍

(一) 体像障碍的概念

体像障碍是指个体对自身躯体的歪曲认知。在我国精神病学和医学心理学中,体像障碍仅仅作为一个精神或病态心理的症状,用来描述不同性质的神经症、精神病症。体像障碍可见于脑器质性损害和精神疾病,前者包括偏头痛、癫痫、脑血管意外、脑肿瘤、脑损伤和其他弥散性脑病变;后者多见与精神分裂症、抑郁症、神经性厌食症、神经性贪食症、单一症状性精神病、躯体变形障碍和皮肤寄生病等。

(二) 体像障碍的特征

1. 体像障碍是精神病症的一个症状　无论在国内还是在国外,体像障碍均可以看作为一个精神症状或病态心理表现。例如,许又新在《精神病理学:精神症状分析》一书中就将体像障碍列为一种精神症状。

2. 体像障碍具有不同的形式和性质　大脑器质性病变引起的体像障碍常笼统地称为自体失认症(autotopagnosia);一般人在极度疲劳、饥饿和身体不适情况下也可能产生短暂的体像障碍,但本人知道这是主观的感觉的改变;许多神经症都可伴随体像障碍,如焦虑、抑郁、神经性厌食等;一些精神病症也伴随体像障碍,如精神分裂症病人可以有多种多样的体像障碍,有些病人感到身体膨胀变大了,有些病人感到身体缩成了一团。所为窥镜症状可见于精神分裂早期,病人一反常态经常照镜子,长时间凝视,有时还转动头颈或做某些表情,这是由于病人感到自己的形象变了。

二、躯体变形障碍

(一) 躯体变形障碍的历史

躯体变形障碍(body dysmorphic disorder,BDD)是一种对想象或轻微外表缺陷的先占观念。这种先占观念不仅给个体带来具有临床意义的痛苦,还可能引起职业、社交功能或其他重要功能的损害,而这种观念不能归因于其他精神疾病(如神经性厌食患者对自己体形的不满)。虽然BDD是一种较为普遍的精神障碍,但是多数患者会求助于皮肤科或整形科医生,以纠正其想象的外表缺陷。

躯体变形障碍其实是对一种综合征的新称呼。在此之前,欧洲、俄罗斯和日本的学者用不同的名称来描述该综合征,其中最常用的是 100 多年前由 Morselli 提出的"畸形恐惧"(dysmorphophobia)一词,其含义是虽然一个人的外表正常,但是他却拥有自己外表丑陋或缺陷的主观感受,并且认为自己引人注目。20 世纪初,欧洲的精神病学家开始对该综合征进行丰富多彩的描述。虽然它在当时的欧洲文献中占有一席之地,但未被列入 ICD-8 及 ICD-9,美国精神病学会的 DSM-Ⅰ 及 DSM-Ⅱ 也未将其列入其中。在 DSM-Ⅲ 中,"畸形恐惧"首次出现在美国精神疾病分类表中,但是它仅作为非典型躯体形式障碍的一个例子,并且没有诊断标准。直至 1987 年,在 DSM-Ⅲ-R 中,"畸形恐惧"才被作为正式的诊断,并更名为躯体变形障碍(BDD)。从那时起,美国学者开始对其进行系统的理论和实践研究。1994 年,DSM-Ⅳ 将 BDD 作为独立的疾病单元归入躯体形式障碍。在我国的 CCMD-2-R 中,该病症被列入疑病症。

(二)病因及影响因素

关于 BDD 的病因,目前尚无定论。虽然有不少学者基于临床经验、体像研究,以及案例研究,提出了多个整合生物、心理,以及文化因素的 BDD 发生模型,但是都未能明确阐述 BDD 的发生原因。

精神分析的观点认为,BDD 源自个体对性冲突、情绪冲突、罪恶感,以及不良自我印象的无意识转换。Biby 提出,个体认为有缺陷的部位其实是另一个身体部位的象征。

生物学理论认为,BDD 源于 5-羟色胺的紊乱以及神经系统的损害。研究结果表明,选择性 5-羟色胺回收抑制剂(SSRIs)治疗 BDD 有效。Biby 认为,当大脑颞叶受损时,个体会产生身体的膨胀感,因此患者通常感觉到并能看到自己的身体被扭曲了。

当前,研究者们最为关注的是 BDD 的认知-行为模型,并且已得到实证研究的支持。认知-行为模型整合了文化因素、生物易患性、心理易患性,以及早期童年经历的影响。

研究者们普遍认为,文化因素对于 BDD 的产生和持续起了重要作用,尤其是在强调外貌和身体吸引力的文化背景下,不完美和缺陷被人们所否定。在认知-行为模型中,相关的文化因素还包括:与别人或理想化的标准进行比较,强调社会回报。

BDD 通常始于青少年,处于这一年龄阶段的个体尤为关注自己的身体和社交。对于女孩来说,BDD 与月经初潮有一定关系,并且该年龄段的个体不论男女,通常都会出现粉刺和皮肤的变化。因此 Biby 认为,那些自我较脆弱的青少年会因为轻微的缺陷而出现焦虑。

此外,低自尊、家庭的不和谐、不愉快的童年经历、外貌遭到家人的反复批评等,都可能影响 BDD 的发生。还有研究表明,BDD 与从事艺术、设计职业或接受相关教育存在一定关系。BDD 可能具有遗传倾向,Phillips 等对 200 名患者进行调查,其中 5.8% 患者的直系亲属患有 BDD。如果直系亲属中有 BDD 患者,发病风险比普通人高 4 倍。

(三)躯体变形障碍的临床特征

1. 关注的部位　　BDD 的核心症状是对想象或轻微外表缺陷的先占观念。大多数患者抱怨的部位比较明确,如"凹凸不平的鼻子"、"鸡蛋形状的脑袋",以及"稀疏的头发"。患者抱怨的缺陷部位可能不止一个,平均有 3~4 个。还有些患者抱怨的可能是含糊不清的丑陋感。Phillips 等对 30 名 BDD 患者所抱怨的部位进行了统计,结果如表 7-1。

表7-1　BDD患者所抱怨的身体部位统计

身体部位	N	%	备注	
体毛	19	63	头发	15例
			胡须	2例
			其他体毛	3例
皮肤	15	50	粉刺	3例
			面部皱纹	3例
			其他	7例
鼻子	15	50		
眼睛	8	27		
头/脸	6	20		
体形/骨架	6	20	体形	5例
			骨架	1例
嘴唇	5	17		
下巴	5	17		
腹部/腰部	5	17		
牙齿	4	13		
腿/膝盖	4	13		
乳房/胸肌	3	10		
难看的脸(全貌)	3	10		
耳朵	2	7		
面颊	2	7		
臀部	2	7		
阴茎	2	7		
手臂/手腕	2	7		
脖子	1	3		
前额	1	3		
面部肌肉	1	3		
肩部	1	3		
髋部	1	3		

注：总体大于100%，因为大部分患者认为不止一个地方有缺陷

　　2. 重复行为　BDD患者通常会频繁地通过照镜子或玻璃的反射来观察自己。Phillips认为，那些每天照镜子超过1个小时，并且关注的焦点集中于某一特定身体部位的人，应该被高度怀疑患有BDD。BDD患者会反复征求朋友或家人对自己外表的评价，以期望得到这些部位是"正常"的保证，他们还会将自己的"缺陷"部位与别人进行比较。其他常见的行为包括扣挖自己的皮肤、反复求诊于皮肤科或整形科。因此，对于那些反复就医但对治疗效果仍不满意的患者，应引起皮肤科和整形科医生的高度重视，因为他们很有可能就是BDD患者。

　　3. 掩盖缺陷　88%左右的患者会通过帽子、化妆、体位或衣服来试图掩盖自己的缺陷。

4. 功能损害　BDD 患者的先占观念和重复行为,导致他们的社交、婚姻、教育或职业功能严重受损。有研究发现,98% 的患者社交功能受损,74% 的患者职业功能受损,其中 13% 的患者为此不得不依靠政府的救助而生活。更有甚者,为避免别人观察自己的"缺陷"而闭门不出。一些症状较轻的患者,可能不存在上述的功能损害,但是他们表现出极度的痛苦。BDD 患者还可能出现自残、自杀行为,有研究报道 25% 的患者有过自杀企图。一些患者甚至会自己在家用一些自残的方法来纠正"缺陷",例如,锉掉牙齿以改变下颌的形状、用钉子钉住自己松弛的脸部皮肤。

5. 共病　BDD 患者通常会并发其他精神障碍,其中最常见的是抑郁。根据 Phillips 等的报道,30 名 BDD 患者中,77% 同时患有心境障碍,其中 50% 被诊断为抑郁症。那些同时患有抑郁症和 BDD 的患者与单纯的抑郁症患者相比,心理社会功能更差,因此这些共病患者发生自杀的风险要高于单纯抑郁症患者。

此外,BDD 患者多伴发焦虑障碍,尤其是社交恐惧症和强迫性障碍。Wilhelm 等调查了 165 名焦虑障碍门诊患者,其中 12% 的社交恐惧症患者和 7.5% 的强迫性障碍患者同时符合 BDD 的诊断。女性患者还可能同时患有进食障碍。尽管有些精神病学家将 BDD 归为 OCD 的一种亚型,但二者之间还是存在差别。BDD 患者反复观察自己的"缺陷",这与 OCD 患者表现出的强迫行为相似,但 OCD 患者能够认识到自己的强迫观念或强迫行为是过度的或不合理的,相反,BDD 患者缺乏这种自知力。

BDD 患者可能具有一些人格特征,如过分要求完美、容易自责、敏感、胆怯等。

(四)筛查和诊断工具

BDD 的诊断十分困难,其部分原因在于患者通常试图将自己的病情隐藏。此外,DSM-Ⅳ对 BDD 的诊断标准也稍显含糊和主观。Sarwer 等提出,同一个躯体特征,在没有经过专业训练的人看来属于正常范围,但在整形科医生眼中却可能是明显且可以纠正的缺陷。为进一步提高诊断的正确率,研究者们制定了几种筛查和诊断工具。

1. 躯体变形障碍问卷(body dysmorphic disorder questionnaire,BDDQ)　Phillips 根据 DSM-Ⅳ的诊断标准,编制了 BDDQ,用于筛查 BDD 患者。通过该自评问卷,可以明确被试是否存在体像问题的困扰,以及体像困扰对心理和社交、职业功能的影响程度,并能区分出进食障碍患者。

2. 躯体变形障碍量表(body dysmorphic disorder examination,BDDE)　Rosen 和 Reiter 在 1996 年编制了半结构化临床问卷 BDDE。它包括 34 个项目,从患者对外貌做出负评价的先占观念、自我意识和尴尬、对外貌自我评价的过分重视、回避行为、身体掩饰以及身体检查来进行判断。该问卷不仅可以辅助诊断,还能对患者的具体症状进行评估,使治疗更具有针对性。

3. BDD 用耶鲁-布朗强迫量表(Yale-Brown obsessive compulsive scale modified for BDD,BDD-YBOCS)　Phillips 对耶鲁-布朗强迫量表(Y-BOCS)进行了修订,制定了 BDD-YBOCS,用以评估 BDD 患者的困扰和强迫情况。该量表包括 12 个项目,由临床医生对 BDD 的严重程度进行评定。

(五)躯体变形障碍的治疗

许多 BDD 患者会多次求诊于皮肤科或整形科,提出一些不合理的治疗要求。Phillips

调查了 188 名 BDD 患者,其中 72% 曾经寻求皮肤或整形手术,并且 58% 的患者接受了手术。有一名女性患者在求诊了 3 名皮肤科医生、3 名牙医和 16 名整形科医生之后,接受了鼻部整形术。BDD 患者会抱怨自己的皮肤、头发和鼻子,他们可能会要求医生做不同的治疗,但是根据文献记载,鼻部整形术是最常用的治疗方法。还有些患者会向皮肤科医生反复求证,以证实自己的外表是可以让人接受的,但是他们又通常不相信医生的回答。

1. 药物治疗　越来越多的研究结果显示,选择性 5-羟色胺回收抑制剂(SSRIs)治疗 BDD 有效。有研究表明,氟伏沙明可有效缓解约 2/3 患者的症状。

2. 认知-行为治疗　研究证明,认知-行为治疗对大多数 BDD 患者有效。该疗法通过对患者实施暴露-行为干预,以及认知重构来达到治疗目的。认知重构能帮助患者改变其对自我印象以及外表在自尊中重要性的歪曲认知。暴露法迫使患者在令其产生痛苦感的社交场合暴露自己的"缺陷"(如不遮盖"缺陷");同时,行为干预技术迫使患者避免一些行为,例如反复照镜子、长时间化妆、遮盖自己等。

3. 整形手术治疗　研究者普遍认为,手术和其他非精神病治疗方法对改善 BDD 的症状收效甚微。Phillips 等调查了 250 名 BDD 成人患者,在经过非精神病治疗后,88% 患者的相关症状没有变化或更加严重。还有些患者对治疗后的"缺陷"部位感到满意的同时,又把焦点转移到其他身体部位上。更有甚者,在接受手术之后导致症状加剧。这类患者可能会因此采取自杀行为,或对实施手术的医生采取暴力行为。

因此,有效的治疗方法包括 SSRIs 和认知-行为治疗。手术和其他非精神病治疗方法通常没什么效果,甚至会加重症状。

(郑　铮)

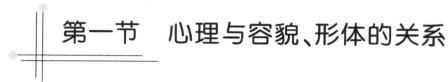

第八章 美容心身医学

心身关系是心身医学研究的中心问题。容貌与形体也涉及这一基本关系。它们之间的联系不仅是一般意义上的人的内在美与外在美的关系,而是有着人体生理学的根据。本章将从容貌形体与心理的内在的生物学联系,探讨由于心理因素导致的损容性的疾病,如肥胖症与一些损容性皮肤疾患。

第一节 心理与容貌、形体的关系

一、人体美与精神美

人体美是人体在正常状态下的形式结构、生理功能和心理过程的和睦的协调、匀称和统一,是自然美与社会美的交叉表现,但又以自然美为主,并且以其为最高表现形式。人体的自然因素是人体美的基础。人的体型,富于造型美;人的肤色,在一定光线的作用下富于色调的变幻;人的姿态,千变万化,蕴含着无限的美。人体美是人类进化的产物,又是人对自身的认识和评价。审美使人体本身有了价值,它不但使人体成为创作和鉴赏的对象,而且也对人类的遗传、优生、改良起着积极的作用。将人体作为审美客体来看,其具有以下特征:①人体是和谐统一的整体。人体的和谐统一的整体美,集中表现在局部与整体、局部与局部、机体与环境、躯体与心理所对应关系的协调和谐上。②人体具有均衡匀称的形态,主要表现在人体左右对称、比例均衡、体形匀称、动作协调上。③人体的生命活力美。人体是生命的载体,只有生命才能赐以人体现实的美。

容貌美,容貌即相貌、容颜,指人的面部与五官的形态。容貌美是人体美最重要的组成部分,其决定因素有头发的色泽与质地、面型、头型、五官的形态,以及以上诸因素完满和谐的统一。此外,容貌美更突出地体现出人体美的社会属性,要求面部和五官形态与人的气质、精神状态完满统一。

身体美是体育美学的重要术语,与人体美这一术语相似。从体育角度出发,健康美又可以视为身体美的同类概念,并为身体美的主要支柱。健康美包括姿态美、肉体美与精神美三部分内容。精神美不仅是身体美的组成部分,更是容貌美的决定要素。我们在生活中观察到的任何一具面孔,均包含了精神的要素,失去精神的容貌可以说根本就不存在。人体艺术作品如此,现实生活中的人体也是如此。

二、心理对皮肤、毛发美的影响

皮肤与神经和心理的关系十分密切,它们之间的关系是一种内在的有机联系。从胚胎发生学上说,神经与皮肤具有发育上的同原性。胚胎发育开始,胚胎的内细胞群首先分化出内胚层和原始外胚层,再由后者分化出中胚层。此后,由内、中、外三个胚层分化形成各器官原基,最终形成人体的各器官组织。外胚层再分化成表皮、毛发、指甲、皮脂腺、汗腺等上皮,此外还有口、外耳道、肛门等上皮,以及全部的神经系统。

从解剖和生理学上说,在每一平方厘米的皮肤里,就有一千米长的神经纤维,人的精神状态、心理变化经过神经传递,对皮肤的影响极大。当人在恐惧时,血管出现痉挛,皮肤供血不良,使皮肤苍白,易产生皱纹;精神创伤、心情抑郁等精神压力,一方面可使植物神经失去平衡而影响皮肤的营养,使之干燥、松弛、失去光泽,另一方面还可以导致激素失调、内分泌紊乱,使皮肤过早衰老,同时还可以降低皮肤的免疫力而易发生一些损容性皮肤病。

从心身医学角度上说,皮肤和毛发是心理问题导致躯体化的重要的"靶器官",也就是说,一些心理障碍可引起许多皮肤病,如瘙痒症、慢性荨麻疹、慢性湿疹、神经性皮炎、牛皮癣、酒渣鼻、普遍性脱发及斑秃、皮脂溢出、痤疮、多汗症、疱疹等。

三、心理对形体美的影响

20世纪初,有许多欧洲的学者研究了人的体型与心理的关系。如 Kretschmer(1924)认为体型与性格有内在的联系。他把体型分为4种:①矮胖型。体型为脏腔大、四肢细、面圆颈短、肥胖,具有躁郁性格,表现为乐观、好交际、务实、易适应环境、情绪波动于忧喜两极。②瘦长型。体型为躯干和肢体瘦长、面颈俱长、肌肉不发达,具有分裂性格,表现为沉静孤独、冷淡固执、敏感傲慢、隐秘多疑、情绪波动于激动与淡漠之间。③力士型。体型为肌肉发达、骨骼坚实、强健有力,性格表现与瘦长型相同。④畸形。体型特点是各个部位的发育不成比例,有去势型、肢端肥大型、侏儒型等。性格表现与瘦长型相同。

有些心理学家认为,人类胚胎发育过程中,三叶若均衡地发育,由脑、肌肉和内脏器官均衡地组合,才能成为一个完美的个体。但是有些受精卵中的某一叶的发育可强于其他叶的发育。在胎儿发育完成后,有的消化道发育强于脑袋的发育,有的脑发育强于肌肉的发育。而个人的心理活动显然与过度发育胚叶的关系十分密切。由于三叶发育的不平衡,因此有人属于"消化系统型心理",有人则属于"肌肉型心理"或"脑型心理",与此相应的便有"消化系统形体型"、"肌肉型体型"和"脑型体型"。①内脏优势内胚叶体型:躯体浑圆,肌肉松弛,胸脯厚实,大腹便便,宽脸粗颈,大腿和上臂均大而手脚短小,乳房发育过度,皮肤软而光滑,容易秃顶。此类人性格特点是风趣乐观,善于交际,悠闲自在。②躯体优势中胚体型:粗壮而肌肉丰富,前臂和小腿粗大,胸腹部发育均衡而结实,头大腮方,肩宽胸厚,皮肤粗厚而有弹性。此类人爱好活动,胆大无忌,勇于承担责任。③脑优势外胚体型:多半身体单瘦,两肩塌陷,腹部平坦,小腿长,颈与十指纤细,卵形长脸,皮肤干燥及薄。此类人敏感,感情多变,行为唐突。

在实际生活中,心理对形体美影响也十分突出。女性为之烦恼的肥胖症与心理的关系就十分密切。与肥胖相反的消瘦,同样也与心理因素有关。

四、心理对面容的影响

面部是心理健康的一面镜子。面容是决定一个人是否美丽,是否仍然年轻的最重要的身体部位。俗话说"人老先老心",该说法固然有道理,但是人们所能看得到的恰恰是醒目的面容。其实不良的心理状态对老化面容的产生有直接的影响。每一张脸上都刻着生活的沧桑经历和感情的艰难历程。所谓的相面算命,其实并非有多玄乎的道理,绝大多数聪明的相士,多是根据自己多年的经验,对不同脸型、不同肤色,以及不同的表情印迹做出判断。

面部是情绪表达的最重要的媒介。情绪表达(emotional expression),是指个体将其情绪经验由行为活动表露于外,从而显现其心理感受,并借此达到与外界沟通的目的,情绪表达可有不同的方式,如语言与非语言系统。非语言表达有面部表情、肢体语言等,其中面部表情在语言及非语言表达中最为丰富。人们的喜怒哀乐活动伴随着体内一系列生理变化和面部表情的变化,因面部表情肌的收缩而呈现出各种各样的面容。由于表情肌位于面部浅筋膜内,收缩时可使皮肤出现皱褶,形成所谓的皱纹。

人的面部表情肌高度发达,运动非常细微而敏捷程度不同的情绪往往通过不同表情反映出来,如"注意"与额肌、"悲伤"与口唇三角肌、"喜悦"与颧肌、"痛苦"与皱眉肌等有特殊关系。喜欢大笑的人其眼角的皱纹往往比那些整日抑郁的人要多;而一个多愁焦虑的人,他的眉间和额部的皱纹比一般的人多,且渐渐趋向于一种忧郁面孔。在无情的岁月中,不管怎样掩饰,曾有过的欢乐与悲伤就这样悄然地印刻在脸庞上。画家罗中立曾有一幅轰动一时的作品《父亲》,看过这幅画的人绝不会忘记父亲古铜色面孔上那一道道深深的皱纹,那是艰难岁月的印迹。

心理不仅可以影响面部皱纹的形成,还可以影响面部的色泽。经常性心情抑郁的人,往往面色苍白或者灰暗,无光泽。

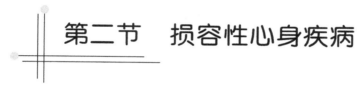

第二节　损容性心身疾病

一、心身医学与心身疾病概念

(一)心身医学的概念

心身医学(psychosomatic medicine),又称心理生理医学(psychophsiological medicine),最早是由德国精神科医生海德罗特(M.Heinroth)于 1818 年提出来的。但是,直至 1935 年,美国精神病医生邓巴(F.Dunbar)等才再次定义了这个概念,并与 1939 年创办了《心身医学》杂志,于 1944 年建立了"美国心身医学协会"。

所谓"心身"(psychosomatic),是为了表达心理与躯体的关系,或者说探讨躯体疾病的心理致病因素,以及治疗手段。其实,"心"和"身"这两个词是可以互换的,正如英文中的"somatopsychic"(身心)。不论怎么说,心身 – 身心 的 过程(psychosomatic - somatopsychic process)是一种解释心理生理疾病或心身疾病发病原因、诊断与治疗的理论体系。

(二)心身疾病的概念与范围

1. 心身疾病的概念　心身疾病(psychosomatic disease)也称心理生理疾病(psychophisiological disease),是一组躯体疾病,其发病、发展、转归和防治都与心理因素密切相关,即主要是指那些心理社会因素在疾病的发生和发展中起主导作用的躯体疾病。

Halliday 提出心身疾病有以下特征:①发病因素与情绪障碍有关。②大多与某种特殊的性格类型有联系。③发病率有明显的性别差异。④同一患者可以有几种疾病存在或交替发生。⑤常有相同的或类似的疾病家族史。⑥病程往往有缓解和复发的倾向。

2. 心身疾病的范围　石川中认为,心身疾病有广义和狭义之分。狭义的心身疾病是指那些由心理因素引起的疾病;广义的心身疾病是指由非心理因素引起的躯体疾病,但在发病过程中,心理因素起重要的作用,此外,还包括心理因素引起的神经症、精神疾病表现有躯体症状的疾病。

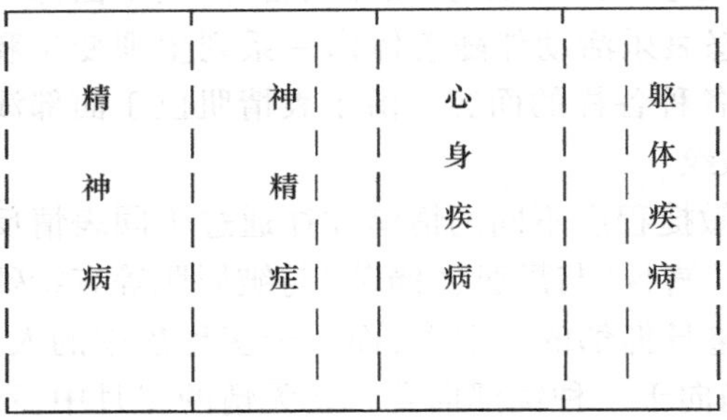

美国精神医学学会曾将躯体化的神经症和狭义的心身疾病归在一起称作心理生理反应;而日本心身医学会的分类中也曾把躯体化的神经症包括在心身疾病之中。在 CCMD-2-R 的 10 大类精神疾病中,有一类是"与心理有关的生理障碍",其中"进食障碍"一般被认为是典型的心身疾病。所以,广义的心身疾病是典型心身疾病向躯体疾病和神经症的扩大(图 8-1)。

精神病	神经症	心身疾病	躯体疾病

图 8-1　心身疾病所处的位置

(三) 损容性心身疾病

损容性心身疾病是指由于心理因素导致的,以损害容貌形体美为主要表现的一类心身疾病,主要包括两类:一是损容性皮肤病,皮肤往往是不良情绪和心理的"靶器官";另一类是影响形体的心身疾病,主要是饮食心理障碍,包括神经性厌食、神经性贪食和强迫性饮食。

二、心身疾病病因学

(一) 情绪致病因素

情绪活动可以分为两大类:一是愉快或积极的情绪,对机体可以产生良好的影响;另一是不愉快或消极的情绪,如愤怒、恐惧、焦虑、忧愁、悲伤、痛苦等。这类情绪一方面是适应环境的反应,另一方面往往过分地刺激人体,促使人的心理活动失去平衡,导致神经活动的功能失调,因而有害于健康。如果消极情绪经常反复出现,所引起的长期或过度紧张,会造成机体的病变,如神经功能紊乱、内分泌失调、血压持续升高,从而转变为某些器官、系统的疾病。一般而言,丧失感、威胁感、不安全感的心理刺激最易致心身疾病。

20 世纪六七十年代的各种动物实验为心理因素的致病作用提供了令人信服的证据。流行病学调查表明,心血管系统、胃肠道系统、皮肤神经系统都是消极情绪致病的易受损害的器官和系统。例如,一些损容性皮肤病,脱发、痤疮等都与不良情绪有关系。

(二) 人格与行为方式

大量证据表明,什么人得什么病,这是由于人格的关系。如 A 型行为类型(type A behavior pattern,TABP)的人容易罹患冠心病;癌症病人的人格类型常常是孤独、抑郁、失望、内心矛盾、过分克制自己、压抑愤怒、不敢发泄、焦虑和有不安全感等。行为方式也是致病因素,如多食可以引起多种疾病,除肥胖之外,还有糖尿病、胆结石、高血压等。

与人格致病有关的还有一种情况叫作"述情障碍",又译为情感难言症,是指缺乏用言语描述情感的能力,缺乏形象和以实用主义的思维方式为特征。目前被认为是心身疾病发生的易感因素。原发性的述情障碍与人格有关。

（三）社会文化因素

人体疾病的发生发展,不仅与人和自然环境的关系是否协调有关,而且受到社会的制约,于一定时期社会生产的发展水平及社会文化环境密切相关。

Kiritz 等报告,美国黑人患高血压至少是白人的 2 倍;社会经济地位低的妇女患肥胖症的是中产阶级妇女的 2~3 倍。神经性厌食本质上就是一种文化病,没有崇尚女性苗条为美的文化审美观,就不可能有此病的存在。

（四）生物躯体因素

虽然心身疾病强调心理因素在其发病过程的重要影响,但是现在的认识倾向于多因素发病。如果不考虑生物-躯体因素,则无从解释为什么在同样的心理应激场合下,有的人罹患心身疾病,而有的人却没有。除了个体的人格、行为的差异外,生物躯体因素无疑也是重要的参与者。

三、心身疾病的诊断

（一）诊断依据

（1）发病因素与情绪障碍有关;
（2）病情的波动和加剧与心理社会紧张刺激关系密切;
（3）有一定的特殊个性特征,而这些特殊的个性特征成为对某些疾病的易感因素;
（4）与一些神经症或精神病躯体性障碍不同。主要是与癔病的躯体病状相鉴别。

（二）诊断程序

1. 采集病史　现病史是采集的重点。询问病史时要着眼于整个临床结构,要注意临床症状的组合,详细询问主要症状的各方面的特点,特别要注意了解疾病的发展过程,包括起病急缓、首发症状、病程的特点和症状各方面的特点。还要了解病前紧张刺激的来源、性质和程度,以及病人对此的反应。还要了解病人的社会文化背景,以及个人生活经历等。

2. 观察与检查　检查与内科无本质差异,但就视诊来说,要注意有无甲状腺肿大、手指震颤、眼球震颤等与心身疾病相关的症状。

3. 心理测验　按照病人的仪表、服饰、言语、表情、态度、动作行为,以及智力情况等,做出一定的判断,并配合必要的心理测试。选用"康奈尔医学调查表"（CMI）、抑郁自评量表（SDS）、焦虑自评量表（SAS）以及症状自评量表（SCL-90）等。

四、心身疾病的治疗

（一）心身疾病的治疗原则

心身疾病是由心理社会因素引发的躯体疾病,治疗上需兼顾心理、躯体两个方面,并使两者有机地结合起来。

心身疾病的躯体症状是心理社会因素刺激的后果,但并不意味着躯体症状的处理就不重要。躯体症状如不解决,不仅会加重病人的痛苦,而且还会影响病人的情绪,进而对整个身心带来不良影响。躯体症状可以按已知的病理过程给予药物、针刺或手术处理。躯体症状的消除可以为心理治疗建立良好的基础。

心理治疗在心身疾病中尤为重要,因为不解决心理因素这个主要诱因,也就难以圆满地消除躯体症状。

(二)心身疾病的心理治疗

心身疾病的心理治疗方法很多,根据石川中的见解,可以分为一般疗法和特殊疗法两类,现将原则介绍如下:

1. 一般疗法 包括简易精神疗法、药物疗法和自我训练等。简易精神疗法由 3 个部分组成:接受、支持和保证。接受就是如实听取患者述说病情;支持就是鼓励病人病一定能治好;保证就是在充分了解病情的基础上,对病人保证,并使病人确信。简易心理治疗任何医生都可以操作,不像特殊的心理治疗需要一定的专业训练。药物治疗是指一些镇静和抗焦虑、抗抑郁药物的使用。治疗心身疾病多是用一些温和的精神类药物。自我训练是指自我催眠、自我暗示等可以自我操作的心理练习。

2. 特殊疗法 方法很多,例如精神分析、行为疗法、森田疗法、催眠疗法、集体心理疗法等。

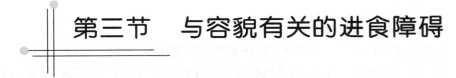

第三节 与容貌有关的进食障碍

进食障碍(eating disorder)包括与心理社会因素有关的厌食、贪食和呕吐,但不包括儿童期的拒食、偏食和异食。进食障碍与体像障碍有密切的关系,是一种为了美观而损害健康,同时损害人体美观的一种心理障碍。

一、神经性厌食症

(一)神经性厌食症概述

神经性厌食症(anorexia nervosa),又称神经性厌食,以食欲极度缺乏及显著消瘦为基本特征,但并非由消化道或身体其他系统器质性疾病所致。一般起病年龄为 10~30 岁,大多数为 15~23 岁。本病以女性青少年多见,发病多与心理因素有关。典型的情况是青春期女性不愿意长得太胖,为使自己保持苗条的体型而有意节食,以后食欲越来越差;也可能对父母的饮食规定,采取小孩样的反抗形式;或是由于少食而得到父母亲属的关心和照顾,于是少食的行为被强化固定下来成为一种症状。

(二)神经性厌食症的临床表现

1. 厌食 厌食为本病最为突出的症状,最初患者表现食欲减退,逐渐对任何食物都不感兴趣,甚至对大多数食物都感到厌恶。劝其饮食可引起恶心,或以种借口,如述进食后腹胀难受等,加以拒绝,将食物藏匿或暗中抛弃。

2. 消瘦 随着进食减少,身体逐渐消瘦,体重明显减轻,其外貌比实际年龄苍老。由于消瘦和营养不良,既而出现植物神经和内分泌症状。多有皮肤干燥、缺乏弹性;毛发稀疏、干枯、脱落,但躯干和四肢可见大量茸毛生长;体温低、血压低、少汗、便秘等。闭经也是常见症状,多发生于体重明显减轻后。

3. 多动 患者虽然很瘦,但一般活动仍可以保持,患者不感到自己有病。

4. 贪食 少数病人可以出现间歇性贪食,或者是贪食–厌食综合征表现。

5. 精神症状 厌食病人还可以有抑郁、焦虑、易激惹、动作增多等精神活动方面的症状。

（三）神经性厌食症的诊断

Feighner 等提出的诊断神经厌性食症的标准有 6 条:①体重较原来至少减轻 25%,比相同年龄和身高的标准体重至少低 15%。②以苗条为美,唯恐长胖,有意节食,宁愿挨饿。③停经三个月以上。④有心跳徐缓,体重过低、呕吐等症状。⑤无其他躯体疾病或精神分裂症、情感性精神病等。⑥起病年龄在 10~30 岁。神经性厌食症病人性格大多为敏感、多幻想、不合群、易焦虑、沉默少动,并有强迫性倾向。

根据 CCMD-2-R,神经性厌食症的诊断标准为:

1. 故意控制进食量,同时采取过度运动、引吐、导泄等方法以减轻体重。

2. 体重显著下降,比正常平均体重值减轻 25% 以上。

可用身高厘米数减去 105,即得正常平均体重,或用 Quetelet 体重指数:Quetelet 体重指数 = 体重（kg）/［身高（cm）］^{2}。Quetelet 体重指数为 17.5 或更低,可视为符合诊断的体重减轻。

3. 担心发胖,甚至明显消瘦仍认为太胖。医生的解释忠告无效。

4. 女性闭经,男性性功能减退,青春前期的病人性器官呈幼稚型。

5. 不是任何一种躯体疾病所致的体重减轻,节食也不是任何一种精神障碍的继发症状。

（四）神经性厌食症的发病机制与治疗

本病的治疗比较困难,患者对任何治疗都不愿意接受,近期效果往往不佳。除了支持疗法与适当的护理外,心理治疗是主要的,包括精神支持疗法、暗示疗法和行为矫正疗法等。

对神经性厌食症的治疗,首先必须针对病人的具体精神因素做好心理工作,除了排解病人心理矛盾之外,科学知识的教育也很重要,要反复耐心地跟她们说清楚道理,动员她们开口吃饭。事实上,有些女孩子对节食减肥已成了强迫观念,很难说服她们放弃这一观念,每位医生都必须了解这一工作的艰巨性。

临床和研究证实,少数神经性厌食症是由于脑器质性疾病所致的（如下丘脑肿瘤等）,因此要注意鉴别,一经确诊应予相应疾病的治疗。

儿童性欲学说的研究揭示,食欲与口欲是密切相关的。精神刺激或强烈的压抑使它们接近于消失,必须有效地解除压抑,促使其恢复。不要单纯着眼于提高食欲,事实上在极度不良的状态下,食欲是很低下的,也是很难提高的。若能在有效营养物补充的基础上,适当提高各种欲望,以期在口欲提高的同时,促进食欲的恢复。

支持治疗和药物治疗也可用于提高食欲和消化功能,改善全身状态,尤其是在出现贪食时,既要维护高涨的食欲,又要考虑身体,尤其是消化生理的承受能力问题。

二、神经性贪食症

(一)神经性贪食症概述

神经性贪食(bulimia nervosa),简称贪食症,多见于青少年女性,患者呈周期性贪食,进食量大,也很快,数小时食入大量食物,食后常后悔、自责,并可能采取引吐、导泄、禁食(节食)等方法,以防止发胖。

(二)神经性贪食症诊断标准

(1)发作性不可抗拒的摄食欲望和行为,一次可进大量食物,每周至少发作两次,且已持续至少3个月;

(2)有担心发胖的恐惧心理;

(3)常采取引吐、导泄、禁食等方法,以消除暴食引起的发胖。也可与神经性厌食交替出现(交替出现的经常性厌食与间歇性暴食症状,只诊断为神经性厌食症);

(4)不是神经系统器质性病变所致的暴食,也不是癫痫、精神分裂症。

(三)神经性贪食症的治疗

贪食症的主导因素是食欲亢进的问题,因此治疗应以平抑、调整食欲为根本。有人提出对贪食症的"自控法"的治疗措施,疗效满意。总之,应该整合心理治疗,以加强进食的自我控制为中心,配合行为治疗,如厌恶疗法等,通过认知疗法,使患者在认知上的缺陷得到矫正,使不良情绪和异常行为得以好转,对饮食进行监控,必要时配合抗抑郁药物治疗。

三、进食障碍与体像障碍

进食障碍与体像障碍的关系是个一直有争议的话题。美国的 DSM 中对厌食症诊断的第二条标准是"体像障碍,即患者已经很消瘦,但他仍然认为自己在发胖。"并在第三条诊断标准中继续解释了这种体像障碍:"障碍是针对一个人的体重、身材和形体而言的,该人即使变得很消瘦,却说自己觉得肥胖;明显失重,却说自己在发胖。"

厌食症者对身材过分估计的倾向性被许多研究证明。Horne 等对 214 名进食障碍的患者进行了一项实验研究,以了解进食障碍的病人与体像障碍的关系。该研究将 214 名患者分成 3 组:单纯厌食症(87 人)、厌食症合并贪食症(72 人)和单纯贪食症(55 人)。另外选择了 61 名女大学生作为对照组。研究目的是测试被试者对自己身材的主观估计、期望以及实际测量的结果。然后,根据期望值/实际值,得出分值,以得出进食障碍者与正常人的体像变形的程度的比较结果。

研究结果表明:①不论何种进食障碍者的体像变形都比正常人严重得多。②厌食症与贪食症在体像变形上没有明显区别。③变形或曲解的发生率是,如果把曲解定在高于对照组平均值的一个标准差,那么体像变形的发生率为:厌食症 73.6%、贪食症 72.7%、贪食合并厌食症 80.6%。类似的研究还有不少,均证明了进食障碍与体像障碍的联系。

第四节　肥胖症的心理病因与治疗

一、肥　胖　症

（一）肥胖症概述

肥胖到了严重程度,称为肥胖症(obesity),可分为单纯性和继发性两大类。按病因又可以区分为:饮食型肥胖症、体质型肥胖症、生活型肥胖症、遗传型肥胖症、病态型肥胖症等。

继发性肥胖是由于体内某种疾病引起的一种肥胖,常为诊断某种疾病的依据。引起继发性肥胖的疾病很多,主要有:水潴留性肥胖、皮质醇增多症、甲状腺功能降低、多囊卵巢、胰岛素瘤、痛性肥胖、药物性肥胖等。单纯性肥胖(simple obesity)为无明确的内分泌、遗传原因,热量摄入超过消耗而引起脂肪组织过多者。一般认为体重超过标准体重10%,也有认为超过20%才为肥胖。可分为体质性肥胖与获得性肥胖两种。

体质性肥胖是由于25岁前营养过度,加上遗传因素影响所导致的肥胖。胎儿期的第30周至出生后的2岁以内,脂肪细胞有一个极为活跃的增生期,称为"敏感期"。在这个时期,若营养过度就会引起脂肪细胞增多。正常人的脂肪细胞大约有250亿至280亿个,而肥胖时可增加到635亿至905亿个,比正常人的脂肪细胞数多了3倍。正常女性较男性的脂肪细胞数目要多,这也是女性肥胖者较男性多见的原因之一。老年人肥胖,若是在他们的婴儿期和青春发育期未曾发生过肥胖,则他们的肥胖主要是由于脂肪细胞的肥大,而脂肪细胞的数量是正常的,治疗也较容易。据统计,10~13岁的超重儿童到31岁时有88%的女性和86%的男性仍然超重;而10~13岁正常体重的儿童到31岁时,只有42%的女性和18%的男性超重。

获得性肥胖也称外源性肥胖,为20~25岁以后营养过度,主要以脂肪细胞肥大所引起的肥胖。其脂肪主要分布于躯干,饮食控制等治疗容易见效。正常人的皮下脂肪细胞平均直径约67~98μm,每一个脂肪细胞含脂肪量约0.60μg。当发生肥胖时,脂肪细胞明显增大,皮下脂肪细胞所含的脂肪量也增大到0.90μg,甚至达到1.36μg。如果肥胖发展很快,一般只是脂肪细胞的肥大;而当肥胖发生发展过程缓慢且又长期持续下去的时候,脂肪细胞则不仅个体肥大,而且数目增加。当脂肪细胞既有肥大又有增生的时候,就会大大增加身体的脂肪库容,造成明显的肥胖。

（二）肥胖症成因的心理学观点

肥胖是现代医学的问题,也是心理学的问题。提到肥胖的原因,一般总会想到"吃"的问题。事实上,吃得多只是肥胖的原因之一。形成肥胖的原因多而复杂,现仅从心理学角度探讨。

1. 文化遗传因素　　人体需要的能量来自食物,所以食物对身体功能的维持是必不可少的。但是,吃了过多的食物,吸收了过多的能量,就难免形成肥胖。既然如此,是否通过节食就可以避免肥胖?问题并非如此简单。根据减肥者的经验,节食一段时间,一旦发现体重减轻,多食的毛病立即重犯。这是节食减肥极难成功的原因。节食之所以困难,显示出人类本来就有"只要有机会就吃"的文化遗传。节食是一种勉强的、理性的、违反本意的自我限制;此种限制,只能维持在意识层面。在潜意识层面下的食欲,时时不忘冲破限制,获得饱餐的满足。从进化论的观点看,"有机会就吃"是人类祖先生活艰苦时代留下来的文化遗产。古人谋食不易,得到食物时尽量填饱肚皮,借以储存而备以后熬过饥饿阶段。在长期饥饿之后,一旦获得食物,此种多吃储备的文化现象显而易见。此种文化倾向流传下来,即使今日生活上不虞食物匮乏,而潜意识的心理倾向却仍然存在。特别是对节食减肥者而言,体重控制稍有成效后,再遇到美食当前的机会时,纯理性的自我限制力量可能减低,"有机会就吃"的文化遗传倾向自然就会出现。结果是节食减肥之后,一旦失禁时吃得反比以前多。

2. 情绪因素影响 食欲与情绪有关的观点一般人都能理解。但是究竟是何种关系未必能说明白。根据心理学家的研究发现:一般人通常是焦虑时食欲降低,食量减少;而肥胖者在焦虑时反而食量大增。心理学家甚至发现,肥胖者不仅焦虑时吃的多,而且在任何情绪状态下,都会增加食欲。心理学家曾以肥胖者与正常体重两组人为受试者,让他们先后用四段时间,分别看四部电影:一为悲剧,二为滑稽片,三为性感片,四为旅游记录片,目的在于激发受试者的悲哀、欢乐、性欲、平淡等不同的情绪。在每段影片观赏过后,实验者要受试者品尝各种不同品牌的饼干,并请他们尽量取用,目的在于观察情绪与食欲的关系。结果发现:肥胖者在看过前三部带情绪的影片之后,在所吃饼干的数量上,远比看过第四部之后为多。正常体重的人,在食用饼干的数量上,没有发现与影片的性质有任何关系。

按一般人的经验,只有情绪好的时候才胃口大开,为什么肥胖者在焦虑时食量也会大增呢?对于该反常现象,心理学家们的解释是:可能是父母在育婴期间,因缺少经验,为婴儿养成了不良习惯所致。婴儿常因多种原因而哭泣,饥饿只是其中原因之一。父母可能缺乏育婴知识,误认为只要啼哭就与饥饿有关。于是,只要婴儿啼哭父母就立即喂奶,结果使婴儿无法学到对什么是饥饿与什么是难过的辨别能力。另外一种解释是:肥胖者在焦虑时爱吃,可能是一种学习而来的不良适应。因为口中咀嚼时,会使面部肌肉紧张度减低,使人间接感到情绪的紧张也随之减低(嚼口香糖的效果在此)。久而久之,由口嚼动作演变成口吃食物,凡是遇到焦虑境遇时,即以吃东西的方式来适应。此种说法与"借酒浇愁"的方式相类似。

3. 外在诱因作用 人吃食物只是一种现象,而在现象的背后,人之所以吃食物的原因,却未必相同。有时是内在生理上的需求,有时是外在情境的吸引。肥胖者对外界有关食物的诱因敏感,即使肚子不饿,只要美食当前,他总是不会像瘦人那样"客气"。这是胖子之所以胖的原因之一。

（三）肥胖对心身健康的影响

肥胖与心理有着双向关系。首先,肥胖是一种心身疾病。其次,肥胖对肥胖者心理也会产生消极影响,尤其是对女性。

肥胖对于女性的生活习惯和精神情绪影响很大。不论何种原因导致赘肉附体的女人们,其中有相当数量的人懒于外出,疏于活动,心境逐渐压抑孤僻,并因此失去社交机会,形成恶性循环。此种情况造成的负性心理,会导致性格乖戾,甚至会发展到"见肥即怒,言胖即乱"的神经过敏现象。如果她们再受到社会和生活伴侣的歧视、排斥,其心理压力会愈加增强,在某种契机中,有可能诱发偏差性行为。因此,对肥胖女性进行必要的心理疏导是医学美容工作者应注意的。当然,肥胖者的经常性自我心理调适也十分重要。应该劝导肥胖者,既要勇敢地承认肥胖给生活带来的困窘这一客观事实,更要勇敢地参与各种社会活动,让良好的情绪和健康的心理帮助自己的事业成功,以此来抵减人们对自己肥胖的注意力。

肥胖能导致多种心身疾病,常见的有高血压、冠心病、心脑血管疾病,以及糖尿病等内分泌疾患。此外,肥胖女性还有不同程度的性功能减退。研究表明,肥胖可以使与性欲关系密切的雌性激素分泌减少,进而导致性功能减退。但是,更应该令人注意的是,肥胖女性性欲低下的另外一重要原因是,体型肥胖所导致的性心理的压抑。这种心理压抑主要表现在,怀疑自己肥胖体型对丈夫的迷人程度,怀疑丈夫是否会讨厌自己,或会另有所爱等。这些不良心理会与生理上的性激素分泌减少协同作用,形成恶性循环,从而出现性冷淡。因此,治疗这类病人的性功能障碍,必须解决其心理负担,治疗才能真正奏效。

二、肥胖症节食疗法的行为学研究

(一) 节食的行为学研究

"调整食谱,限量进食,适当运动"是现代减肥的总原则。但是,在现实生活中,由于减肥者多以失败告终,导致心理学家对减肥活动的参与,并提出心理减肥这一新的课题。美国贝勒医学院营养研究所的心理学家杰克指出,绝大部分靠饥饿减肥的女性,都无法持之以恒。而且,这种饥而再食所造成的心身损害,会超过拒绝减肥者心身损害。突然性地采取大量节食和完全节食的减肥者,会导致体内供需失常、内分泌紊乱、诱发酸中毒等。而因此重新进食者,体重会呈现直线上升,往往会超越减肥前的体重标准。在这类减肥失败的女性中,有 2/3 的人会自责节食或绝食无恒心,而不是自责其节食的方法。急功近利是女性常见的负性减肥心理。

对减肥期望值过高,也是减肥过程中常出现的现象。因遗传因素所致的肥胖者,减肥效果一般不理想;因其他因素所致的肥胖,在正确的节食和运动减肥后,其体重也只会相对减轻,并且维持在一定的水平上。

节食是体重控制的核心,而节食的本质又是饮食的行为控制。从这个意义上说,减肥的失败主要是心理和行为方面的原因。合理的减肥是根据自己的体质、年龄、骨架大小、健康状态等条件,采用行为疗法和心理指导,配合相应的药物和饮食控制等。有研究表明,心理疗法配合相应其他疗法能达到减肥较好的效果。

(二) 肥胖症的精神分析治疗

精神分析治疗的意义不仅在于控制和减轻病人的体重,关键还在于改善病人的体像。Colleen 等对 84 位肥胖症病人和 63 位正常体重的人进行了精神分析治疗的跟踪研究,时间 4~7 年不等。这项研究发现,精神分析能明显减轻病人的体重并改善他们的体像蔑视。

首先,精神分析有助于病人体重减轻。在治疗后进行第一次调查,病人平均减少了 (4.5 ± 10) kg;在治疗后 18 个月调查,病人体重减少了 (9.5 ± 14.1) kg;而在 4 年后的跟踪调查中,病人体重减少到 (11.6 ± 15.4) kg。精神分析不仅能在治疗情况下减轻体重,还可以在治疗结束时也能保持体重减少。许多病人为减轻压力而导致食欲旺盛,精神分析可以减轻他们的压力,而且还能改善人格结构,从而帮助病人控制饮食的压力。

其次,这项研究表明,精神分析不仅能治疗肥胖,还有助于改善病人的体像。一些肥胖病人常有体像蔑视,即自认为身体形态没有吸引力,于是自己轻视自己。Colleen调查,肥胖病人在实际生活中也常常遭到羞辱。在接受治疗的病人中,有71人曾因为被人肥胖辱骂过,他们中有39%存在严重的体像蔑视,另外有48%存在某种程度的蔑视;只有13%没有身心的失调。而在非肥胖者中只有10%存在严重的体像蔑视。体像蔑视是一种难以治疗的心理失调,很难被消除,即使是在体重减轻后也是如此。

精神分析对体像也有有利的影响。治疗初期,肥胖症病人大多是人格不完整和对身体不满的感觉颇多,而治疗后自我评价提高,自我价值感增强。体像的积极反应与体重减轻是成正比的,但是,体像的改变并不是必然的结果。比如,有些人体重大幅度减轻,但是体像蔑视的改善并不明显,相反,有些体重减轻很少的病人,体像蔑视却得到较好改善。这一结果,一方面说明体像形成的复杂性、多因素性,另一方面也说明精神分析有助于病人获得良好的体像。

第五节　损容性皮肤心身疾病

损容性皮肤心身疾病是一类可以明显影响人的外貌的心身皮肤病,它们具有较为明显的心理致病因素,治疗也往往比较困难。在临床工作中对这些病的心理治疗尚不够重视。这些病主要包括:脱发、银屑病、黄褐斑、酒渣鼻、痤疮等。

一、脱　发

脱发(alopecia)也称秃发病,在医学上可分为暂时性脱发和永久性脱发两大类。暂时性脱发大多由于各种原因使毛囊血液供应减少,或者局部神经调节功能发生障碍,以致毛囊营养不良引起,但无毛囊结构破坏,因此经过治疗新发还可再生,并恢复原状。常见的有斑秃、全秃、病后脱发、药物性脱发等。永久性脱发是因各种病变造成毛囊结构破坏导致新发不能再生。常见的永久性秃发有细菌引起的秃发性毛囊炎和疖,由真菌引起的黄癣或黑癣,以及盘状红斑狼疮、扁平苔藓、假性斑秃等。早秃多属遗传性,虽不形成疤痕,但由于毛囊萎缩,毛发再生往往相当困难。由于精神因素对脱发症有一定的影响,所以,也被列入心身疾病。

有人将因为精神压力过度导致的脱发称为精神性脱发。即在精神压力的作用下,人体的立毛肌收缩,头发直立起,并使毛囊输送养分的微毛细血管收缩,使头发营养物资供给的数量受到了限制,造成头发生态改变和营养不良。精神压力还可引起出汗过多和皮脂腺分泌增长,产生严重的头垢,降低头发生存的环境质量,从而导致脱发。治疗以改善精神状态,减轻精神压力为主。

(一)脱发的心理因素

千百年来,头发的完美被认为是精神和力量的象征,在古罗马时代,对淫妇要处以削发。早期基督教提倡修道士削发,以使其对异性丧失吸引力。Moerman做过一个实验,让两组大学生分别看一男性秃头者和另一具有浓密头发男性者的画像,然后让受试者评价对他们的感觉。秃头者被认为更聪明、稳重、理智,但不令人喜欢;有发者被认为更有魅力和令人喜欢。可见一个人的头发是否完美影响一个人的容貌。

头发的生长与精神因素关系十分密切。精神压力过度可导致精神性脱发。这是因为，在精神压力的作用下，人体的立毛肌收缩，头发直立起，并使毛囊输送养分的微毛细血管收缩，使头发营养供给的数量受到了限制，造成头发生态改变和营养不良。精神压力还可引起出汗过多和皮脂腺分泌增长，产生严重的头垢，降低头发生存的环境质量，从而导致脱发。

除了精神性脱发，可以看作为心身疾病的脱发还有斑秃、雄激素源性脱发、休止期脱发，以及典型心理异常导致的拔毛癖等。

（二）斑秃

斑秃（alopecia areata）俗称"鬼剃头"，是一种局限性斑状脱发，骤然发病，病程徐缓。病因可能由神经精神因素引起毛发生长的暂时性抑制，内分泌障碍、免疫功能失调、感染、中毒或其他内脏疾患也可能与之有关。临床表现为头部突然出现圆形或椭圆形斑状脱发，患者无自觉症状。患部皮肤光滑发亮，脱落的毛发下端变细，毛球显著缩小呈上粗下细的"惊叹号"样。病情进展时则损害扩展，周缘毛发松动易脱。个别患者头发可全部脱光，严重时眉毛、胡须、腋毛、阴毛等可脱落。本病可以自愈，但常可再发。病程可持续数月或更久。恢复期的新发呈纤细柔软灰白色，似毳毛状，逐渐粗黑，最后恢复正常。

国内报告斑秃的发病率为 1.13%，其病因尚未完全明了。曾昭明等对 510 例斑秃患者进行观察，发现该病发病前明显的精神情绪因素，包括：家庭、个人、疾病、工作等因素影响者 145 例；病前伴有失眠多梦者 363 例，提示精神因素与斑秃的发病关系密切。巩杰等采用艾森克个性问卷和社会适应状况问卷对 108 例斑秃患者和 108 名正常对照组进行 1∶1 配比病例对照研究，结果提示内倾个性的人发生斑秃的机遇高于稳定型个性的人 4 倍；具有不稳定型个性的人发生斑秃的机遇高于稳定型个性的人 3 倍；有心理社会因素的人发生斑秃的机遇高于无心理社会因素的人 3.33 倍，提示斑秃患者的个性和心理社会因素在斑秃的发病过程中起重要作用。

一些研究还从心理生理学方面探索了斑秃发病机制。Mathero 在性格的神经生理学方面所做的大量研究表明了个性的外倾-内倾与大脑皮质血流之间呈反相关的关系。马蔷薇等对 50 例斑秃患者的脑血流图与对照组比较，其差异有显著意义，提示斑秃患者头部存在供血不良。还有一些研究表明，斑秃患者存在免疫功能紊乱。可以推测，社会生活事件使个体处于紧张状态，对于个性内倾或不稳定型的个体来说，这种紧张反应可能更强，导致脑血管紧张强度持续增高，使头部供血相对不足，头皮毛囊的营养供应不良，加之持续紧张的情绪促发了包括内分泌、代谢、免疫功能等的一系列异常改变，从而促发了斑秃的发生。

（三）斑秃的综合治疗

治疗斑秃的内服和外用药物很多。内服药物主要有维生素 B、维生素 E、胱氨酸以及补肾、养血、祛风等中药，脱发严重及边长边脱者可加用皮质类固醇激素及免疫增强剂。外用药局部疗法以选用刺激局部皮肤血液循环、促进毛发生长的外用药，如常用的有 1%长压定霜剂或溶液、0.2%蒽林软膏或霜剂等，此外还有类固醇激素混悬液局部注射以及光化学疗法。

心理治疗时，应寻找病因，然后采用精神疏导等疗法。杨丽涵等报告，采用心理疗法治疗 50 例患者，与使用硝基氯苯治疗对照组的疗效相当。其方法是对患者皮肤损害部位涂搽生理盐水,并与患者一起分析可能的发病诱因,给予耐心的心理疏导,解除患者焦虑不安的情绪。在斑秃病人就诊时,医生应与其进行一次详细的、认真的、充满关心与鼓励的谈话,了解其发病前后的心理状况,以及可能的诱因,以便在治疗中针对其心理状况及病因采用疏导、暗示等心理治疗手段。

（四）雄激素源性脱发

雄激素源性脱发也称早秃,发病率较高。该病以额部及头顶部渐进性脱发为特征,多见于从事脑力劳动的男性,女性也可罹患。常在 20~30 岁,脱发一般从前额及颞部两侧开始,前发线逐渐向后退缩,前额变高,随着年龄增大,颅顶部头发逐渐脱落,枕部及两侧发际处仍常有剩余头发,脱发区皮肤光滑或遗留少数稀疏细软的短发。雄激素源性脱发病程进展缓慢,女性患者脱发程度较轻,大多数为顶部毛发稀疏,毛发变细变软。无论男或女,该种脱发对容貌均有影响。

雄激素源性脱发的发生原因可能与遗传和雄激素有关。王学民等用社会再适应评定量表（SRRS）、抑郁自评量表（SDS）和焦虑自评量表（SAS）对 209 例雄激素源性脱发患者进行观察,通过 SRRS 评定,结果显示心理社会因素的刺激不是雄激素源性脱发的主要原因;SDS、SAS 评定结果提示,患者处于严重的抑郁和焦虑中,主要表现为易倦、睡眠障碍、易激怒、乏力、头痛以及噩梦等症状。因为雄激素源性脱发具有影响容貌的特征,可严重影响患者的工作、学习和社交活动,给患者相当大的心理压力,这种压力使患者的内分泌紊乱不能纠正,并可以加重病情,形成恶性循环。

在治疗雄激素源性脱发时不能忽视患者的病态心理。应在药物治疗的同时,采取积极措施纠正病人心理障碍,可向病人充分解释本病可能的发病机制,通过各种语言鼓励患者树立信心,坦然对待疾病,逐渐消除抑郁和焦虑,稳定情绪,重新恢复心理平衡。

脂溢性秃发,简称脂秃,是在皮脂溢出过多基础上发生的一种脱发,常伴有头屑增多、头皮油腻、瘙痒明显。多发于皮脂腺分泌旺盛的青壮年,头发细软,有的伴有头皮脂溢性皮炎。开始逐渐自头顶部脱发,蔓延及额部,头皮油腻而亮红,结黄色油性痂。发病原因类同脂溢性皮炎。此外,洗理发时搔抓头皮、肥皂洗头次数过多、卫生习惯不良以致汗液脂垢腐败分解对发病也有影响。该病治疗须首先注重头发保健和护理,少食刺激性食物,洗头不应太频繁。局部用药以去除油脂、减少皮屑、消炎止痒为主。

头皮屑原为所有头皮多鳞屑状态的统称,现专指由某种头皮疾病引发的一种伴头皮刺痒,以耳上方和鬓角处最多见的浅黄色且较松散的鳞屑。对于头皮来说,时常洗头就足以防止头皮屑的积集。当处于高度的精神压力下,或饮食明显不平衡及错误地使用头发化妆品时,体内会发生某种化学反应,引起头皮脱落加速,加之此时头皮的皮脂腺分泌增多,使松散的鳞屑彼此粘结成块,黏附在头皮上。

（五）休止期脱发

头发的生长可以分为三个期,即生长期,约 3~4 年;退行期,约数周;休止期,约 3 个月。休止期脱发即正常的休止期头发过早和过多地脱落,为一种弥漫性的脱发,是由于正常的毛发受到某些因素的损伤所致。这些因素促使生长期毛发在短期内进入过渡期,即退行期和休止期。此过程中毛囊本身无炎症,也无其他病变存在。休止期脱发常见的原因,除机械性过度牵引、妇女产后、发热、药物等因素所致外,精神因素在病因中占很大的比例。如在重大精神创伤后或精神过度紧张时期,头发过早和过多地弥漫性脱落。因此有人提出精神性脱发的病名。其发生原因可能为在强烈而持续的心理压力作用下,人体交感神经处于兴奋状态,可使立毛肌及毛囊周围的微血管持续收缩,使毛发的营养供给数量受到限制,造成毛囊营养不良,同时精神紧张可引起出汗过多和皮脂分泌增加,产生严重的头垢,使毛发的生态环境质量降低,这些原因的综合作用,促使头发大量脱落。

休止期脱发的治疗关键在于寻找真正的发病原因。对于精神创伤和精神紧张造成的脱发,可通过心理疏导、暗示等方法治疗,使患者改善情绪,松弛精神,同时加强营养,脱发可逐渐恢复。

(六) 拔毛癖

拔毛癖是指不能克制地拔除自己毛发的冲动行为,导致毛发明显脱失。其发病率在国内尚无文献报道。在美国,皮肤科医生平均每年每人要遇到 2~3 例拔毛癖的患者。估计有 8 万美国人罹患此病。拔毛癖常见于长子女或独生子女,儿童的患病率是成人的 7 倍;女性患病率是男性的 2.5 倍。在精神病学文献中,将拔毛癖归类为由典型的心理因素导致的心身性皮肤病。年幼儿童的拔毛癖可能是焦虑的症状之一,焦虑是因为突然或被迫与依恋的对象分离。如儿童本人住院或其父母住院。也有人认为,家庭诸因素可能是发病和症状持续的原因。如父亲消极地不与孩子接触,不履行父亲的责任;母亲情绪不稳定,时常犹豫不决,与孩子敌对,以及异常严厉是女性少年患者家庭的主要模式。另一些学者提出拔毛癖可能是强迫症的一种亚型,而不是冲动控制障碍或焦虑症的表现。患者在拔毛前觉得很紧张,拔毛后紧张感消失。同一患者的拔毛部位较固定,但不同患者的拔毛部位各异,最常见的部位为额颞部,其次,为枕部,拔眉毛、睫毛、腋毛、阴毛的病例也有报道。在拔毛部位可见秃发区及虫状残留毛发,严重影响容貌外观。拔毛行为常发生在卧床休息、阅读、或看电视时。

治疗拔毛癖以心理疗法为主,如果拔毛行为是因父母与孩子关系紧张,儿童与自己心目中所依恋的对象分离或嫉妒年幼的同胞的出生所致,采用单纯的"再度保证"的心理治疗和咨询便足以缓解症状。认知-行为心理治疗对严重患者有帮助,方法是首先让患者认识到其想法和行为属于病态,并监护其症状的频度和诱因(自我监护),然后学习一些与拔毛冲动相违抗的暗示和公开的行为治疗。自我交谈与不合理的想法争辩,联想头部毛发生长正常时自己的形象,这些属于暗示行为治疗方式;躯体性干扰为公开的行为治疗方式。如矫正体型、握拳、放松肌肉、深呼吸练习等。如果拔毛癖与抑郁有关,可以用单胺氧化酶抑制剂和三环类抗抑郁剂治疗。

二、银 屑 病

银屑病(psariasis)又称牛皮癣,是一种常见的、易复发的慢性炎症性皮肤病,根据临床特征,一般可分为寻常型、脓包型、关节病型和红皮病型四种类型。寻常型是临床最多见的一种类型,主要表现为发生全身各处的红色鳞屑性斑块。如果银屑病发生在暴露部位,可影响人的外观。

(一) 银屑病的心理病因

银屑病的病因学说甚多,至今尚未确定。在临床上可以观察到心理社会因素与银屑病的发生及病情恶化有一定的相关性。国外有资料表明,心理社会因素致病或加剧病情者占银屑病患者的 40% ~ 80%。故精神病学文献也将银屑病列为心身疾病。

首先,银屑病发生与人的性格有关。20 世纪 80 年代末,国内汪振达等采用"A 型性格问卷"对 50 名银屑病患者及对照组进行测试,结果表明病例组 A 型性格者 46 例,而对照组仅为 18 例,在病例组中 A 型性格者为 B 型性格者的 11.5 倍,A 型性格者表现为成功欲望很强,有时间紧迫感,脾气急躁,常迫使自己处于紧张的状态中。90 年代初,苗丹民等以 MUPI 和 EPQ13 相人格量表为指标,采用逐步回归和 Mentel-Hoensze 法对 97 例银屑病患者的人格结构进行分析,结果表明银屑病组病人内向伴抑郁和/或固执的人数比高于皮肤病对照组,也明显高于外向伴抑郁和/或固执的银屑病患者;在人格结构中,疑病和精神质特征与患病程度相关联。该研究表明,内向伴抑郁和/或固执的人格结构是患银屑病的重要危险因素之一。如果一个人具有易感人格结构,同时又具有疑病和精神质特征,那么他不但易感银屑病,而且皮肤损害较严重。从以上的研究中可以看出,银屑病好发于具有某种性格特征(A 型性格,内向伴抑郁和/或)的人群,皮肤损害的严重程度与某种人格结构(疑病、精神质)有关。

此外,银屑病的发生与社会生活的突发事件所导致的情绪紧张有关。国外有人观察了132 例银屑病患者,其中有 51 例在首次发病前一个月遭遇有特殊紧张事件。丹麦的一项对245 名银屑病儿童患者的研究中发现,90% 的病人的社会心理应激可视为起病诱因(Cupta M. A,1987)。国内苗丹民等采用生活事件量表和 Sa-90 对 97 名银屑病患者的病前经历的社会生活事件和心理健康水平进行调查,结果发现负性生活事件频数和强度是银屑病发病的重要危险因素。负性生活事件主要涉及家庭问题和交往障碍,通过影响患者病前抑郁、焦虑和恐怖等心理状态水平对银屑病的发病起作用。

从心理学角度上说,个性心理特征与社会生活事件的相互作用是银屑病的发病因素之一。即各种社会生活事件对个体均会造成压力,但由于个性心理特征的不同,承受外界刺激的负荷及恢复到正常水平的能力也不同,故有些人发病而有些人相安无事。Arnetz 通过标准问卷记分和对尿中肾上腺水平的测定,证明当共同暴露于相同的应激诱发处境下,银屑病患者较健康对照组者体验到的心理紧张水平有显著增高。心身疾病发病过程的应变激理论认为,在一个由于遗传或后天获得性功能较差的器官上,当焦虑造成的影响和自主神经反应到达异常强度时,就可以对其生理功能产生不利影响。银屑病患者的皮肤可以视为这种功能较差的器官,紧张和焦虑状态改变了自主神经的活动,通过影响机体的内分泌、代谢及免疫功能等致使皮肤出现银屑病皮肤损害。

(二)银屑病的心理治疗

银屑病的治疗目前在临床以内服及外用药治疗为主,内服药包括免疫医治剂、维生素、皮质类固醇激素及抗生素等;外用药有角质促成剂,如焦油类制剂、皮质类固醇激素制剂和蒽林制剂等。在了解了银屑病的发病的心理学机制后,银屑病的治疗又多了一种新的手段。在国外已有一些用暗示、松弛精神紧张等心理疗法治疗银屑病,并取得了良好效果的报告。如 Bethune 等在用丙脒嗪对 2 例长期伴有银屑病的精神病患者治疗时,暗示丙脒嗪对银屑病皮肤损害有效,结果使患者的银屑病得到缓解。其他还有报告应用催眠治疗和生物反馈训练等对一些银屑病患者效果显著。

三、寻常痤疮

寻常痤疮(acne vulgaris)是一种毛囊皮脂腺的慢性炎症,俗称"青春痘"、"暗疮"、"粉刺"。痤疮主要发生于 15～30 岁,男多于女,发病率约为 40%～95%,好发于面部多脂部位,常在颊、鼻前端及两侧、额、下颏等处出现散在粟粒及绿豆大小的隆起皮疹。最初为毛囊口角化过度及栓塞,因皮脂不能排出,在毛囊内滞留而局部隆起,即形成所谓"粉刺"。粉刺可分为开放性(黑头粉刺)和闭锁性(白头粉刺)两种。前者为角蛋白和类脂质形成的毛囊性脂栓,其表面脂肪酸经空气氧化和外界灰尘混杂而成黑色,挤压后可见有黑头的黄白色脂栓排出;白头粉刺为灰白色小丘疹,不易见到毛囊口,表面无黑点。粉刺周围由于炎症反应及微生物或毛囊虫的作用,可演变为丘疹、脓疱、囊肿及瘢痕,有碍美观。

(一)寻常痤疮病因及心理因素

痤疮发病机制尚未完全弄清,一般认为是由雄激素的分泌量增多和毛囊口内的痤疮棒状杆菌、白色葡萄球菌、毛囊虫等作用所致。此外,摄入高糖、高脂饮食,吃辛辣食品及巧克力,饮用浓酒、可可、咖啡等热性饮料,演员经常使用油彩化妆、消化功能紊乱、便秘、口服避孕药等,均可促进痤疮的发生和发展。长期服有溴化物、碘化物及皮质激素等也可引起痤疮。总之,皮脂分泌增加、痤疮丙酸杆菌活性增强和毛囊皮脂腺导管角化过度,遗传、内分泌及免疫紊乱是痤疮发生的三个环节。心理因素正是通过第三个环节对痤疮发生作用的。

在心理生理医学文献中,痤疮对于遗传或环境因素决定但受情绪应激影响的心身性皮肤病。国内潘伯平等(1991)在对常见皮肤病发病史心理社会因素调查中发现,囊肿性痤疮患者生活事件出现率明显高于其他皮肤病患者,随后,用自编的生活事件量表及龚跃先修订的艾克森个性问卷,对 103 例囊肿性痤疮病人与 105 例手足癣、花斑癣的病人进行对照研究,结果表明:病前经历生活事件者在痤疮组为 84(82%)例,而对照组为 23(22%)例,经检验具有显著性差异。同时发现囊肿性痤疮患者内向个性较明显,情绪不稳定,容易产生焦虑、抑郁、孤僻、自卑感,对其中 58 例囊肿性痤疮患者亲朋好友做患者病前个性询问,55 人提供的个性特征与问卷结果相符。

在临床可以观察到部分学生患者在紧张复习考试后发病或病情加重。持续紧张心理状态通过影响人体内分泌及免疫系统等,对痤疮的发病或病情加重起一定作用。在疾病发生后,由于病变部位特殊,有碍外观,多数患者正处于生理、心理发育过程中,心理承受能力相对较差,一般多急于就医求治并希望得到较快较好的疗效。在短期的药物治疗未见明显效果或病情复发的情况下,部分患者易产生焦虑自卑心理,这种心态反过来又促使病情加重,在看书、看电视时常下意识自行挤压扣挖病损处,长此以往可造成毁容性损害。

(二)寻常痤疮治疗及心理治疗

一般在 25～30 岁以后逐渐减轻而自愈,也有年过 40 岁而迁延不愈的。治疗方法有:全身疗法、物理疗法、注射激素疗法、局部疗法、手术疗法以及中医疗法。用药治疗主要是针对起病的三个环节进行抑制皮脂分泌、抗角化、抗炎治疗,可口服维 A 酸类药物、维生素 B 族、锌制剂、四环素类抗菌类药物等;外用过氧化苯甲酸、红霉素、氯霉素或林可霉素制剂等。

在药物治疗同时,经常与患者交谈,了解患者的心理状况,可以通过绘制毛囊皮脂腺结构的草图,向患者形象地解释痤疮的发病机制,并明确告之痤疮多发于青春期,青春期后大多数病人均可能自然痊愈或症状减轻,同时提示患者轻松的情绪、良好的心境有利于病情的恢复和好转。这样可以减缓部分患者的焦虑心情,也不失为治疗痤疮的方法之一。

四、黄 褐 斑

黄褐斑(chloasma)属于色素障碍性皮肤病,表现为对称分布于额、眉、颊、鼻、上唇等处的一种形态不规则的淡褐色或淡黑色斑。黄褐斑的病因理论多种多样,目前尚无定论。临床上可见于妊娠及口服避孕药时发病,似与激素代谢有关,但典型的黄褐斑也可见非妊娠及不用避孕药者,且可发于男性,说明其发病原因复杂。中医称黄褐斑为"肝斑"、"黑鼾斑",根据其理论,皮肤黑斑是因肝气郁结,血液瘀滞所致。在临床上可以观察到大多数黄褐斑患者具有情绪急躁,容易发怒的性格,常并有两肋胀痛,易出燥汗,月经不调,经血中有黑色的血块,口苦等症状,中医则称为肝郁气滞。中医早有情志致病的学说,情志的变化,即喜、怒、忧、思、悲、恐、惊超过了人体生理活动所能调节的范围,则可以引起体内阴阳、气血失调及脏腑功能紊乱,从而导致疾病的发生。如郁怒不解,则可影响肝脏的"疏泄"功能,导致肝郁气滞,使皮肤出现黑斑。由此可见,心理、情绪因素在黄褐斑的发病过程中起着不可忽视的作用。

治疗黄褐斑可口服维生素 E、维生素 C 及中药,如逍遥丸、六味地黄丸、桃红四物汤等,外用各种脱色剂,如氢醌霜、曲酸霜、壬二酸霜等,同时不断提醒患者平和心境,开阔心胸,遇事不急躁。此外,要说服患者对黄褐斑的治疗要有信心和耐心。有资料表明,对黄褐斑治疗失去信心是黄褐斑经久不治的一个重要原因之一。

(刘大川)

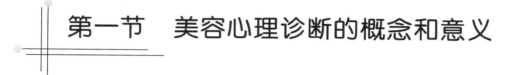

第九章
心理诊断、咨询与美容受术者选择

美容医学的特殊性决定了美容医学诊断多维性的特点。美容医学判断是三维的临床判断,自始至终都必须从生理、心理、社会三个方面考虑。无论是美容医学诊断还是治疗效果评价,均是三维性的,不尊重这一事实,必然是失败的美容医学。美容医学的判断很大程度上是一种美学的判断,因为美容医学的根本目的是通过修复重塑人体形态,使受术者对自身形象满足。但是,从最根本的意义上说,美容医学的判断还必须是心理学的判断。也就是对求美者心理状态要做出准确的判断:哪些心理基本正常,哪些存在严重的心理问题;哪些求美者可以接受手术,哪些绝对不能实施手术。

第一节　美容心理诊断的概念和意义

一、心理诊断的概念

心理诊断(psycho diagnosis)是运用心理学的方法和技术,对个体的心理特质(认知、情绪、气质、个性、能力、行为方式等)及存在的心理障碍(问题、性质、程度)进行检查和判定,为心理咨询提供有效的诊断参考资料,为判别心理治疗的效果提供客观依据。

心理诊断的方法有会谈法、观察法、问卷法、个案法及心理测验等,但心理测验是重要的定量的方法,有些人甚至将心理测验作为心理诊断的代名词。心理诊断的基本任务是在临床中鉴别个体心理活动及行为正常与否或异常的程度、性质。

二、美容心理诊断的意义

美容心理诊断是在美容医学的诊断过程中,采用心理诊断的方法,对美容受术者的心理特点和是否存在心理问题进行判定。美容心理诊断实际上是美容医学诊断的重要组成部分。美容医学所面对的患者是除精神医学以外的,涉及心理问题最多的临床医学,因此,心理诊断显得格外重要。在西方一些国家,美容手术患者术前要进行常规的心理测试,以排除心理疾患。Ohjimi认为,精神医学对于美容医学来说,有着十分重要的地位。精神心理医学参与美容医学过程的作用,具体说包括心理诊断与心理治疗两个方面。就美容心理诊断而言,对美容医学的意义有如下一些方面。

（一）鉴定与筛选病人

对一些存在一定程度的心理障碍的病人能否进行手术,是一个十分棘手的问题,没有精神心理专家的参与,美容医生很难做出恰当的选择。Ohjimi 等就是与精神医生合作,对美容整形病人进行心理评估,并选择出哪些适合做美容手术(表9-1)。

表 9-1　美容病人的心理障碍人数($N=25$)

心理障碍种类	男 性	女 性	总 数
体像障碍	4	1	5
人格障碍	3	2	5
精神分裂症	0	1	1
智力迟缓	1	0	1
神经官能症	3	4	7
正　常	4	2	6

资料来源:Ohjimi H,et al. Aesth Plast Surg. 1988

Ohjimi 对具有心理障碍的美容受术者的选择完全是在精神病医生的指导与亲自参与下完成的。可以说,对这些人是否能够手术的问题,一些有心理学经验的美容医生常常会束手无策,更不用说缺乏心理学知识的美容整形外科医生了。所以,精神病学、心理学专家参与美容整形外科的工作是一件十分有意义的工作。根据心理和精神状态分析,精神医学专家在 25 名病人中排除了包括 4 名正常人在内的 13 人,精神分析和智力缺陷理所当然地被排除在外,而有些正常人也被排除在外的原因是他们对手术的期望值太高或有其他心理问题。

表 9-2　决定和排除手术的心理障碍病人数($N=25$)

心理障碍种类	手 术	非手术
体像障碍	2	3
人格障碍	4	1
精神分裂症	0	1
智力迟缓	0	1
神经官能症	4	3
正　常	2	4
总　计	12	13

资料来源:Ohjimi H,et al. Aesth Plast Surg. 1988

无疑,美容心理诊断还有助于避免不必要的手术。由于容貌的缺陷,求美者或多或少存在心理问题,较轻的经过美容手术,往往会自行解决,但倘若存在较严重的心理障碍,手术是不可能解决根本问题的,反而会带来许多麻烦,此类教训实在不少见。因此,在美容手术实施前,进行有效的心理诊断,以排除严重的心理障碍,如一些神经症、癔症等,是十分必要的。

(二)针对性心理护理

希波克拉底说过"了解病人是什么人,比了解病人患什么病更重要。"对美容医学来说,更是如此。美容医学的性质决定了单纯的手术治疗,忽视求美者的心理因素,是不能做好美容医疗工作的。了解求美者的心理是美容医学的重要任务,此项工作在与病人开始接触时,就应该进行。在初步交流中,应该有心了解病人的心理状态与人格特征,如果发现异常,还必须做深入的心理检查。

心理护理与治疗有效性关键在于对病人心理状态、动机、需要、人格特征等心理要素的把握,因此,心理诊断就是要收集这些资料,以便对求美者的心理做到准确的了解,并对病人做出相应的心理护理或治疗方案。

三、美容手术的心理学禁忌

美容手术受术者的选择除了要考虑其生理上、功能上和解剖学方面的异常存在及矫治的可能性,还必须顾及受术者的心理状态、个性心理特征、精神类型等。选择美容手术者是一个十分重要的工作,必须考虑多种因素。一般选择病人的标准有以下几方面:

1. 因一些技术原因而禁忌手术 即从一般医学与人体生理学角度考虑,排除一些不能接受手术的求美者。例如,有凝血机制障碍的人显然不适合手术。应该指出的是,相对其他医疗手术或技术使用的禁忌,美容医学的技术禁忌要严格得多,因为美容手术是锦上添花的手术,绝不能以丧失健康代价换取美学价值。

2. 当求美者对手术结果期望过高时 过高的期望值容易使美容求美者对手术结果产生不满,这已经被多项研究证明。一般手术前均应调整求美者的期望值,倘若无法降低求美者的期望值,手术不能进行。

3. 当求美者具有躯体感觉异常时 躯体感觉异常说明病人存在这样或那样的心理精神问题,不能轻易为其手术。

4. 医生推测患者可能具有某种心理问题 美容医生怀疑求美者存在心理问题时,不能轻率手术,必须弄清楚求美者心理问题的实质及严重程度。只有对病人进行全面的心理评估,才能进行手术,这是个十分重要的常规。

5. 明确的、严重的心理障碍与精神病人 有精神的病人常常也会有体像的障碍,也会找美容医生纠正其所谓的缺陷,美容医生须特别小心对待。此外,一些严重的心理障碍,如对体像畸形症的病人,也必须认真对待,不能草率施行手术。

6. 可能发生纠纷者 Napoleon 的调查表明,美容医疗纠纷与求美者特殊人格关系十分密切。偏执型人格、分裂型人格、边缘型人格的求美者都是容易引起纠纷的求美者。对待一些特殊类型人格的病人要十分小心地选择,否则后患无穷。

对于有一定心理障碍的病人是否手术是一个十分困难是事情,需要有精神病医生参与决策。在西方一些国家,由于精神医学和医学心理学比较发达,有许多精神病学家参与了美容外科的工作,并起到了积极的作用。

第二节 美容心理诊断的方法与心理测验

一、心理诊断概述

（一）会谈法

访谈法（interview method）是通过与当事人（或其亲属、朋友、教师、同事等）交谈,让其叙述和追忆所要研究的当事人的心理活动发生起因、条件、过程、结果,从而了解其心理活动规律的一种心理学研究方法。

心理学访谈法类型之一的心理诊疗谈话,兼有诊断治疗两种功能。在咨询心理学中,作为单纯心理诊断最基本方法的访谈法,是心理咨询者对当事人的心理问题或心理障碍产生原因、背景、性质等情况的了解,以做出相应的诊断。这种访谈具有明确的心理诊断目的,故可称为诊断性访谈(diagnosis interview);而带有治疗目的的访谈即为治疗性访谈(therapeutic interview)。然而,诊断性访谈与治疗性访谈的区别有时并不是泾渭分明的,有些当事人在诊断性访谈中,由于倾述了心中郁闷的苦恼,其心理问题可以获得一定程度的缓解。

访谈法是美容心理诊断最基本的方法。一般在初次与病人会面,采集病史的时候,就应该包括了心理诊断的内容。倘若发现问题,还要进行进一步的谈话。

访谈法一般可以分为3种方式:标准化访谈、非标准化访谈和半标准化访谈。

1. 标准化访谈(standardized interview) 也称结构式访谈(structure interview)或控制式访谈(under control interview)。该方法具有明确的目的,根据各类心理咨询所要了解的主要问题,事先规定访谈内容,设计好对当事人所提问题以及每个问题所要达到的目的。其程序通常是编制好的访谈提纲、谈话指南或问题表之类,向当事人依次提出问题,让其按要求做出回答。

美容心理诊断的一个重要目的就是排除有关心理障碍,特别是体像障碍,固采用这种方式进行访谈优点很多,如控制性强、针对性明确、重点突出、节约时间,特别是在美容医生不可能有较为深刻的心理学知识的情况下,便于掌握和应用。根据美容医学的实践,可采用下述的"谈话指南"(表9-3)。

表9-3 美容心理诊断谈话指南

内 容	问 题	目 的
背景	你喜欢打扮吗?	了解求美的背景
动机	你为什么要做美容手术?	了解内在与外在动机
期望	你想达到何种效果?	了解期望值的高低
审美观	你认为什么人美?	了解审美观念
容貌自我评价	你觉得你长得怎样?	了解自我体像
情绪与容貌	你为容貌烦恼吗?	了解缺陷的影响
人际关系	你喜欢与他人交往吗?	了解容貌对行为的影响

2. 非标准化访谈(no standardized interview) 又称非结构式访谈(nonstructural interview)或无控制式访谈(no control interview)。该方法的基本特点是不按事先设计好的固定结构和程序进行,而是以自由交谈方式进行。其优点是容易使访谈者和对方形成心理相容,取得对方的积极配合,并在无拘束的、轻松自如的自由交谈中无戒备地倾述自己心理活动的真实感受,从而获得更为真实的资料。没有成文的设计并不是说没有目的随意交谈,而是目的更为隐蔽。因此,此方法更难以掌握。

3. 半标准化访谈(semi standardized) 又称半结构访谈(semi structured interview)或半控制访谈(semi control interview)。该种方法是介于标准访谈与非标准访谈之间的一种访谈方式。其特点是既有事先准备好的各种心理诊断的问题提纲,但有不拘泥于谈话的固定方式和程序,而是根据每一位当事人的具体情况,提出相应的问题。这是最适合美容心理诊断的访谈方法。

(二)观察法

心理学意义的观察是有目的、有计划、比较持久的知觉,是有意知觉的一种高级形式,是被称为"思维的知觉"的知觉。观察法(observation method)是在自然条件下有目的、有计划地观察被观察者的外显行为表现,如语言、表情、姿态、动作、睡眠等,以及内部体验反应,然后根据观察结果,研究或了解个体心理状况和活动规律,做出判断的一种方法。

1. 观察法的特点 观察法以直接性、客观性、真实性、可靠性的显著优点而成为其他研究方法的基础。其缺点是必须经常处于消极等待想要观察的心理行为自然出现的被动地位。

2. 观察的内容 包括全面观察和重点观察。全面观察是对被观察者在某一定时期内的全部心理行为(心理活动、心理状态、个性特征)做全面的观察。这种观察涉及的项目多,较为复杂。重点观察是在一定时间内,对被观察者只着重观察某一种心理行为表现,如情绪或认知能力等。这种方法可望对某一心理行为做出比较详尽而具体的评定诊断。

3. 心理行为评定量表 通过观察给人的某种行为或特质确定一个分数或等级的方法称为评定。由于表达这种评定结果和测验一样有标准化程序,故称评定量表。

(三)心理测验

心理测验(psychological test)是定量的心理诊断的方法,是需要依靠各种量表(scale)对人的心理特征,如能力、性格、行为等进行的心理诊断或评估方法。量表是对心理测验工具的习惯叫法。

心理测验是以一些经过选择和加以组织的、并可以反映人们一定心理特点的刺激,让受试者做出反应,随后将这些反应数量化以确定心理活动水平的心理测试技术。这些测验材料就是问卷、图片、物品等。让受试者做出反应就是进行实验。用来比较差异程度的标准叫常模(norm)。常模是经过大量取样、提炼后制定出来的。这个过程称为测验的标准化。严格说来,评定量表并不是一种测验,因为它是以观察为基础,由他人对某个人的某些行为或特质作出评价,而不是由受试者本人对测验项目做出反应。

心理测验必须具备标准化程序。标准化程序是指任何量表在编制、施测和评分方面都有某种确定的规则。任何测验都应标准化而控制误差。

信度和效度是衡量一个量表品质的客观指标。信度(reliability)是指量表的可靠性,表明本身的稳定性和可重复性。在同样条件下,同一受试者两次测验的结果一致,说明量表的性能稳定,可靠性强。反之则不稳定,可靠性差。效度(validity)是指量表的有效性,表明量表的真实性和准确性。

按心理测验的内容可分为能力倾向测验、成就测验、人格测验和神经心理测验等。

二、常用的美容心理测验

(一)人格测验

1. 明尼苏达多相人格调查(Minnesota Multiphase Personality Inventory, MMPI):是很著名的自陈式人格问卷测验,也是世界上运用最广泛和最经常引证的人格自评问卷。该表已经成为临床精神科、内科、整形科及心理卫生界良好的诊断工具,此外,在教育、社会学、人类学等研究中的应用也很普遍。我国于 1980 年由心理研究所宋维真主持,组成全国协作组对 MMPI 进行修订,并取得中国人的常模。该量表内容包括 566 个题目,涉及四大方面的 26 个问题(表 9-4)。

表 9-4　MMPI 内容分类(括号内为项目数)

(1) 一般健康状况	(9)	(14) 性的态度	(16)
(2) 一般神经学方面状况	(19)	(15) 宗教态度	(9)
(3) 脑神经	(11)	(16) 政治、法律秩序	(46)
(4) 运动与协调	(6)	(17) 社会态度	(72)
(5) 敏感性	(5)	(18) 情感(压抑的)	(32)
(6) 血管舒张、营养、内分泌	(10)	(19) 情感(狂躁的)	(24)
(7) 心与肺功能	(5)	(20) 强迫状态	(15)
(8) 消化系统	(11)	(21) 妄想、错觉、疑虑	(31)
(9) 泌尿生殖系统	(5)	(22) 病态的恐惧	(29)
(10) 习惯	(19)	(23) 施虐狂、受虐狂	(7)
(11) 家庭及婚姻	(26)	(24) 道德	(33)
(12) 职业关系	(18)	(25) 男、女性病	(55)
(13) 教育关系	(12)	(26) 把自己摆在不受欢迎的地位	(15)

2. 艾森克人格问卷(Eysenck Personality Questionnaire,EPQ)　是英国伦敦大学艾森克教授于(1952)编制的,目前被国际上广泛采用,分儿童和成人两种。儿童问卷适用于 7~15 岁的儿童少年;成人问卷适用于 16 岁以上年龄的成年人。我国有龚耀先和陈仲庚修订的两种。成人问卷分别为 88 及 85 个项目,以"是","否"回答,测试时让被试者根据自己的情况回答,然后分别纳入四个量表(即 E、N、P、L)的统计得分,E、N、P 分别代表艾森克人格理论中关于人格结构的三个维度,L 是一个附加量表。

艾森克认为,内外倾向、情绪性和心理变态倾向是决定人格的三个基本要素。人们在这三个维度的不同倾向和表现程度便构成了彼此各异的人格特征(图 9-1)。

EPQ 成人问卷包括 90 个条目,由三人格维度量表和一个效度量表组成。其典型特征如下:

(1) E——外-内倾性:高分者人格外倾、好交际、易冲动、渴望刺激和冒险。低分人格内倾、好静、喜内省,不喜欢刺激、交际,生活有序。

(2) N——神经质:高分者情绪不稳定、神经过敏,常焦虑、抑郁,情绪多变而反应强烈。低分者情绪稳定,反应缓慢轻微,情绪调控力强、稳重、和善。

(3) P——精神质:高分者孤独,不关心他人,缺乏同情心,适应性差,感觉迟钝,喜奇特搅扰,具有攻击性。低分者心地善良,软弱,富同情心,遵守社会规范,社会适应性较强,乐于助人。

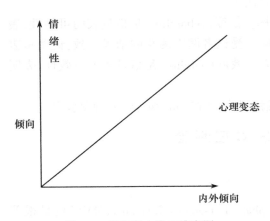

图 9-1　艾森克人格三维度图

（4）L——效度量表：测量被试者的自我掩饰、假托或隐蔽，或测定其社会朴实幼稚的水平，也代表一种稳定的人格特征。

3. 卡特尔 16 种个性问卷（Cattell 16 Personality Factors Inventory，16PF）　是美国人格心理学家卡特尔经过数年观察和实验而编制完成的，目前在心理学界得到广泛应用。卡特尔的人格理论是特质论，他将特质看作建造人格的砖块，并认为根源特质乃是人格的元素，经过多年研究确定了 16 个人格特征，因此通过 16 种因素就可以了解人的人格。他将 16 种因素在某些情况下可能产生的表现遍成 16 个组，每组问卷包括十几个问题，每个问题有三种答案供选择，测验后根据统计处理、因素分析，得出被试的人格特征。16PF 有多种版本，A、B 卷本为齐全本，每卷各有 187 个项目。我国采用的是美籍华人学者刘永和与 Meredith 合作的 A、B 卷本的修订合成本。1981 年，辽宁教育科学研究所李绍衣在此基础上再次进行了修订。内容包括 187 个项目，需测试 45~60 分钟（表9-5）。

表 9-5　16 种人格因素的名称与特征

因 素	名 称	低分者特征	高分者特征
A	乐群性	缄默、孤独、冷淡	乐群、外向、热情
B	聪慧性	迟钝、浅薄、抽象思考能力弱	聪慧、富有才识、善于抽象思考
C	稳定性	情绪激动、易烦恼	情绪稳定、成熟、能面对现实
E	特强性	谦虚、顺从、通融、恭顺	好强、固执、独立
F	兴奋性	严肃审慎、冷静寡言	轻松兴奋、随遇而安
G	有恒性	权宜敷衍、缺乏奉公守法精神	有恒负责、做事尽职
H	敢为性	畏缩退却、缺乏自信	冒险敢为、少有顾虑
I	敏感性	理智、着重实际、自恃其力	敏感、感情用事
L	怀疑性	信赖随和、易与人相处	怀疑、刚愎自用、固执己见
M	幻想性	现实、合乎成规、力求妥善合理	幻想、狂放不羁
N	世故性	坦率、直率、天真	精明能干、世故
O	忧患性	安详沉着、有自信心	忧虑抑郁、烦恼多端
Q1	实验性	保守、服从传统	自由、批评激进、不拘泥于成规
Q2	独立性	依赖、随群附众	自主、自强、当机立断
Q3	自律性	矛盾冲突、不明大体	知己知彼、自律严谨
Q4	紧张性	心平气和	紧张困扰、激动挣扎

（二）情绪评定

1. 抑郁及焦虑自评量表

（1）抑郁自评量表（self-rating depression scale，SDS）：是根据 Zung 抑郁量表演变而来的 20 个项目的 4 级评分的自量表。主要评定症状出现的频度，其标准为：1——没有或很少时间；2——小部分时间；3——相当多时间；4——绝大部分时间。20 个项目中，2、5、6、11、12、14、16、9、17、18、20 项是反向计算。结果分析：20 项得分相加为粗分（X）；标准分（Y）＝1.25X（取正数）。

（2）焦虑自评量表（self-rating anxiety scale，SAS）：是根据 Zung 抑郁量表演变而来的 20 个项目的 4 级评分的自量表，主要评定焦虑的主观感受。其评分标准，结果分析均与 SDS 相仿。

2. 症状自评量表（SCL-90）：也称为综合情绪自评量表（The Self-report Symptom Inventory）、90 项症状清单（Symptom checklist-90）。主要适用于精神或非精神科的成年门诊病人，但对各种心理咨询和心理健康调查也有较好的自评效果。该量表共有 90 个项目，内容分为 9 个方面（因子），即躯体化、强迫症状、人际敏感性、抑郁、焦虑、敌对、恐怖性焦虑、偏执、精神病性每个方面包括 6~13 项目，每个因子反应被试者的某一方面的情况，按 5 级评分。

1——无：自觉并无该项症状。

2——轻度：自觉有该项症状，但发生得并不频繁、严重。

3——中等：自觉有该项症状，其严重度为轻到中等。

4——偏重：自觉有该项症状，其程度为中到严重。

5——严重：自觉该症状的频度和强度都十分严重。

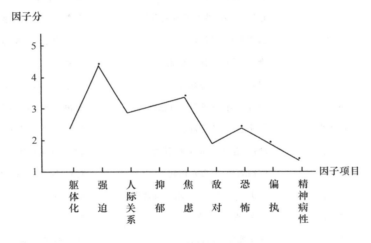

图 9-2　9 个因子种类与因子分所组成的廓图

总分的统计分析为：实际总分＝原始总分－90。这是当某被试者对 90 个症状项目均无任何不适的主观感受，其总分为 90 分。总均分＝总分÷90。它表示从总体水平看被试者自我感觉介于 1~5 级的那个范围内。因子分的统计分析是将 90 个项目按症状分布特点分为 9 类，每一类着重反映某一方面的情况和演变过程，以作廓图分析（图 9-2）。因子分＝组成某一因子的各项目总分/组成某一因子的项目数。

（三）自我体像与容貌有关的心理测验

1. 加利福尼亚心理调查表（Californiapsy chological inventory CPI）　该量表广泛用于非精神病的受试者。量表由 480 个问题组成，给予真实-虚假的回答。内容涉及人格的方方面面。其中包括：自我接受、女子气质、社会存在、自我控制、良好印象、完美感、社会化等。

2. 田纳西自我观念量表（Tennessee Self-Concept Scale）　为自我观念的自评量表，包括三方面共计 46 项问题。

（1）个体自我量表（Personal Self Scale）：共计 18 项，反映个体的自我价值感，本人及他人作为人的(包括本人和他人身体在内)的充分的感觉,以及与他人的关系。

（2）身体自我量表(physical self scale):共计 18 项,反映个体对其身体、健康的看法,对容貌、技艺和性的态度。

（3）自我修订量表(self criticism scale):共计 10 项,是对自陈量表选择合乎社会性需要的反应倾向的基本测量。

3. 身体态度测试(body attitude scale)　包括了 30 个身体基本概念,如"胸围大小"、"头发颜色"等,并分别对自己体态的态度给予评价向量,即好坏;潜能向量,即强弱;活动向量,即积极消极三种向量标准。身体态度测量采用的是德斯古德(C. E. Osgood)在 20 世纪 50 年代制定的"语义差异量表"(semantic differential test),该种量表对每一种态度分为 1~7 等级,内容包括三个向量的各个方面:好—坏、美丽—丑陋、酸臭—香甜、清洁—肮脏、无价值—有价值、强壮—虚弱、无力—有力、快—慢、平静—紧张等(表9-6)。

表 9-6　身体语义差异量表列举

向　量	评　价　选　择		
评价向量	好	1 2 3 4 5 6 7	坏
	美丽	1 2 3 4 5 6 7	丑陋
	香甜	1 2 3 4 5 6 7	酸臭
	清洁	1 2 3 4 5 6 7	肮脏
潜能向量	太大	1 2 3 4 5 6 7	太小
	强壮	1 2 3 4 5 6 7	虚弱
	有力	1 2 3 4 5 6 7	无力
	快	1 2 3 4 5 6 7	慢
活动向量	喜欢	1 2 3 4 5 6 7	讨厌
	有价值	1 2 3 4 5 6 7	无价值
	平静	1 2 3 4 5 6 7	紧张

4. 女性肖像测试(drawe-A-woman test)　该测试是让受试者在一张白纸画上一个女性人体,两个以上的临床心理学专家通过肖像的乳房曲线、体像优劣的观察,对受试者进行体像好-坏(poor-good)5 级的评分。在体像的判断方面,如果人体扭曲或缺失了身体某部分,或者非常小,或不集中,或与书页垂直,或与男人很相像,则给予低分。

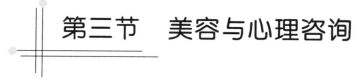

第三节　美容与心理咨询

一、心理咨询与咨询心理学

咨询(counsel)一词来源于拉丁语 consultatio,基本含义是商讨或协商,因而也具有考虑、反省、深思、忠告、交谈等意思。心理咨询(psychological counseling)则是咨询者通过交谈给来访者以心理上的帮助、教育和指导过程。通过心理咨询,咨询者能够帮助来访者解决其生活中的心理社会问题,改善人际关系,树立生活信心,提高适应环境的能力,促进身心健康的发展。

　　心理咨询是解决人们生活中各种心理问题的重要手段。在心理学学科的形成和发展过程中,心理咨询是分化出来比较晚的一个学科,但目前已成为心理学中较大的一个分支,称为咨询心理学(counseling psychology)。有关咨询心理学的定义很多,并无统一的说法。

　　美国《哲学百科全书》认为咨询心理学有一下几个特征:①主要着重于正常人。②对人的一生提供有效的帮助。③强调个人的力量和价值。④强调认知因素,尤其是理性在选择和决定中的作用。⑤研究个人在制定总目标、计划以及扮演社会角色方面的个性差异。⑥充分考虑情景和环境的因素,强调人对于环境资源的利用以及必要时改变环境。

　　国际心理科学联合会编辑的《心理学百科全书》肯定了咨询心理学的两种定义模式,即教育模式(education model)和发展模式(development model)。该书指出:"咨询心理学始终遵循着教育的而不是临床的、治疗的或医学的模式,咨询对象(不是患者)被认为是在应付日常生活中的压力和任务方面需要帮助的正常人。咨询心理学家的任务就是教会他们模仿某些策略和新的行为,从而能够最大限度地发挥其已经存在的能力,或者形成更为适当的应变能力"。"咨询心理学强调发展的模式,它试图帮助咨询对象得到充分的发展,扫除其正常成长过程中的障碍。"

二、美容心理咨询的意义与目的

(一) 美容心理咨询的意义

　　现代社会心理问题逐渐增多。调查显示,物质文化的水平与心理冲突的发生呈正比关系。文化与物质生活的丰富,加强了人们的求美意识,也提高了对自身美化的强烈愿望,与此同时,也使人们心理上承受着美的心理压力,从而出现了一些有关美容与容貌的心理问题甚至障碍。美容心理咨询能够起到的作用在于:

　　1. 提高自我体像认识　对自我的认识即自知,但是自知并非容易之事。仅就对自己的容貌形体的认识和评价来说,就常常出现一些偏差,并且会导致一些心理障碍。例如,一个人把自己看得很丑,必然会产生自卑心理,于是情绪低落,丧失进取之心,轻则影响社会交往,重则消极、悲观厌世。正确的自知、自我意识及自我体像,是心理健康的基础,对美容心理健康来说同样如此。在美容心理咨询中,要启发来访者正确看待自己,评价自己,并在提高自我认识的基础上进一步进行自我探索,自我美化。

　　2. 挖掘潜力,促进自我心理调节　与容貌、体像及美容有关的一般心理问题十分多见,常常会影响人们的心理健康。通过美容心理咨询,专家们耐心地指导,提供有关知识,并注重挖掘来访者的潜力,启发、引导来访者进行自我探索、自我调整,达到自我完善、自我美化,从而解决心理问题,促进心理健康。

　　3. 正确引导人们的求美行为　社会的不断发展,使人们对自身美的感受和求美爱美的欲望不断提高。人类从温饱走向健康,又从健康走向走向更为美好的生活,不仅美化环境,而且美化自身。美容心理咨询可以促进人们求美心理的健康发展,不仅注意美化外表,而且更注重美化心灵。实际生活充分证明,心理美容与灵魂美容比单纯的外表美容要重要得多,也困难得多。

（二）美容心理咨询的目的

美容心理咨询的基本目的是帮助求美者发现心理问题,并启发他们依靠自己的力量来解决问题。也就是说,美容心理咨询实际上是一个发现问题和认识问题的过程。在这个过程中,要求咨询者起主导作用,用心理学有关知识,分析日常生活中的一些心理现象,帮助求美者发现问题。并在此基础上,进一步启发和改变求美者对自己和美的不正确的认识。这是一个需要耐心和反复的过程,因为心理困扰的出现,错误认知结构的形成,是各种社会信息长期作用的结果,要想在短时间内彻底改变是很不容易的。

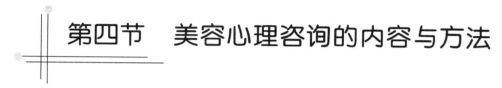

第四节　美容心理咨询的内容与方法

一、美容咨询的概念和内容

（一）美容咨询的基本含义

美容咨询是美容就诊者在接受治疗前必要经历的一个过程,它不同于传统医学的接诊的基本步骤(问诊、查体、诊断等),而是使美容就诊者了解医学美容的基本知识,确认自身容貌、形体的缺陷与不足,明确治疗的方法,预期的效果,建立治疗信心的医者与求美者的交流过程。

在临床实践中,由于美容受术者的观念、动机、医学素养有所差异,对美的追求的紧迫感、经济承受力有所不同,故咨询的侧重面有着较大的差异,所以,咨询者应不厌其烦,耐心细致,实事求是地予以讲解、答疑。这种咨询可能是一次,但往往是多次方能完成;既可能是一位医务人员完成,也可能是数位医务人员反复多次才能完成。

（二）求美者咨询动机的基本类型

做好美容咨询工作的第一个步骤便是了解求美者的咨询动机和特殊的需要,这样才能更好地进行针对性的咨询。根据临床观察,美容咨询者的动机和心态可以大致分为以下 4 种类型。

1. 探询型　此类求美者多是文化程度较低,知识与美容医学知识均匮乏者,或是阅历和经历有限的年轻人。由于对医学美容知识较陌生,对自身的容貌缺陷认识不足或是受经济承受力、时间等因素的影响,尚未下决心尽快接受美容手术或者其他美容治疗,故抱着试探的心理前来咨询,以求了解医学美容知识,明确美容欠缺的性质与程度,或是打听治疗的价格,治疗所需要的时间,甚至最佳的季节等等,以便做出是否手术或其他治疗的决定。

2. 审慎型　此类咨询者多是中老年人及知识分子,或性格稳重,或处世优柔寡断者。他们往往对美容医学知识一知半解,对于自身的容貌缺陷与治疗手段有初浅的了解,但对治疗全过程及效果等不甚明确,或是处事慎重,反反复复进行多方面的问讯。

3. 急于求治型　此类人对自身容貌缺陷和美容医学知识均有一定的了解,由于求美的强烈欲望或特殊的需要,希望尽快改善或美化自身的容貌,故其咨询的重点是治疗的方法,手术何时能进行,是否能够达到预期效果等。

对于探询者,重点在于普及美容医学知识,不要急于让他们接受治疗,而应"等待"他们认识的提高;对于审慎型,应进行针对性的解答,做到细致、认真,不厌其烦,以解除其疑虑,提高信心;对于急于求治型,则应实事求是地说明治疗预期效果,以及可能出现的正常意外与并发症,使其求美期望不脱离实际。

(三) 美容咨询的内容

美容咨询的内容十分广泛,但主要包括美学、医学和心理学三个方面。

1. 人体美学　包括形式美基本要素,容貌形体的基本要求,以此来评价美容就诊者的容貌、形体状态,做出相应的诊断,并说明治疗的美学效果,必须达到医者与求美者认识的一致。

2. 美容医学　主要包括美容医学的治疗手段及基本程序,说明其安全性、无痛性、有效性,讲述治疗后恢复期的过程与一般时间。应注意,对于可能出现的正常意外与并发症的手术治疗,需要做恰当说明,并且务必履行"手术协议书"签订手续。

3. 美容心理学　主要针对求美者就医前心理与治疗前心理两方面进行咨询,前者包括羞愧、自卑和消极情绪,特别要筛选精神、心理异常者,避免有精神、心理禁忌者接受美容治疗,特别是手术治疗,以防发生不必要的医疗纠纷。治疗前的咨询,主要是对手术焦虑与恐惧者进行咨询与疏导。

二、美容心理咨询的形式与程序

(一) 美容心理咨询的方式

心理咨询由于时间、地点、对象和咨询的目的不同,可有若干种咨询形式,如个别访谈式、电话心理咨询、通讯咨询和集体咨询。其中,个别访谈式咨询是最主要的形式。现重点介绍个别访谈式心理咨询。个别访谈式心理咨询是指有心理问题或困扰,或是各种心理障碍者,直接到美容机构或心理咨询机构,找心理学家或心理医生进行个别交谈。我国目前尚无专门的美容心理咨询机构,美容心理咨询多在有关美容机构或一般心理咨询服务中。当前心理咨询服务主要有三大类:

1. 临床心理咨询　是以医院为基础的医学心理咨询,专业人员主要是受过医学系统训练的医生或医学院校的教师,并受过医学心理学的训练。

2. 教育心理咨询　是以教育部门,尤其是高校或社会团体兼办,从业人员一般都受过教育学、心理学系统训练的教师或社会工作者,多数都接受过心理咨询的专业训练。

3. 综合性心理咨询　集中了心理学、医学、教育学、社会学专业人员,咨询的范围比较广泛。

为容貌而烦恼的人数不少,他们中有一部分人为改变或消除身体缺陷而寻求美容医学,也有一部分人会寻求心理医生的帮助。据倪家鹤报道,自 1991 年 1 月到 1993 年深圳市人民医院心理咨询室共接受咨询电话 1400 人次,其中涉及容貌问题的 37 人次,占心理障碍问题的 5.7%。

有些对容貌的烦恼并不是美容医学都可以解决的。我们的一项调查显示,求美者所烦恼的容貌问题,只有很少的一部分可以通过美容医学的手段解决,还有一大部分问题,如身高、体型、脸型等,只能通过调整自我认知,逐步接受自己。同时,美容医学的医生,也应该意识到美容医学的局限性,并尽可能地承担起美容心理咨询的任务,以解决求美者心理困扰。

（二）美容心理咨询的实施程序

美容心理咨询的一般工作程序应包括三个方面,即收集资料、分析资料、拟定咨询方案或实施治疗。

1. 收集资料　全面了解来访者的情况,包括来访者的社会环境、身心状况、人际关系、体像、容貌状态和自我评价,以及现实心理问题或障碍的情况等。收集资料可以通过以下途径:

（1）会谈:即与来访者进行交谈。交谈是心理咨询的主要方法,通过交谈可以收集资料,实施心理指导和治疗。根据需要会谈的内容可以广泛或局限。

（2）对来访者的观察:与来访者接触和交谈的同时,可以观察了解其心理状态和行为特点。观察内容有:来访者的外表与行为、认知过程及功能、思维方式与内容、情绪状态、人格特征等。

（3）体格检查与容貌判断:包括一般医学健康的检查与神经系统的常规检查。此外,对容貌缺陷者是否存在客观的缺陷,也应给予较为准确的判断。

（4）精神检查与心理测试:对于一些有阳性神经系统体征的人,还要进一步给予神经系统的检查。心理测验可以根据来访者的具体情况选择使用。对容貌心理问题主要使用的心理测验是人格与体像测验。

2. 资料分析与判断

（1）资料归纳:根据来访者各方面的情况,归纳出主要的问题。所采取的方法是①归类法:把现有的资料按原先设计好的一些类别进行归纳,类别可分得较笼统,也可以分得较细,以便一目了然。②就事论事:如容貌丑陋引起长期的心境抑郁、沮丧,导致一系列心理困惑,则缘由并不复杂。③寻找迹像:有些来访者的情况并不那么简单,若就事论事地归纳材料,就可能看不出问题本质。例如,有人存在社交恐惧,原因就可能出在体像上,或因容貌丑陋引起的自卑心理等。④按资料的主次层次或内在联系归纳,旨在发现相关因素,提出疑点或新的可能性,便于分析判断向深层次发展。⑤身临其中,以自身的体验归纳资料。尊重客观事实的同时,加上主观的判断和体验,形成了一个"自身"（来访者）与环境的关系图式,以常人共有的思维模式去推断来访者的主要问题。

（2）资料可靠性评价:影响资料真实的主要原因在于来访者与咨询者主观方面的影响。因此,要提高资料可靠性途径是:①应该以会谈和观察资料为主,心理测验与别人提供的资料为辅,因为会谈和观察获得的是第一手资料。②了解来访者日常生活中的资料,如日记、书信或其他资料。③参照对来访者社会文化背景资料的了解和心理测验的结论。若与会谈观察资料相一致,说明资料真实可靠。

（3）资料分析的多视角:应该以不同的视角评价分析来访者的资料,避免受某一专业知识的影响,例如,可以从社会文化、个体成长发育、医学病理学、心理行为学,以及非专业角度分析问题。

3. 拟定咨询方案　拟定咨询方案的基本原则和目标是着眼于改变来访者原有的认知结构和行为模式,建立新的认知结构和行为模式。拟定咨询方案的基本程序有以下几点:

（1）在分析来访者资料的基础上，列出其与美容心理咨询问题有关的各种因素，主要是个体生理因素，包括个体生理因素，包括健康状况、容貌或体像情况、影响生理功能或美学效果的情况；心理因素包括个性特点、兴趣爱好、情绪、动机等情况；社会因素包括家庭社会人际关系、受教育情况、成长的社会文化背景、容貌的社会评价等。

（2）分析、寻找并确定主要相关因素，找得越准，才越能解决问题。

（3）分析对来访者的问题有负相关的因素加以控制和限制，找出对来访者有益的相关因素，予以加强、发扬和提高。要注意各因素间的内部联系，不可简单从事仅根据表面现象做出判断。

（4）对咨询的结果要有预见，做出相对准确的预测性判断，并随时根据预测调整咨询的进程和方法。

（5）咨询方案的核心是对来访者面临的情况和对策作详细说明，在心理咨询过程中，来访者会根据自己的看法对咨询过程做出评论，心理工作者应根据来访者的反应和评价及时调整咨询对策，机动灵活地把咨询不断引向深处。

（6）美容心理咨询中有许多特殊问题，要认真分析问题的性质，不可将某些观点强加于来访者，应以来访者的看法和价值观念为核心，进行分析和讨论。

三、美容心理咨询的会谈技巧

（一）谈话的种类

谈话种类有很多分类法，除了在本章第二节已经介绍的会谈方法外，这里再介绍两种分类。

1. 根据谈话目的分类

（1）摄入性谈话：为了了解来访者一般资料的谈话，多用于初次见面，以了解来访者的主要问题、健康、工作、生活、家庭、人际关系各方面的一般状况。起到相互熟悉、收集资料的作用。技巧要求不高，可尽量随和一些，以放松来访者的紧张情绪。

（2）咨询性谈话：一般用于指导性的谈话，通常是在咨询者已经了解了来访者的情况，并判断来访者的不属心理障碍或精神病患者，但有需要解决的一些心理问题。如审美问题、容貌与婚恋、容貌与人际关系问题等。通过咨询谈话，给他们明确的指导，从而克服这些心理困扰，恢复健康生活。

（3）治疗性谈话：目的是给来访者的实施治疗，只用于各种心理障碍、心理疾病或行为异常者，谈话须遵循心理治疗的有原则。

2. 根据谈话形式分类

（1）自由谈话：谈话内容不拘一格，广泛而自由，气氛很轻松，有时会给人一种"拉家常"的感觉。自由交谈可以融洽气氛，缩短专业人员与来访者的距离。同时对来访者也有类似于"自由联想"的作用，无意中会使其反映出内心的症结，提供咨询者了解和观察来访者的机会。

（2）限制性谈话：开始于1~2次自由交谈之后，对谈话的范围和内容逐步加以限制和规范，使谈话向纵深发展。所谓限制只是在广度上有限制，引导谈话向深度发展，限制了与来访者的问题无关或关系不大的广泛话题，而逐渐围绕主要问题给予必要知识，耐心地疏导，尽快解决来访者的问题。

（3）针对性谈话：在自由交谈和限制性谈话的基础上，来访者的问题已经清楚，进一步把谈话内容限制在更小的范围内，也就是把谈话限制在来访者的主要问题，或是问题的最主要方面，这就是针对性谈话。针对性谈话技术要求很高，也是能否解决来访者问题的关键。咨询者始终要把握来访者对关键问题的情绪反应和态度，正确运用自己的影响，促成来访者的转变。

（二）会谈的一般技巧

1. 认真倾听　会谈无非听与讲两个方面。在心理咨询中听比说更为重要。事实上一些只有一般问题的来访者，说对他们自己不仅有倾诉的效果，而且说本身也是理智化的过程。说完了，他突然觉得豁然开朗，因为说时倾诉的人思维有序化了。认真倾听的意义在于表示咨询者对来访者的尊重和理解，愿意对来访者进行诚恳的帮助，来访者才能逐渐贴近毫无保留、毫不拘谨地把自己的问题说出来。倾听时应注视来访者，不时对其叙述做出反应，如简单插话、点头等，表示咨询者的同情和理解。多听并不意味不说，应注意引导来访者，特别是当来访者想不起说什么的时候，避免造成冷场。

2. 不急于表态　在一般社会交谈中，倾听者总是喜欢迅速表明自己的态度和评论，在心理咨询时很忌讳这种习惯，尤其是在来访者谈到自己的想法或咨询者决策时。设身处地去想，当一个人谈话时，始终听到对方的一些评论"你的想法是完全错误的"、"你太不明智"等，谈话的人如何有心将谈话继续下去。

3. 重在启发引导　咨询中的非评判态度很重要。当然，咨询的目的不是鼓励来访者的消极情绪、反常的思维方式或行为，而是要帮助他们克服和矫正。"非评判"只是一个技巧问题，即通常直截了当的批评对来访者并不能起到应有的效果，反而会把问题复杂化，因此，要采取启发和引导的方式，重点是提高来访者的认识，调解情绪。

4. 会谈应有计划　会谈计划是根据初次会面印象制定的，有计划可以是咨询目的和方向明确，但可能使咨询者形成思维定势，而影响咨询效果。所以，有计划并不以为拘泥于计划，要有一定的灵活性。

（三）会谈的控制技巧

任何心理咨询过程都是控制的过程。控制会谈应有明确的目标，即是说咨询者在基本明确来访者咨询的目的之后，才能得心应手地控制会谈。在具体实施控制时可应用的技巧很多，主要是要灵活应用，只要气氛自然就行。

1. 借故中断　来访者在某一问题中纠缠不休时，可给他倒一杯水，或说一声对不起，上一下洗手间，或请他取样东西、换一下位子等，有意中断一下再谈。

2. 提问和释意　要提醒来访者转一个话题或中断话题，可以简单提个问题，但提得要自然。在不便直接提问时，可以征得来访者同意，让他再重复一下他的陈述，做出一定解释后，顺便提下一个问题。

3. 情感提示　来访者谈话漫无边际，离题太远时，可以有意识刺激一下来访者最敏感的问题，一经提示，来访者情绪就会有一定程度的激发，就会自然把话题转到他所敏感的问题上来。此法用时要谨慎，防止来访者情感爆发。

4. 适当引导　引导可以是不直接转换话题，而是由原来的话题经过一段中介而引出新的话题。引导常用的控制会谈的方式，随着实际咨询工作经验的积累，控制会谈的技巧也会更熟练起来。

5. 直接了当、暗示或其他　现代人时间观念较强,可提示来访者注意时间,意在催促他围绕主要问题谈。可感叹一下时间过得真快或稍稍看一下手表等,或预先告知来访者本次谈话时间极限,或者有意注意一下等待的咨询者。这些都可以提示来访者抓住主要问题进行会谈。

(四) 提问的技巧

提问是咨询会谈的重要手段。通过提问不但可以获得资料,而且可以转移话题,控制会谈。会谈提问的技巧包括提问内容、提问时机和次数的控制。

1. 提问内容要恰如其分　内容合适的提问可以促进咨询关系,增进交流,使来访者感到自己得到理解。内容不好的问题则会反作用。

2. 提问不宜过多　正常的咨询应该是来访者带着问题来问咨询者,如果咨询者提问过多,使来访者处于解答问题的地位,反而使他们失去暴露问题和探索自我问题的机会,容易产生依赖心理,不问不说,自我封闭。真正的咨询关系应该是咨询者只起启发诱导作用,要来访者自己解决问题。提问过多会使责任关系颠倒,从而减少了来访者参与解决问题的机会,最终达不到咨询目的。

3. 选择开放性提问方式　开放式提问是指咨询者事先没有固定的假设,例如,“你能谈谈别人对你容貌的看法吗?”这种问题本身就包含了负性问题评价的假设,而且回答可能很简单,无须需发挥。而开放式问题可以让来访者自由发挥,回答的内容可以很广泛,由于没有假设,来访者可以议论,并结合自己的认识谈得更深。例如,同样的问题可以这样提问:“你觉得社会上的人们看重容貌吗?”

4. 避免不适当的提问　有些提问方式应该避免或小心使用。“为什么……”的提问带有责问意思,会使来访者产生防卫心理,应少用为好;“你对自己容貌评价是好是坏”这样的选择性提问,会限制来访者的探索,应去掉选择部分;从不同角度提一个问题,会使回答者不知所措,应该避免多重问题;常以反问式问题来责备来访者,会引起他们的防卫心理,故应避免责备性问题;应避免诱导性提问,如“这么说,你的烦恼与你的眼睛难看有关”有暗示诱导作用,应去掉诱导部分,改为“你的烦恼原因是什么呢”;对一些社会规范较为敏感的问题,不宜直接提问,可以用诱导或其他方式询问。

四、美容心理咨询的原则

(一) 建立良好的咨询关系

咨询关系是人与人之间的平等关系。前来进行美容心理咨询的来访者,都是因容貌、体像或美容及与这些密切相关的各种心理问题,包括一般的心理疑虑、冲突、困扰,以及心理障碍和心理疾病的患者,他们中绝大部分是正常人,他们带着各种心理问题,期望解答,获得知识,得到帮助和指导。而咨询者的任务是接待来访者,了解他们的问题,并与他们一起讨论、磋商、研究问题,最后解决问题。这是一个各抒己见而又相互学习的过程,这种客观情况决定了在咨询过程中,咨询双方的关系是平等的,不管是在人格上还是在咨询关系上都是如此。

要建立良好的咨询关系,还必须防止一些咨询关系中的偏向,如防止来访者处于完全被动服从;防止咨询者处于为人施助的地位;防止依赖关系以及正确干预和防止移情关系。

(二)个性化原则

心理咨询主要是解决个体的心理问题,是一项十分个性化的工作。这就要求立足于个体的差异性、特殊性。只有深入了解个人的经历、个体心理特征和个体所处的特殊环境,才能做好个别心理咨询工作。

美容心理咨询的个性化原则要求防止一些偏向,如心理咨询的程序化,解决心理问题的规范化等。

(三)社会化原则

人既是个体的,又是社会的。强调个性化原则,就是强调其心理的特殊性;强调社会化原则,就是强调个体心理的社会影响和社会制约。心理咨询的社会化原则要求在实际咨询工作中坚持从社会心理因素找原因。如容貌心理有关的困惑,离不开社会心理的因素。其次,社会化原则的另一层含义是要求咨询者在咨询过程中,使自己的谈话与社会规范相一致。因为来访者所提出的一些问题可能会违背社会价值观和审美观,倘若一味迁就同情这些意见,势必强化其违背社会的观念。

(四)发展的原则

人的心理是一个发展的过程,不论什么年龄,不论是正常心理还是异常心理,都是如此。心理咨询中的发展原则包括两方面的含义:其一,人的心理状态就其总体来说是趋向成熟,趋向平衡(健康)的。儿童心理发展如此,成人也如此。当心理出现不平衡时,个体一般是有能力克服不平衡。咨询者不过是调动来访者的潜力,帮助他们尽快实现这种平衡。其二,任何心理过程都是一个动态的过程,人的心理状态受内外因素的影响,可以向不健康的方向发展,不健康的心理状态又都有向健康状态发展的趋势,那么最终向哪个方向发展,取决于社会刺激因素的强度、作用时间,以及个体的心理承受能力和心理调节的能力。从发展的原则出发,在咨询过程中要充分考虑到心理问题的种种阶段影响,并及时调整方案,才能提高咨询效果。

(五)保密性原则

保密性原则是指保守与美容就诊者谈话内容的秘密。特别是对一些有人体缺陷或涉及个人隐私的内容更应守口如瓶。

(六)综合性原则

所谓综合性原则是指解决来访者的心理问题的方法要博采各家之所长,要根据来访者的个体特殊性,灵活选择各种方法,或者实施综合干预。目前心理学流派甚多,并不存在绝对有效的心理治疗方法,所以应该掌握多种心理技术,以适应不同的心理咨询对象。

(何　伦　刘永涛)

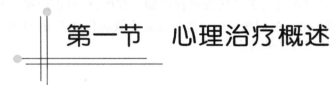

第十章 容貌心理障碍的治疗与疏导

容貌或体像所导致的一般心理问题,可通过单纯的美容手术、普通心理咨询或自我心理调节这三个途径来克服。但是,对于较为严重的容貌心理障碍或体像障碍必须使用一定的心理治疗技术。目前国内外心理治疗的方式和方法甚多,本章根据美容心理障碍与体像障碍的特点,重点介绍主要的心理治疗的方法以及部分心理美容疗法。

第一节 心理治疗概述

一、心理治疗的概念

(一) 心理治疗的定义

心理治疗(psychotherapy),也称精神治疗,是以心理学的理论为指导,应用心理学技术和方法解决心理问题的过程。心理治疗一般应由心理医生实施,以良好的医患关系为桥梁,通过言语的和非言语的治疗性交往,以达到促进机体的各种功能,增强患者免疫抗病能力,改善患者的病理心理过程,减轻或消除其情感障碍和其他精神症状,并改善其不能适应环境,不能接受自己的行为模式,促进人格的成长与发展。广义的心理治疗也可以理解为,通过心理活动治疗患者的精神症状和躯体疾病的所有过程。

心理治疗中的所谓言语治疗交往,是指医患之间以语言、经验、知识,配合手势、姿态等表达形式进行沟通的过程。

心理治疗中的所谓非言语治疗性交往,是指医患间通过情绪、情感及行为,甚至借助仪器、设备进行沟通的过程。

(二) 心理治疗的种类和范围

心理疗法的流派很多,方法各异,可概括为两大类型:言语性心理疗法和非言语性心理疗法;3个派系:精神分析治疗、行为主义疗法和人本主义心理疗法。具体方法名目繁多,不下 200 余种。

心理治疗的对象与范围随着心理咨询和医学心理学的发展不断扩大,已不仅仅局限于心理障碍和心理疾病的治疗,而且应用于更为广泛的心理困难的治疗。现代心理治疗已被认为是改善情绪状态和人的关系,促进人格发展,提高个体素质和增进心理健康的方法,甚至有人把心理治疗看成是社会改革和不同文化间的交流,以及解决人类各种问题的方法。

由此,心理治疗具有了狭义和广义之分。狭义的是指典型的针对病态心理的治疗;广义的心理治疗是针对一些心理困难或不适。

（三）心理治疗的形式

1. 个别心理治疗　是指治疗者与患者之间的单一的治疗性交往形式。个别心理治疗是在治疗者对患者的心理症结充分了解和深入分析的基础上,选用适当的心理治疗理论,揭示患者的内心世界,然后选择应用不同的心理治疗方法,帮助解决患者个人的心理问题,或消除、减轻患者的痛苦。

2. 集体心理治疗　集体心理治疗是以2人以上的群体（或集体）为对象而进行的心理治疗,一般由7~12名或更多的人员参加,可多至50~60人。这些人一般都有共同或相似的问题需要解决,由1~2名心理专家（医生）主持治疗。参加集体心理治疗的病人病情一般都不太严重,人数多时可以分为若干小组,每小组5~10人为宜,并有相似的心理问题。集体心理治疗时间可以相对集中,安排5~7天,也可以半天或更短。

3. 家庭心理治疗　家庭治疗（family therapy）是把家庭看成是一个小社会,是一个系统;个体与家庭的关系是相互联系相互影响的,家庭由个体组成,个体是家庭的一部分,个人的心理状态与家庭密切相关,家庭功能的不良,可表现为个体的心理问题。如夫妻关系不和睦,也会引起容貌心理问题,一些女性求美的动机就是为了讨好丈夫。家庭心理治疗不仅是对患者本人进行治疗,而且必须注重如何去影响、改善家庭成员的相互关系,着重协调病人对家庭成员的态度和家庭成员对病人的态度。

4. 社会心理治疗　社会心理治疗包括两个方面:一是对个体进行帮助和指导,使他们顺利去适应社会,尤其是适应巨大变化的社会;二是逐步改善社会环境,尤其是对社会支持系统进行研究,以良好的建议和必要的努力逐步改善人们生存的社会空间。

二、心理治疗理论

心理学各派别间,在某些具体心理问题的观点上可能分歧很大,但是不同的学派对人们的心理实质的理解上往往基于同样的理论基础。人的心理是否健康主要取决于4个方面:

1. 生理状态,尤其是大脑的状态　这主要取决于先天的遗传基础和后天结构的发育和功能的完善。脑是心理的器官,心理是脑的功能,良好的生理状态,尤其是脑功能的完善是人的心理健康的物质基础。

2. 社会心理环境　就个体的生理发育和心理发展而言,环境因素的影响是决定性的,即是说人的心理是在其与社会密切接触、交往的过程中形成和发展的。人在社会环境中生活,通过不断的学习,将社会文化逐步内化,不仅使人类的许多知识和经验吸收转化为个体的知识经验,而且使一定的社会规范与价值体系转化为个体的信念、价值和态度,也就是个体的社会化的过程离不开社会环境和社会实践。

3. 自我意识　即个体在自我成长和心理发展的过程中,逐渐意识到自己的社会存在、社会地位和社会作用等等,认识到自己与客观世界的正确关系。这是个体能成为社会人,对社会有良好适应的基础。

4. 通过认识过程,意志行为实践和学习的积累,逐步形成的所谓人的的经验系统　个体在其发育过程中,在其社会化的过程中,被内化了的知识、经验、信念,及价值观等,总是作为活跃的因素参加到现在的心理活动中。个体在生存活动和社会实践中,通过学习和实践经验的积累形成的心理活动模式,又可以在相似的现实环境中重复表达,或者直接影响其心理过程。

个体若在上述 4 个方面发生问题,都会深刻影响心理健康。换句话说,对个体的心理困难应该至少从这 4 个方面寻找原因。而相应的心理治疗也必须重视这 4 个方面的调适。具体的心理疗法名目繁多,但万变不离其宗,都是立足于调适上述 4 个方面。

三、美容心理治疗的意义和作用

(一)精神心理医学在美容医学中的作用

美容医学与心理医学、精神医学有着十分密切的关系。这些学科的结合,在国内尚未引起重视,而在国外一些国家,已经成为一个重要的趋势。例如,日本整形外科学者和精神病学家合作,诊治了 25 名需求美容整形的病人,从他们的背景中发现有 3/4 的病人有心理问题,经过筛选对有心理问题的 8 名实施了美容手术与心理治疗,并取得了良好的效果。此研究表明,精神医学对于美容医学来说,有着十分重要的地位。精神心理医学参与美容医学过程的作用,具体说有两个方面:

1. 鉴定与筛选病人 对一些存在一定程度的心理障碍的病人是否进行手术,是一个十分棘手的问题,没有精神心理专家的参与,美容医生很难做出恰当的选择。Ohjimi 等就是与精神科医生合作,对美容整形病人进行心理评估,并选择出哪些适合做美容手术。有关此类问题,我们在上一章已经详细介绍。

2. 协同或联合治疗美容者 由于美容受术者具有相当高的心理障碍发生率,况且许多求美者从根本上说需求美是处于病态的动机,因此,心理医学、精神医学配合美容手术治疗或单独运用于对求美者的治疗均是必要的。Ohjimi(1988)与精神病学家合作诊治了 25 名的美容整形求术者的结果也证实了这一点。他们将 25 名具有心理障碍的求美者的分为手术与非手术 2 组,分别采用手术和心理治疗。结果是令人惊奇的(表 10-1、表 10-2),不但手术组取得了良好的效果,而且非手术组也取得了同样好的效果。不能不令人惊叹,美容手术刀与心理疗法竟然有如此异曲同工的效果。

表 10-1 具有心理障碍美容病人术后结果($N=8$)

心理障碍种类	满意	不满意	总 计
体像障碍	1	0	1
人格障碍	3	0	3
精神分裂症	0	0	0
智力迟缓	0	0	0
神经官能症	3	1	4
正 常	2	0	2

资料来源:Ohjimi H,et al. Aesth Plast Surg. 1988

表 10-2 具有心理障碍美容病人心理治疗结果($N=13$)

心理障碍种类	满意	不满意	总 计
体像障碍	3	0	3
人格障碍	0	1	1
精神分裂症	1	0	1
智力迟缓	1	0	1
神经官能症	3	0	3
正 常	3	1	4

资料来源:Ohjimi H,et al. Aesth Plast Surg. 1988

（二）心理治疗和疏导对于美容医学的意义

Edgerton 曾经治疗的美容整形者中，有许多和心理医生有过会面。回顾此经历，大多数人认为会面有积极作用，其中有两位认为精神科的会诊对外科医生的帮助更胜于对美容整形者的帮助。一位 26 岁未婚者甚至说："我相信每一位要求整形手术的病人去看精神科医生是明智之举。最重要的是通过交谈获得了必要的知识，以克服对手术的恐惧和罪恶感，更可以发展一个平衡、健康的心理。而外科手术却不能立即纠正那种缺陷心理模式。"这说明心理治疗在整形美容外科的重要地位。对不同的人格的美容求术者应该采用不同的心理指导或心理治疗方案，才能起到积极的效果。这是因为，不同人格的病人对不同的心理治疗反应不同所决定的。Napoleon 根据调查，认为心理治疗技术无非可以分为两大类：一类是关心、灵敏，使人安心；另一类是更注重分析、确立信心，使人自信。

心理治疗对于美容病人的意义是多方面的，概括起来说有以下几方面：

1. 帮助美容病人克服体像问题　大量的研究资料表明，美容整形病人存在一定的体像问题或障碍。对于有些病人，即使在外表缺陷纠正后，消极体像也不会随之消除，还需要心理调适才能够真正接受自己。也就是说，用手术等医学美容的方法使容貌的改变是迅速的，但是体像的改变却不那么容易。美容医生应该充分理解这一点，在用手术刀美容的同时，还应该注重患者的心理美容。

2. 对美容病人手术前后的疏导　手术前后是心理问题较容易发生的时刻，特别是手术后结果不尽如人意时，病人会有强烈的情绪反应，要求一方面做好术前的心理护理和心理准备；另一方面还要及时做好心理疏导工作，解除手术对病人心理的不良影响。

3. 帮助病人做出合理选择　对有些不适合手术的病人，要求对他们实施心理疗法，以非手术的方法解除心理负担。Ohjimi 等在对非手术的求美者的心理治疗过程中，成功地使85% 的病人放弃了对美容手术的要求，并调整了自己在社会中的地位。心理治疗可以使那些心理敏感的美容求美者的建立信心，从而避免不必要的美容手术，也避免不期待的新的烦恼。

4. 与美容手术联合使用（手术–心理疗法）　对有较为严重心理问题的，又不愿意放弃手术的美容病人，慎重的选择后，在心理治疗的基础上，采用手术疗法，也可以达到良好的效果。

5. 治疗一些心理严重障碍的美容病人　对一些根本不适合美容医学治疗的体像障碍的病人，如体像畸形症患者，以及一些精神病症的体像妄想病症，主要采用心理治疗。

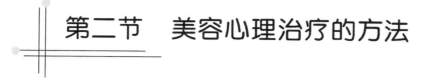

第二节　美容心理治疗的方法

心理治疗的种类繁多，方法各异，据不完全统计目前采用的具体方法就达 200 余种。概括起来可以分为 3 大类，即精神分析治疗、行为主义疗法和人本主义疗法，其他的心理治疗方法可以看作是这些疗法的派生物或结合物。

一、行 为 疗 法

（一）行为疗法的概念

行为治疗（behavior therapy）的理论源于美国桑代克（Thorndike，1898）和华生（Watson，

1920)的行为主义、原苏联的巴甫洛夫的经典条件反射学说和美国的斯金纳(Skinner)操作条件反射学说,于 50 年代用于临床,至今仍在心理治疗中占有重要地位。

行为治疗将人的各种心理病态和各种心理导致的躯体症状,看成是一种适应不良或异常行为。这些适应不良的行为是病人在过去生活经历中,经过学习过程而获得并固定下来的。可以通过特殊的治疗程序,通过条件反射的原理,即经历学习的过程消除或纠正异常行为(或生理功能),并形成某种新的合理要求的行为。简言之,通过改变外部条件,坚持习得行为可以产生也可以消除的观点来消除异常行为,塑造正常行为。这一学习的过程就是行为治疗的过程,不同的学习方法,就是不同的行为治疗的方法。

(二) 行为疗法的种类

行为疗法主要方法有系统脱敏法、示范法、厌恶法、行为塑造法、放松疗法、协约疗法、生物反馈疗法等。

1. 系统脱敏法　该疗法基于这样的原理:当人处于全身肌肉松弛状态中,可以减低焦虑反应。于是,人为地使用一个原可引起微弱焦虑的刺激,在处于全身松弛状态下的病人面前重复暴露,从而逐渐失去引起焦虑的作用。系统脱敏疗效大体可分 3 个方面:

(1) 渐进刺激:把引起焦虑的事物(刺激)分为若干几次,以便训练由低级次向高级次渐进,最小的引起焦虑的级次又必须小到足以能被放松抑制的程度。

(2) 放松训练:可先让病人收紧身体各部分的肌肉,然后,按一定顺序(一般可按先上后下的顺序进行)逐渐放松下来,直至全身完全进入快速松弛状态。

(3) 脱敏训练:按引起焦虑反应的级次从低开始展现给病人,同时要求病人放松,以全身放松克服焦虑,以后逐渐增加焦虑刺激,要求病人逐步以全身放松克服,以至于最终克服最焦虑的刺激(环境)。

系统脱敏疗效尤其适用于与容貌缺陷有关的社交恐怖、焦虑、强迫等神经症,以及神经性厌食。

2. 暴露或冲击疗效　此法与系统脱敏疗效不同,是直接把引起病人焦虑的情境刺激反复重现(或反复想象回忆),让病人重新充分体验全部不愉快的、恶劣的情绪,从而使原来引起症状或行为的内部动因逐渐减弱,由此阴性情绪状态或症状就可以逐渐缓解。冲击疗效尤其适用于恐怖症。

3. 厌恶法　该疗法是将所要诚除的行为同某些使人厌恶或惩罚性刺激结合起来,即通过条件反射的原理,把条件刺激和阴性刺激相结合,从而使条件刺激消退,使适应不良行为减小或消除。可作为厌恶的刺激物可以有:催化剂(阿朴吗啡等)、电击、想象的不愉快的情境或某种痛苦作为刺激因素。

4. 行为塑造法　此法是根据斯金纳(Skinner)操作条件反射原理设计的,通过对行为后果的强化(奖励)而塑造某种良好的行为。一般是采用逐步晋级的作业,在完成作业时按情况给予奖励,即阳性强化,促进增加出现期望行为的次数,从而逐渐塑造新的正常行为,并取得异常或适应不良行为。此疗法对改善恐怖症、神经性厌食症及与美容有关的神经症有较好效果。

5. 示范法　斑杜拉(Bandura)证实,人类大量行为就是通过模仿简单的学习得到的,尤其是儿童的模仿行为能力很强,通过模仿建立自己的习惯行为。该治疗方法是通过示范表演或影视录像,让病人观看后模仿、实践,并不断重复强化这种行为,从而帮助病人形成新的适应性行为。

6. 协约疗法　此法是由心理治疗者与病人协议一个合同(书面的契约),作为治疗计划的契约明确规定一个疗程的目标、方法与步骤,并在治疗中严格执行,使病人在契约的严格约束下,控制自己的适应不良行为,以至于逐渐淡化、消除适应不良行为。

7. 放松疗法　属于自我调整方法的一种。松弛的具体方法很多,其中渐进松弛疗法是通过肌肉反复进行的"收缩-放松循环训练",使人感受到什么是紧张,从而提高消除紧张和达到松弛的能力。

8. 生物反馈疗法　是从行为主义理论发展出来的一种治疗方法。美国心理学家米勒(Miller)是生物反馈研究的创始人。生物反馈疗法借助现代电子仪器(如皮肤电反馈仪、皮肤温度反馈仪、肌电图反馈仪、脑电反馈仪、心电图反馈仪和生物反馈血压计等装置)将人体内脏的生理功能(如心率、血压、肌电、脑电等)的状态予以记录,并转换为声、光等听视信号显示出来,反馈给病人,使病人根据反馈信号也就是内脏功能的变化情况,有意识地反复训练和学习来调节和控制内脏功能和其他身体功能,矫正已产生的某种病理过程,达到治病的目的。生物反馈的种类有:脑电波反馈、肌电反馈、皮肤电反馈、心率反馈、血压反馈、皮温反馈等。

生物反馈治疗是一种新型的治疗方法,治疗开始要对病人进行训练,包括松弛训练,熟悉理解仪器、信号的训练,运用主观意识调节控制体内状态的训练等,并学会怎样评价治疗和不断提出新治疗目标问题。

二、精神分析疗法

(一)精神疗法的概念

精神分析疗法(psychoanalysis therapy)也称心理动力治疗,其理论根据是弗洛伊德的精神分析学说,该理论认为,神经症的发生的原因有两方面:一是因为人格中的3个我彼此不协调造成的心理冲突,如病人没有能力解决"本我"(潜意识的、非理性的行为)与"超我"(个体所内化的社会规范)之间的内在冲突;二是因幼年时各个性心理期发展不顺利所形成的痛苦经验。幼年时的痛苦经验,虽然成年后在意识中不复记忆,但却留在潜意识中,并会改头换面地以某种形式表现出来。精神分析治疗的目的就是经过对病人的心理分析,将其压抑在内心深处的冲突和痛苦释放出来,使当事人彻底领悟自己以往行为之所以异于别人的原因。因此,精神分析治疗一向被视为是一种"以领悟取代压抑"的方法。

(二)精神分析疗法的技巧

精神分析疗法具体运用的技巧有5个方面内容:

1. 自由联想　是用来探索潜意识并释放出所压抑的资料的主要方法。施术时,让病人舒适地坐在椅子上或沙发上,令病人的思绪任意流动,然后随着思维所及,病人自由地说出自己的想法、愿望、身体感觉及心理想象。要求病人每一个想法或感觉,不论这是痛苦或是隐私。心理医生的工作就是要追溯这些联想的来源,为哪些表面化的言词找出背后有意味的形态来。在毫无拘束的心态下,病人的思想较少受到自我意识的影响,使被压抑在潜意识中的冲动、欲望、幻想、冲突,以及各种不为社会认可且未曾满足的动机等得以释放出来。潜意识中积存的痛苦得到释放后,可以减轻病人内心深处的紧张和压力。因此,自由联想过程的本身就具有心理治疗的效用。

2. **梦的分析** 梦境是精神分析一个重要的资料来源,对梦的分析就是解释梦的含义。按弗洛伊德说法,梦境分为两个层次:一为显性梦境,是当事人醒后意识中所记忆的梦境;另一是潜性梦境,是梦的含义不为当事人所了解的部分。当事人所能记忆的显性梦境,是由潜性梦境改头换面伪装出现的,并非代表当事人本来的梦。由潜性梦境转化为显性梦境的过程,称为梦程(dream work)。梦之分析的目的就是使病人了解他梦中所见一切所代表的内在意义。换言之,根据病人所述显性梦境进行分析,可以揭开其潜性梦境之谜。

3. **移情分析** 是指分析治疗过程中,病人将其以往对别人(父母或情人等)的情感关系,以扭曲现实的形式,转移到分析医生的身上,使本来单纯的医生与病人的关系,转变成为"亲子间"或"情人间"的感情关系。移情作用是一种潜意识的表达,虽然在表面上病人以医生为情感对象,但事实上只是以其为代替者而已。移情有两种形式:一种是病人以其隐藏在内心对别人的爱意转移到分析者身上,即为正移情;另一种是病人以其隐藏在内心的恨意转移到分析者身上,即为负移情。在精神分析过程中,由病人移情时的表现,可以了解他以往的人际关系及感情经验,从而可以帮助病人从不真实的感情世界中解脱出来。

4. **阻抗分析** 在自由联想过程中,病人可能对其痛苦或隐藏于内心的感情、欲望等不愿意全部陈述出来,致使心理分析无法顺利进行。这种病人不合作的态度称为阻抗。根据弗洛伊德分析,阻抗是一种心理防卫机制,防卫潜意识中的不合理欲念浮现到意识层面时会感到羞怯而焦虑。化解病人的阻抗,让其说出心中任何隐私,是精神分析成功的一个关键。

5. **阐释** 在精神分析治疗中,阐释是最重要的一个步骤。阐释是分析者根据病人在自由联想、对梦的陈述、移情以及阻抗等所得一切资料,耐心与诚意地向病人解析;让病人了解他所表现的一切有什么深一层的意义,从而领悟到他们的心理困惑的原因。就精神分析的目的而言,阐释的过程就是治疗的过程。只要心理分析的阐释使得病人信服,单凭阐释不需药物,也能解除病人心理上的痛苦。

三、人本主义疗法

(一) 人本主义疗法的概念

人本主义疗法(humanistic therapy)是基于人本主义心理学的理论,即认为人有实现自由的潜能,有能力不断向他想成为的那种人的目标发展。该学说特别重视人的意识所具有的主动性和自由选择性,人的意识应该能超越传统的、现实的、文化的界限,而且有无限发展的可能性。基于此,众多的人本主义心理学家致力于发掘人的潜能,发展他们的感受力、智慧和情感意识,发挥他们的创造力。人的本质观点是人本主义疗法的基点,即人有意识、有自由和有能力改变自己的或他人的生活。这种疗法把人的意愿、选择和决策放在治疗的中心位置。人本主义心理治疗的目标是一种一般性的长期目标。有人将这些目标概括为8类:

第一类,使患者变得更有自知之明,对自己的内在世界有更充分的意识,自我否定和歪曲相对减少。

第二类,患者对自己的行为更能承担责任,能容纳自己的感情,不再责备自己、环境和他人。

第三类,患者能认识和掌握自己的内在力量和能力,不在生活中扮演退缩和无能的角色。承认自己具有改变自己的能力。

第四类，患者弄清了自己的价值观，对自己的问题有清楚的认识，自己找到解决冲突的办法。

第五类，患者对自身相互矛盾的和彼此分裂的方面能有机地统一为一体，能正视、承认、接纳自己的这些侧面，并能将其整合为完整的自我。

第六类，患者有勇气为崭新的自我存在开辟新的道路，乐于生活在带有某种未知因素的现实生活中。

第七类，患者更加相信自己，愿意在自己选择的道路上发展自己。

第八类，患者对做出选择的若干可能性更清楚，愿意做出选择并预见后果。

（二）人本主义疗法的种类

人本主义疗法包括几个派别的治疗方法，现概括介绍如下：

1. 患者中心疗法　是由罗杰斯创立用来反击精神分析理论的治疗方法。他强调来访者的经验和主观世界。心理医生的作用是帮助来访者意识到解决自己问题的能力只存在于他们自己本身。患者中心疗法在治疗过程中将主导权赋予患者，让他们来决定治疗的方向，找出治疗的办法。心理医生对患者的关系只是一种促进因素，患者借助这种关系增加自我意识，发掘自己改变生活的潜力。

2. 自我实现疗法　为人本心理学代表人物马斯洛创立，包含了丰富的内涵。自我实现疗法是一个排除任何阻止来访者实现其天生自我实现倾向的障碍的过程。该疗法并没有固定的程序，主要围绕着几个方面：①提高来访者的自信心和自尊心。②自我理解。③经常以心理图像再现高峰体验的经历。④培养爱的情感等。与容貌有关的心理问题多与人格有关，特别是容貌缺陷会导致自信心和自尊感的下降。因此，自我实现疗法很适合对容貌缺陷者的心理治疗。

四、认知疗法

（一）认知疗法与理情治疗法的概念

认知疗法（cognitive therapy）是以认知理论发展而来的心理治疗方法，指经过解说与指导的再教育方式，纠正被治疗者对人、对己、对事理的错误思想与观念，协助其重组认知结构，由此使被治疗者感觉"今日之我非昨日之我"。认知治疗方法是一类包括多种心理治疗法的总称。现仅简单举例介绍美国心理学家 Albert Ellis 的理情治疗法（rational-emotive therapy，简称 RET）。顾名思义，理情治疗法是依靠帮助被治疗者将情绪困扰理性化，从而达到治疗目的的一种心理治疗方法。Ellis 的理情治疗法基于对人性的 4 点假设：

（1）人具有"庸人自扰"的本性。人常为情绪所困，人非理性动物；而情绪困扰的原因，多半是内生自取的，很少是外因造成的。

（2）人有思考能力，但思考用于自身问题时，则多表现出损己害己的倾向；对有关自身的事，做过多无谓思考，是困扰自己的主要原因。

（3）不需要事实根据，单凭想象即可形成信念，这是人类异于其他动物独有的特征。过多无中生有的想象力，常将人带入愈想愈苦恼的困境。

（4）人有自毁倾向，也有自救能力；如何转化前者以为后者之助力，正是理情疗法的目的。

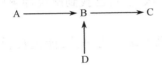

图 10-1　心理困扰的原因和
治疗模式图

A. activating event,指发生的事件
B. belief,指个人对事件所持的信念
C. emotional consequence,指信念引
　起的情绪后果
D. disputing intervention,指劝导干
　预(即治疗)

（二）理情治疗的原理

基于人性的假设,Ellis 用图解表明了心理困扰的原因和如何实施心理治疗。

Ellis 认为,心理异常源于错误的信念,而心理治疗的目的就在于纠正错误的信念。根据这一理论,可以分析容貌缺陷带来的心理困惑。A. 容貌缺陷是一种客观存在,也可以看作是一个事实。对这样一个事实的反应源于人们的态度,而不是事实本身。B. 由于社会文化观念的影响,社会普遍将美貌看作人具有价值的条件,所以,个体也会有这样的信念,美对于幸福和愉快是重要的,由于自己的容貌不好,便有理由为之苦恼。C. 由于对美的重视,而自身又缺乏,或自认为缺乏美貌,于是带来自卑、痛苦等情绪反应。D. 心理治疗的焦点在于纠正被治疗者有关美的不合适的信念。

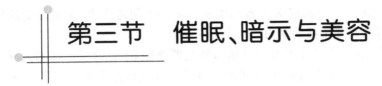

第三节　催眠、暗示与美容

一、催眠与暗示

（一）暗示疗法

所谓暗示(suggestion)就是以某种信息影响别人心理活动的一种方式。研究证明,暗示对人体生理活动、心理及行为的状态都会发生深刻的影响,消极的暗示可以使人患病,积极的暗示可以使个体的心理、行为及生理机能得到改善,增强对疾病抗御能力。倘若有意识地利用积极暗示,正向地改善病人的生理和心理过程,而达到治疗疾病的目的,称为暗示疗法(suggestive therapy)。

暗示疗法的种类很多,从使用的手段上可分:语言暗示、药物暗示、手术暗示、榜样暗示;也可根据暗示时意识状态分:觉醒状态下的暗示疗法和催眠状态下的暗示疗法等。

暗示治疗除选择疾病的适应证和注意治疗环境外,还必须重视病人的自身条件,即要求病人对暗示有良好的感受性和对暗示的顺从性,在一定程度上还要求医生有一定的权威性。

催眠(hypnosis)是暗示治疗的特例。暗示是催眠的基础,进入催眠状态后又容易接受暗示。催眠就是施术者通过暗示把被催眠者的诱导到似睡非睡、精神恍惚、顺从附和、无主观意识的特殊状态。在这种状态下,催眠者的信息可在被催眠者的心理、生理上产生奇妙的作用,从而发挥比在觉醒状态下暗示治疗更优异的疗效。

（二）催眠术

1. 催眠术的概念　催眠是一种类似睡眠而非睡眠的意识恍惚状态。此种恍惚的意识状态,是在一种特殊情境下,经由催眠师的诱导而形成的。由催眠师所设计的特殊情境,与其所采取的诱导方法,两者合之,即称催眠术(hypnotism)。简而言之,催眠术就是用暗示将人诱导进入催眠状态。

催眠或催眠术一向被认为是神秘怪异之事,甚至被认为是江湖术士骗人的把戏。在心理学早期,并未把催眠列入其内容,并且不承认在清醒和睡眠状态之外,还有所谓的催眠状态。现代心理学已经承认了催眠及催眠状态,认为从催眠状态的性质上看,既不同于清醒状态,也不同于睡眠状态。因为,自从脑电图波技术应用于研究睡眠之后,已经清楚了解进入催眠状态,大脑活动所显示的脑电图波形与睡眠中各阶段的波形都不相同。

2. 催眠状态下的心理特征　根据美国斯坦福大学希尔嘉实验研究发现,在催眠状态下受试者在心理上一般显示 7 种特征:

(1)主动性反应减低:受试者进入催眠状态,虽然在意识层面并未真正进入睡境,仍然保持有意识的主动性,却大为减低。被催眠者不主动表现任何活动,他倾向于接受催眠师指示去表现活动。

(2)注意层面趋窄化:进入催眠状态的受试者,其知觉意识虽然依然存在,而在注意的层面趋窄化,对周围环境中的刺激不再注意,只注意催眠者的指示。

(3)旧时记忆还原现象:受试者在清醒时,对某些陈年旧事往往不复记忆。可是进入催眠状态的受试者,如被询问往事,他却能陈述历历;所陈述的多以视觉印象为主。

(4)知觉扭曲与幻觉:催眠状态下的知觉扭曲清醒时的错觉更为明显,还会出现两种幻觉,有的可能看见面前站着一个人,其实没有人;另外可能对面站着一个人,却熟视无睹。

(5)暗示接受性增高:暗示接受性是进入催眠过程的关键,受试者一旦进入催眠状态,暗示接受性即大为增高。在催眠过程中,暗示可能对受试者的身心变化产生出乎常人想象的结果。

(6)催眠中角色扮演:催眠状态下,受试者不仅暗示的影响,使其知觉扭曲并产生幻觉,而且更可能进一步听从催眠者的指示,扮演与其本人原来性格不同的另一角色,并表现出合于该角色的一些复杂行为。

(7)催眠中经验失忆:在催眠状态中,催眠者可以经暗示,让受试者在恢复清醒后忘却催眠状态中的一切经验。像此种由暗示影响而产生的催眠中的经验遗忘现象,称为催眠过后失忆。

3. 催眠感受性　过去也称催眠暗示性。能否接受催眠,并进入催眠状态取决于两个因素:其一,受试者对催眠的态度和对催眠医生的信任程度;其二,试者个人的性格于身心条件。根据心理学家的研究,有 3 种人最容易接受催眠暗示:

(1)平常喜欢沉思幻想的人;

(2)在生活中善于心向专注,而不易因外在刺激分心的人;

(3)希望从催眠中获得新鲜意识经验的人。

研究催眠术的心理学家专门制定一些心理测验工具,用以评定催眠暗示性的高低。其中最为著名的是"斯坦福催眠感受性量表"(Stanford Hypnotic Susceptibility)。该量表包括 12 项,每一项包括一个项目。记分方法是,每通过一个项目得 1 分,共计 12 分。得分越高,越有可能被催眠及越可能进入深度的催眠状态。

4. 催眠诱导　为催眠师运用语言,对受试者进行催眠,使之进入催眠状态的过程。在催眠过程中,能否对受试者予以催眠,取决于下面 3 个条件:

(1)受试者的催眠感受性是进入催眠状态的一个重要关键。

（2）合适的催眠环境。一般要求在安静的室内进行。

（3）良好的情绪关系。对催眠师无恐惧、无怀疑。

催眠的程序一般为：

（1）暗示受试者眼睛疲倦，无法睁开；

（2）暗示受试者感官逐渐迟钝，将不会感到刺痛；

（3）暗示受试者忘记一切，只记得催眠者所讲的话与他要做的事；

（4）暗示受试者将体验到正负幻觉；

（5）暗示受试者催眠过后，醒来时，将忘却催眠中的一切经验；

（6）暗示受试者醒来后做某些活动。

催眠诱导语言是催眠者在诱导受试者进入催眠状态，对受试者所讲的一些暗示性的话。催眠诱导语言的内容虽不一定相同，但基本上必须符合3个原则：①语音平抑。②语意单调。③语句重复。

催眠诱导语言示例：请把眼睛闭起来！希望你专心仔细听我所说的话，心里不去想其他任何事情。眼睛闭起来！……眼睛闭起来！希望你觉得很舒服、轻松，保持内心清静，除了我的话以外，什么都别想。……你觉得双臂都很重吧，放松双臂，放松双脚；仿佛你已回到冥冥之中，回到冥冥之中。你在冥冥之中，你会觉得更加放松、更加舒服……你现在只能听到我的声音，只听到我的声音……只能听到我的声音。要保持内心清静，要保持内心清静。全神贯注，只听到我的声音。现在你会觉得很舒服，全身很松弛。你开始想睡了，……开始想睡了……很想睡了……非常想睡……保持内心平静……只听到我的声音。你觉得全身放松，全身舒适。有规则的深呼吸……有规则的深呼吸……深深的呼吸……全身放松……只听到我的声音，保持内心平静。你已经开始入睡，开始入睡……保持内心平静……你已入睡……你已入睡……你已深深的睡了。舒舒服服地睡吧！你睡的更深，更舒服，……你睡的更深，更舒服；……更深，……更舒服。睡着……睡着……睡着……全身舒舒服服地睡着，睡着……睡着……睡着……你睡的更深更深，当我从一数到十，你会睡的更深更深，你睡的更深更深。当我从一数到十，你会睡的更深……更深……更深……更深……更深……睡的更深……更深……当我从一数到十，你会睡的更深……更深……更深……更深……更深……

二、暗示与催眠美容法

（一）暗示与心理美容

心理美容是指利用心理学原理与技术，在维护身心健康的基础上到达美容的目的，以及塑造良好的人格与心理状态，使人表现出内在的美。心理美容的主要途径有两个方面：一是根据心身医学的理论，调整人们的情绪，使之有利于身心健康，从而促进容貌形体美；二是创造良好的心境与健全的人格，使人时时处处对自己的容貌感觉良好。

暗示是心理美容的重要的技术之一。大量的事实证明，暗示对容貌具有积极或消极的影响。在日常生活中，绝大多数人，无意中对自己实施的是消极的暗示，特别是上了年纪的人。如40多岁的妇女最容易感叹韶华流逝，为大好时光已过而伤感，为青春一去不回头而绝望。她们对自己的魅力开始动摇，觉得无法与年轻的女子匹敌，甚至把自己列入老年人的行列，不再注意仪表，懒于梳妆打扮。正是这些心理变化，对容貌起着消极的暗示作用，并随着生理的变化,加速了容貌的衰老。

在日常生活中,我们还可以发现这样的事实,一些容貌并不一定好的人,由于自信或感觉良好而显得容貌焕发;还有一些相同年龄的妇女由于精神状态不同,而显得容貌有了很大的差异。这一事实告诉我们,对自己的容貌产生自卑或自信心理,其结果是大不相同的,自信对美容具有积极的意义。

（二）催眠美容

1. 催眠治疗体像障碍　催眠治疗体像障碍可以通过提高自信能力,克服社交恐惧,战胜抑郁情绪达到治疗效果。可根据病人具体的症状,给予特定的暗示语言,一般可取得较好的效果。

让病人卧位或坐位,使病人进入催眠状态。在催眠状态下选择针对性的暗示诱导语言:"你现在催眠状态下,你会感到越来越舒服,心情也会越来越舒畅。……其实你并不丑陋,是的,你不丑陋,人们都会这样看你,你轻看了自己,你其实很漂亮,完全没有必要为你的身材担心,没有人在乎你的长相,你的苦恼源于没有根据的幻想的丑陋,你并不丑陋,在生活中,别人并没有抛弃你,是你自己不接受自己,你不喜欢自己,有怎么能指望别人喜欢你,你没有发现你自己并不像你认为的那样见不得人,你是漂亮的,你没有理由苦恼,你醒来后会看到这一点,你真的挺漂亮。"

2. 催眠减肥法　有些肥胖是由于过食或饮食营养不平衡引起的。这种过食或偏食往往出于病态,有着根深蒂固的精神上的原因。对此,应该运用催眠分析等方法查明病因,并用暗示加以说服开导,以进行根本的治疗。否则,即使纠正了过食之癖,有时还会出现其他的病癖来取而代之。

有时,指导一些肥胖妇女以限制饮食及减低热量饮食的方法来减肥,由于她们在具体实行时觉得非常困难而收效甚微。然而,以催眠暗示的方法来改变其食物的嗜好,譬如使之不想吃淀粉类及油腻的食物,就能起到使其自觉自愿、毫无痛苦地达到减肥的目的。

在美国得克萨斯州休斯顿的一所医院里,有两位医生曾使用催眠法饮食法,对 29 名护士进行了减肥治疗。具体方法是,医生和护士面对面地坐在椅子上,令护士抬头凝视天花板,并进行深呼吸。将护士诱导进入催眠状态后,医生暗示:"油腻的东西真难吃,而低热量的食物非常可口……"

接受了催眠法治疗的护士与以前饮食习惯大不相同,当她们进入食品店购买食物时,一改积习,再也不想购买油腻食物一类的食品了。第一周的催眠疗法结束时,平均每个人体重减轻了 1.8 公斤,取得了非常好的效果。

（三）自我催眠美容法

1. 自我催眠的方法　自我催眠的方法很多,自律训练就是其中最主要的一种。该方法是利用观念运动的方法,通过对自己身体的某些局部或者呼吸等生理功能施加暗示,使自己进入催眠状态。首先将自我催眠法形成学术体系的是德国心理学家舒尔茨,他于 1905 年开始着手研究了催眠法的精神生理学。长期和大量的研究使他发现:处在催眠状态中的人的感觉变化会出现一些共同之处,如"四肢变重"、"四肢渐渐温热起来"、"热感向全身扩散"、"呼吸轻松"等。其中"重感"和"热感",是最大的共同点,是一切感觉变化的出发点。舒尔茨据此假设:如果通过训练,使心身的弛缓放松有体系地顺序渐进时,心身原本一体的人便会发生生理、心理的再体制化,其结果会出现与催眠相似的状态。经过长达20年的研究,舒尔茨终于成功建立了具有极大实用价值的自我催眠法——自律训练法。

舒尔茨的自我催眠法利用自我暗示,分6个阶段进行:

第一阶段:"上肢沉重"。通过使上肢肌肉弛缓,末梢神经得到休息,以解除精神上的紧张,使内心进入自然、柔和、平静的状态。本阶段任何时候都可以进行。采用坐式,姿势要舒适自然,轻闭双目,静心驱除杂念。当内心静下来后,开始将意念集中在上肢,右手优势的对左肢施暗示,左则对右,心中重复默念:"上肢沉重……。"在这种暗示过程中,上肢会逐渐感到沉重。

第二阶段:"上肢温热"。掌握了第一阶段的自我催眠后,即可进入第二阶段。该阶段主要是改善肌肉末梢血液循环,从而有利于进一步消除肉体和精神上的紧张感。方法与第一阶段相同。

第三阶段:"心脏在安静地跳动"。第三阶段的自我催眠通过调整心脏功能,调节交感神经和副交感神经的功能,进而去除精神上的紧张感,保持情绪的平稳性。以仰卧姿势为理想,全身放松,将右手放在心脏的部位,闭双目静心,施自我暗示:"上肢沉重……上肢温热……心脏在安静地跳动……"

第四阶段:"呼吸轻松"。通过该阶段的调整呼吸,除了可以达到消除肉体疲劳和精神紧张的目的外,还能促进身体健康。可在优美的背景音乐下或安静的环境中进行。取坐姿,全身放松,闭双目静心,做如下暗示:"上肢沉重……上肢温热……心脏在安静地跳动……呼吸轻松……呼吸轻松……"

第五阶段:"腹部温热"。通过该阶段的催眠,可以达到调整内脏诸器官功能,保持精神安定的目的。取坐姿,全身放松,闭双目静心,注意力集中于腹部,自我暗示:"上肢沉重……上肢温热……心脏在安静地跳动……呼吸轻松……呼吸轻松……腹部温热……腹部温热……"

第六阶段:"额头阴凉"。本阶段的训练可提高大脑的效率,增强分析能力和判断能力,丰富想象力,加强自信心,挖掘潜在才能,发挥创造性。熟练了本训练之后,可以进入半觉醒、半无意识的自我催眠状态,可以窥测到自己"无意识"世界,了解到本人所不曾发现的自己的性格及某些心理特征。因此,本阶段训练对于人格自我改造具有显著的效果。训练时采取仰卧姿势,全身放松,闭双目静心,使大脑一片空白,心境安静下来后,开始自我暗示:"上肢沉重……上肢温热……心脏在安静地跳动……呼吸轻松……呼吸轻松……腹部温热……额头阴凉……"

2. 自我催眠美容　是最有切实效果的一种心理美容技术。如同其他心理美容一样,该技术美容的原理有两方面:一是自我催眠法可以调整身心关系,促进身体健康,从而使美貌有了健康的基础;二是自我催眠法能够消除精神紧张和肉体疲劳,使人解除心理负担,从而表现出美丽的气质;三是能使人格完善,从而对自己感觉良好。例如,第一至第六阶段的自我催眠可以是身心放松,身体处在良好的状态,长期下去,不仅有利于健康,也有利于美容;第三、第五阶段的自我催眠训练,有助于促进卵巢血液循环而防治其功能衰退。而卵巢功能如何又是女性衰老的一个重要因素;第四、第五阶段的训练能增强生活的意欲,使人充满蓬勃朝气,去追求新鲜、美好的事物,以达到全面的发展。

自我催眠除了整体的美容功效,还可以起到局部美容的作用。对一些损容性皮肤病,以及肌肤干燥、脸色苍白或灰暗、面部小皱纹、眼圈乌黑等面部皮肤缺陷等,可以利用自我催眠术,诱导进入催眠状态后,加上特定的暗示。如全身肌肤干燥应重点反复暗示:"全身温热";面部有斑点或存在皮肤问题的可重点暗示:"面部温热";如此可以推及其他。

三、催眠术在美容医学中运用

美国有些美容整形医生,将催眠术运用在美容外科的实践中。L. S. Devid 认为:在美容整形外科中使用心理疗法之一的催眠术具有两方面的价值:其一,催眠术可以帮助病人接受由于种种原因导致的不尽理想的手术结果;其二,催眠术可以作为由于不同的原因而不能使用美容手术的替代疗法。

Devid 总结了由于一些原因而不能接受美容手术的病人,并将他们分为 3 类:①按医生的观点,对病人不满意的手术存在技术上的困难,结果也不能肯定。②病人要求进行美容手术是基于明显生理上和心理上所能得到的错误的观念。③抱怨或要求手术的病人对外科医生产生较强的移情。这些病人有相关的容貌缺陷,在首次咨询后就会去看精神科医生。然后,他们反过来还会找并不想为他们做手术的美容外科医生。

对这些病人说"不能手术",而没有任何其他的建议会使病人不满和失望。另一些精神治疗有些人无法接受。因此,对他们在手术及术后采用催眠疗法,取得了较好的效果。

（陈　平）

第十一章

美容心理护理

美容心理学护理是美容医学实践中的一个重要环节。俗话说"三分治疗,七分护理"。对美容医学来说,技术护理难比其他临床科室,而心理护理的要求远远高于其他临床分支学科。本章将对美容求术者的心理定势、期待与满意;美容手术后的心理反应与护理;美容手术失败患者的心理和护理等做概括性论述。

第一节　美容求术者的心理定势、期待与满意

一、美容手术的期待

(一)美容受术者术前的期待

期待是指对未来美好想象的追求。对一般的受术者来说,希望获得同情和支持,得到认真的诊治和护理,期盼早日恢复健康是最基本的期待。期待对病人是一种心理支持,客观上对疾病的恢复是有益的。但当病人期待的目标是毫无根据的,便会导致失望,陷入迷惘之中,出现情绪消沉、精神崩溃,所以是需要预防的。

病人术前的期待是指病人对手术所要达到效果的期望。美容整形病人的术前期待比一般病人复杂得多。譬如,一个胃出血的病人,术前不过是期待手术不要出危险,术后能止住出血等。而美容整形病人根据缺陷不同、年龄不同、所做的手术不同、性格不同、审美观不同等,对手术结果的要求有高低不同的层次。根据美容求术者的期待与类型可分为 4 种(表 11-1)。

表 11-1　美容求术者的期待类型

期待	受术者客观条件	受术心理特点	评价
纠正缺陷或畸形	多有明显的容貌、形体的缺陷	美容愿望强烈,对手术改善程度不太苛求	期望往往合理
弥补瑕疵或不足	有些无伤大雅的小缺陷,生理形态正常,属于美学方面的缺陷	求美意识较强,其中有些人爱挑剔,对手术要求高	合理,但有时也会过分要求
希望美丽或完美	不存在众人公认的容貌缺陷或丑陋	多是出于职业需要、与他人攀比,或自我意识过强	部分合理,需要精心鉴别
改变五官或相貌	存在或不存在容貌缺陷	体像往往存在障碍,对容貌十分看重,动机特别	往往不合理

（二）美容求术者的术前期待与术后满意

美容求术者的期待与满意度有密切的关系。两者之间是一个反比关系，可以用下面一个公式表述：

$$美容求术者对手术后的满意度 = \frac{1}{术前对手术的期待}$$

许多研究表明，美容求术者术前的期待与术后的满意度有着显著的相关性。对美容整形者的研究表明，其术前的期望与术后的满意度呈显著的相关性。理想化的术前期待是术后潜在问题的原因。有关患者满意度和期待的关系，在达到理想的手术效果和患者有现实的手术期待之间存在着一个矛盾。大多数医生喜欢对准备手术的患者展示事先编辑好的成功手术的相关资料。

基于美容求术者的期待与满意度的关系，美容医生在术前降低求美者的期望值是一项十分重要的心理疏导工作。

（三）美容受术者的情绪指数

情绪是人对客观世界的心理反应形式，与人的心理需要是否满足有直接关系。如需要得到满足，往往表现为积极的情绪，反之则表现为消极情绪。所以，情绪指数是以人的期望值和实现值的比来表示的：

$$情绪指数 = \frac{实现值}{期望值}$$

按此公式判断，比值如等于或大于 1，一般情况下表现为积极情绪，即高兴、满意、喜悦等；相反，如小于 1，则表现为消极情绪，即失望、不满、苦恼乃至愤怒等。该比值相差越大，情绪表现相差也越大。

二、美容术前心理疏导

1. 降低美容求术者的期望值　由于术前病人的期望值对术后的满意度影响极大，所以术前降低病人期望值的心理疏导工作显得十分重要，并且要为病人术后的失望做好心理疏导准备。特别是对于自恋型的病人，更要重点疏导，因为此类病人开始容易将事情看得理想化，后来又容易失望。不少美容求术者对医学美容不同程度地存在一种幻想，似乎美容医学无所不能，能将一切丑陋化为美丽。美容医生应特别注意科学与真实地宣传美容医学实际功效，纠正美容求术者不切实际的幻想。如果不能纠正，宁可不手术。

2. 调整美容求术者的情绪　美容医学，特别是美容外科措施对病人是一种心理刺激，大多数病人对手术有害怕和顾虑心理。临近手术时，病人的心理负担加剧，心情紧张，焦虑恐惧，甚至坐卧不安，夜不能眠。医学美容工作者应该针对病人的情绪做好心理疏导工作，特别要善于对病人解释说明，让病人心中有数，消除顾虑和其他一些不良心理。

3. 对美容手术必要的说明　有些美容求术者对美容医生过分信任，术前表现出心情十分轻松。这一现象提示，病人可能对手术的并发症以及一些其他意外缺乏足够的认识和心理准备，一旦手术出现问题往往无法应付，反过来对曾信任的医生万分抱怨。因此，美容医生必须对手术可能出现的情况向病人做出说明。绝不能因为美容求术者的信任而对他们打保票。

第二节 美容手术后的心理反应与护理

一、美容受术者的术后心理反应

（一）一般手术后病人的心理问题

一般来说,手术后是病人心理问题较为集中和重要的阶段。术后的各种实际问题在较长的恢复期内将不时地出现。主要表现为:

1. 疼痛和不适 手术之后,疼痛和不适等情况会持续一段时间,甚至相当一段时间。一般约有 1/3 的术后病人反映疼痛极为严重;1/4 的认为疼痛较轻,可以忍受。如果疼痛持续时间较长,则考虑是否为术后的抑郁或心理退化所致。各种因素造成的术后抑郁心理会使伤口愈合减慢,疼痛时间延长。

2. 手术的效果 由于术后病人对不适及恢复情况十分敏感,所以这些要素往往成为他们判定手术是否成功的主观标准。如果他们认为手术确实恢复不良,后果不好,则对心理打击非常大。很多情况是病人对术后的一些正常的躯体和感觉情况没有正确的认识,而认为手术做坏了,或某种功能受到了影响,从而导致心身疾患。

美容手术过程中及术后,病人的心理要比一般手术的病人更为复杂。下面将做详细论述。

（二）美容受术者的情绪反应过程

1. 不安阶段 一般外科患者手术结束后多有一种解除疾病后的轻松感,美容手术则不然。不少受术者在术后一周内,由于不能确定术后容貌究竟如何,常伴有焦虑、忧郁等不稳定情绪。美容手术和其他手术一样会有不同程度的组织反应如局部水肿等,但这些反应出现在美容受术者身上与一般手术有所不同,因为影响形态,病人会误以为手术不成功,特别是有时术后比术前更难看时,病人会因此而不安。所以医生应事先做好解释工作,指出术后水肿等是正常的组织反应和组织的愈合规律,应耐心等待组织的恢复。

2. 恍惚阶段 一般说来,美容手术后的病人如果对手术效果满意,会产生相应的美感愉悦。然而,许多美容手术病人尽管认定手术是成功的,也会因容貌发生突然的改变而产生一段情绪恍惚的特殊心理过程,即丧失反应。如果病人在术前缺乏来自医生的心理支持或病人心理不成熟,这种丧失反应就越明显。因为人的行为心理与社会存在有着一个相适应的环境定势,当某人的容貌"身像"突然改变后,将以一个全新的面目公之于世,常常难以适应。容貌改变的程度越大,这种心理准确度持续的时间就越长。有人害怕别人取笑、歧视,甚至担心周围的人不能接受。

据张震康等对 74 名正颌美容手术后的病人心理测试研究:术后几天病人自评体像指标上升,自信指标在术前准备手术时开始上升。但是,无论体像指标或自信指标在术后 9 个月都有一个明显下降期,到术后 24 个月以后又有所上升。这说明术后病人的反应要经历自我和他人对病人评价的变化,有一个术后心理适应阶段,这个阶段可长达 2 年,所以医生为了帮助病人度过这个变化阶段,术后应继续对病人进行心理支持,才能获得圆满成功。

3. 稳定阶段 对一个成功的美容手术,患者在经历了以上两个心理过程,随着时间的推移,逐渐对周围环境有了重新适应和协调,心理得到平衡,解除了长期被压抑的情绪障碍,为达到美的满足而感到欣慰。他们表现出自信心增强,害羞感降低,对自己的容貌能接受了。这种积极向上的精神作用成为一种动力,使受术者变得容易与人相处,并积极参与日常工作和学习,使他们健康地回到社会中来。

二、美容治疗康复期手术者心态

在美容治疗康复期,大部分美容受术者心绪平静,表现为正常的期待、静候,积极配合治疗,但是也有相当一部分受术者,情绪不稳定,康复过渡的心理准备不充分,具体表现为:

(一)美容治疗康复期手术者消极心理

1. 焦虑　主要表现为治疗后焦虑不安,要求提前拆线,或希望多用药物缩短恢复期,有的甚至违背医嘱,自行其是。如雀斑受术者施行药物剥脱术后,提前自行撕脱痂皮,或要求提早出院等。遇到上述情况,医务人员只能用语言、照片或其他美容受术者的实例进行针对性的解释,说明焦急对正常恢复、确保疗效无益,使其消除焦急心理。

2. 疑虑　表现为对美容治疗效果的不确定性而呈现的怀疑与顾虑。这种心态可由于美容医生对某种难以治疗的缺陷不能做出肯定性答复而产生。如对黄褐斑、太田痣目前疗效欠佳,医生只能对疗效给予不肯定性的答复;也可由求治心切,期望过高而出现。对于这类对象一定要据实说明治疗效果,切记不可夸大疗效。

3. 恐惧　恐惧是受术者对美容治疗预期效果不佳,或对治疗手段不易接受而表现出来的惊恐、惧怕和不安。有恐惧心理的美容受术者,除有强烈的情绪反应外,还表现出心跳加速、脸色苍白,乃至全身颤栗、大汗淋漓、昏厥或躁动不安、大声呼叫,造成治疗困难。对此类美容受术者要善于疏导,安抚情绪。对有高度恐惧心理者,应暂停一些治疗措施,待其逐渐解除恐惧心理后再行治疗。

4. 失望　美容效果欠佳、无效,乃至失败,或未能达到美容受术者的期望时,美容受术者就会出现失望情绪。轻者寡言少语,闷闷不乐,有自责也有埋怨;重者抑郁、恼怒,语言失态不可控制。因为美容失败犹如毁容,有的人表现出绝望乃至自杀心理,对美容医生轻则谩骂、训斥,重则采取攻击行为。因此,美容医生对施术无效,乃至失败的美容受术者,应在做相应的解释工作的同时,审慎地采取必要的补救措施,并应求得社会力量,从多方面进行工作,以免酿成不可挽回的后果。

(二)美容受术者的心理调适

即使美容手术客观效果很好,受术者本人也认可,但并不一定为此感到满意,这是一种十分复杂的心理反应。主要是体像改变带来了心理的不适应。例如,有一位 48 岁的女士,对医生说:"大夫,我这辈子如果能像现在的姑娘那样美一次,死也就甘心了!可是满脸的皱纹,怎么穿戴都难看,只有拜托您的手术刀了。"按照她的要求,医生为她做了全面的除皱纹手术。手术做得很成功,拆线的那天,当她紧张地屏住呼吸,鼓起勇气向镜子望一眼后,禁不住哭了起来。她至少年轻了 10 岁!医生、护士都为她鼓掌。可没多久,她就满脸愁云来找医生,诉苦说亲友、同事都笑她是"娃娃脸、婆婆腔、老太太的体型",怎么看也不顺眼,还不如手术以前呢。

这个实例引出一个非常重要的道理,女性在接受除皱术后必须注意调整心理年龄,心理年龄一定要和外貌一起接受"手术",这样才能保持人体和谐的整体美。美容整形医生也应该充分考虑到这一点,除了在术式设计方面要考虑到局部的改善,还应用综合考虑到整体和谐,除此之外,还要对病人心理疏导,以应付容貌变化后受术者的体像困扰。

第三节 美容手术失败患者的心理和护理

一、美容手术失败与患者不满意

(一) 美容手术的失败

美容手术失败分两种情况:一是狭义的美容失败,即美容专业医护人员、美容受术者周围人群以及美容手术者本人均认为手术未达到预期效果,或存在并发症等;二是广义的美容失败,即美容专业医护人员、美容受术者周围人群认为手术是成功的,但美容受术者本人不予认可。为论述方便起见,我们将第一种美容手术失败称为客观性美容失败,将第二种美容失败称为主观性美容失败。这两种美容手术失败患者的心理状态有不同的特点,心理护理也有所不同。如对客观性美容手术失败患者应以手术为主,心理护理为辅;而对主观性美容手术失败患者则应以心理护理为主。

(二) 美容手术失败对受术者的心理影响

在我国,一个人决定是否接受美容手术,要克服许多心理负担。首先,中国的传统文化一贯主张"身体发肤受之父母,不敢毁伤",颜面部的改造尤为尊先敬祖的国人所不容;其次,美容医学毕竟是一件新生的事物,特别是有伤害性的美容手术,要想接受,还颇要有些敢为天下先的勇气。如此,美容手术受术者有着与其他受术者不同的沉重的心理负担,如遭遇失败的打击,往往会带来十分消极的心理反应,有的甚至自杀。有人将美容手术失败对受术者的消极心理影响概括为 5 个方面:

1. 更加自卑 美容受术者由于先天性或后天性伤残造成外貌破坏,长期以来心情压抑,多数人都有自卑心理,期望通过手术改善自己容貌形体上的缺陷,重树信心、维护自尊。手术一旦失败,必然使其希望破灭,自卑感也会随之加重。

2. 心理闭锁 容貌缺陷者由于自觉不如别人,常会伴生孤独感,在心理和行为上将自己与他人分隔开来,接受美容手术是其开放内心世界的一次尝试,美容手术失败会使刚刚敞开一条缝隙的心灵之门更紧密地封闭起来。

3. 情绪抑郁 容貌缺陷者常会伴生一种悲哀、冷漠的心境,消极的自我概念、自我谴责、自我责备和回避他人。严重者还会产生反应性抑郁症,情绪极端消沉、沮丧、抑郁、焦虑和紧张。对人、对事缺乏兴趣,终日沉湎于自己的创伤性体验中。

4. 术后综合心理征加强 一般术后的病人会有一些心理变化,如依赖感增强、行为变得幼稚、自尊心过强、猜疑心加重、主观感觉异常、情绪容易激动、焦虑和恐惧等。对于美容失败的患者来说,这些心理变化会更加明显。

5. 女性特殊的心态 女性对美具有敏感性,其美感较细腻,有互感性,易受暗示,喜模仿。女性自信程度比男性低,在遭遇美容手术失败的打击时,所受心理创伤更为严重。

二、美容求术者对手术不满意的原因

一般来说,患者对成功的美容手术的效果是满意的,但在临床工作中,也常常会遇到一些成功的美容整形手术可能招致的患者不满意。病人术后对手术效果不满的原因与患者对手术的期望、自身的美学修养、人格等有关。

（一）美容求术者方面的原因

1. 患者对手术效果的期望值过高　有些患者总希望美容手术对自己的外貌有一个彻底的改观，或希望不留一点手术的痕迹，或希望具有某某明星的漂亮，有的人把自己的外貌改观完全寄希望于手术，而不考虑和认真对待自己原有的外貌基础，这种对手术期望值过高的人，往往对成功的美容整形手术结果不满意。对这类人，在术前谈话中就应该了解他们的这种不正确的认识和心理障碍，并加以解释。

2. 患者的医学美学知识不足　有些患者的医学美学知识不足也是对成功的美容整形手术不满意的原因之一。如有的人鼻梁较低，一味要求垫高，他们不知道鼻部的皮肤弹性有一定的限度，如果填得过高，则张力过大，假体压迫皮肤，可导致皮肤发红充血、淤血破溃，若医生术前未说明，则手术虽然成功，术后仍会不满意。另外，中国女性的鼻梁以小巧细窄，额骨鼻突至鼻尖微具凹弧为美，鼻端较翘，较为柔和视为好看；而将鼻梁垫得过高而直，则外观看上去显得这个人凶狠不可爱。有关这些都必须向患者交代清楚。广泛宣传医学美学和美容学的知识，提高人们的审美意识，增加医学常识，有助于减少不满意手术的发生率。

3. 中年人容易对手术结果不满意　中年人对成功的美容整形手术也容易出现不满意，尤其是更年期的女性更是如此。有的人把鼻美容整形手术年龄限定在 35 岁以内，认为超过这个年龄的人会对鼻外形的改变不适应，因为受术者几十年的生活中已经形成了对原有鼻形的看法，术后尽管鼻外形客观上已变得美丽了，但她们仍可能不满意。更年期的女性由于内分泌的变化常引起心理上的变化，好哭好激动，当周围人议论她们的外貌改变时，其常常会误以为别人说手术效果不好，因此对手术结果不满。所以，对中年人，特别是对处在更年期的妇女施美容手术要慎重。一般讲，青春期受术者效果不满意的较少，因为人处在青春期时，身体各方面都在发生变化，美容整形手术改变的外貌容易结合到自身的变化中去。小儿由于对美与不美还无更多认识，因此一般对手术结果是满意的；老年人来做美容者，术前外貌多较差，成功的美容手术较术前改观很大，所以他们多能满意。

4. 患者之间的相互攀比　在门诊患者中，尤其是在住院患者中，若一位医生为两位患者做同一种手术，虽然手术都成功，也可能有一位患者不满意，原因就在于互相攀比。如，同在一个病房住着两位做乳房缩小手术的患者，其中一位乳房稍大，乳房基底较小，手术切除组织少，便于乳房塑形，且塑形后外观美观；而另一位乳房巨大，原形态极差，术后改观自然相对较差，若事先未与患者说明术后只能和自己术前的情况相比，而不能和术前条件比自己好的患者比，则术后患者就可能对手术效果不满意。在临床中，同样做一个重睑手术，眼部条件好与不好，年纪轻还是年纪大，术后结果都是不一样的。这点必须在术前对患者讲清楚，避免术后相互攀比引起不必要的麻烦。

5. 美容求术者的人格问题　国外学者对比特殊人格与正常人格病人的研究表明，病人的人格类型也与术后的满意度有联系。最容易满意的病人是回避型人格的病人，甚至比正常人还容易满足，其次是依赖型、表演型病人；满意程度最低的病人是偏执型人格的病人，其次是分裂型、边缘型的病人。该研究提示我们，对待一些特殊类型人格的病人，尤其要做好降低其期望值，或一系列其他心理疏导工作。

（二）美容医生方面的原因

术前医生夸大手术效果。少数医生为了炫耀自己的技术水平或为了谋取经济利益,往往喜欢夸大手术效果,说什么"术后肯定好看得多"和"比术前强一百倍"之类的话,而不愿把客观的结果说出来,甚至隐瞒并发症的可能性,最后,手术虽然成功了,但手术出现了不尽如人意的地方,患者也会因此不满意。

三、美容手术失败患者的心理与护理

（一）客观美容手术失败患者的心理特点与护理

1. 客观美容手术失败患者的心理特点

（1）悲观失望:患者原希望美容手术能改变自己的外观,使自己变美。然而恰恰相反,手术的失败不但没有美容,反而变得更丑,甚至毁容,于是产生悲观情绪,甚至对生活失去信心。

（2）迫切求医:患者在悲观失望的同时,又期望能尽早解除痛苦,求医心情迫切。

（3）矛盾心理:患者一方面想通过再次的美容手术改变外观;另一方面由于手术的失败而害怕再次的手术,担心第二次手术的失败,从而陷入恐惧、犹豫的困惑中。

2. 客观美容手术失败患者的心理护理

（1）同情与安慰:应客观地向病人解释手术失败的原因,同情和安慰病人。

（2）树立再次手术的信心:在向病人表示同情与安慰的同时,更应加强心理暗示治疗。向病人介绍再次手术的效果、方法、优点等等,并可辅助以类似情况的手术照片资料,使病人树立对再次手术的信心。

（3）消除恐惧心理:应给予其热情的接诊,耐心解答,使病人正确认识再次手术的必要性和成功的可能性,消除恐惧心理,使病人主动配合再次手术。

（二）主观美容手术失败患者的心理与护理

1. 主观美容手术失败患者的心理特点

（1）主观感觉异常:患者缺乏正确或合理的审美观,尽管医护人员与周围的人群均认为手术是成功的,但美容手术者仍对手术的效果感到不满。

（2）四处求医:美容受术者对手术效果感到不满意,因而产生不敢轻信医生的心理,四处求医,寻找技术高超且可以信赖的医生。

（3）多疑多虑:美容受术者对术后的正常反应过程及出现的并发症产生种种忧虑,如怀疑隆鼻材料是否有毒等;又对术后反应不理解而认为是手术效果不佳等。

2. 主观美容手术失败患者的心理护理

（1）帮助美容受术者树立正确审美观:应了解病人的家庭背景、社会环境,对病人的精神状态和审美观的形成有一个初步分析,可利用图片、模型和周围的人群做对照,引导病人形成正确的审美观。

（2）消除美容受术者的疑虑心理:医护人员应耐心地听取病人的述说,仔细解答,消除各种疑虑,使病人正确地认识自我。

（3）辅助药物治疗:对一些有不健康心理状态的病人,可辅助使用精神药物。

（翁佩平）

参 考 文 献

陈光晔.1990.美容外科受术者的心理与治疗.中华整形烧伤外科杂志,6(2):139

戴正福.1994.美容外科受术者心理状态与求医动机探讨.实用美容整形外科杂志,5(2):109

邓明昱,郭念峰.1992.咨询心理学.北京:中国科学技术出版社

杜泽新.1992.美容外科心理及其术前指导.实用美容整形外科杂志,3(2):99

傅安求.1995.实用催眠心理疗法.上海:上海人民出版社

何　伦.1995.美容心理学学科体系研究.中华医学美容学杂志,1(1):32

何　伦.1998.美容医学心理学.北京:北京出版社

何　伦.1999.美容心理学.长沙:湖南科学技术出版社

何　伦.2000.幻想丑陋:体像与体像障碍探索.北京:北京出版社

何　伦.1993.美容大辞典.南京:南京出版社

洪　炜.1996.医学心理学.北京:北京医科大学、中国协和医科大学联合出版社

蒋　健,袁鸣芳.1994.自我催眠法.南京:江苏科学技术出版社

景生保.1994.医学审美心理学研究对象、内容和作用.医学美学与美容杂志,1(4):210

刘达临.1995.中国当代性文明.上海:生活.读书.新知三联书店

倪家鹤.1993.深圳市电话心理咨询分析.中国临床心理学杂志,1:61~62

时蓉华.1986.社会心理学.上海:上海人民出版社

孙　非,李振文.1987.社会心理学导论.武汉:华中工学院出版社

孙　彤.1995.整形美容手术前的谈话模式探讨.中国医学美学美容杂志,3(5):119

唐跃琼.1993.整形美容外科围手术期的治疗与护理.中国医学美学美容杂志,3:115~117

腾守尧.1983.审美心理描述.北京:中国社会科学出版社

王肃生.1995.美容整形受术者动机分析.实用美容整形外科杂志,6(3):167

夏　清,钟　年.1994.论美容手术失败对受术者的心理影响.中国医学美学美容杂志,3(4):195

忻志鹏.1991.实用临床心理医学.上海:上海医科大学出版社.325~329,343~344

杨晓惠,王滨富.1994.整容手术前医学心理学指导.中国医学美学美容杂志,2(4):72

杨　勇.1994.略论美容整形外科实践中心理学定势.中国医学美学美容杂志,3(4):188

张伯源,陈仲庚.1996.变态心理学.北京:北京科技出版社

张宁译.2005.人格障碍治疗指导计划.北京:中国轻工业出版社

郑　雪.2006.人格心理学.广州:暨南大学出版社

[奥]A.阿德勒.1986.自卑超越.北京:作家出版社

[美]E.阿伦森著,郑日昌译.1987.社会心理学入门.北京:群众出版社

[美]埃里克·伯恩著,张庆镒译.1987.行为的心理.长沙:湖南人民出版社

[美]赫根汉著,何瑾译.1986.人格心理学导论.海口:海南人民出版社

[美]马斯洛.动机与人格.1987.北京:华夏出版社

[日]古佃和孝,王康乐译.1986.人际关系社会心理学.天津:南开大学出版社

[日]笠原仲二著,杨若微译.1988.古代中国人的美意识.北京:生活.读书.新知三联书店

[日]石川·中,姜天正译.1986.心身医学入门.北京:人民卫生出版社

[苏]M.安德列耶娃著,李钊译.1984.社会心理学.上海:上海翻译出版公司

[意]贝内戴托·克罗齐.1984.美学的历史.北京:中国社会科学出版社

[英]R.D.莱恩著,林和生译.1994.分裂的自我:对健全与疯狂的生存研究.贵阳:贵州人民出版社

American Psychiatry Association. 1987. Diagnostic and Statistical Manual of Mental Disorders. 3rd ed. Washinton DC:Ameracan Psychiatric Association

Arndt EM. 1986. Beauty and the eye of the beholder: social consequences and personal adjustments for facial patients. Br J Plast Surg,39:81~84

Arndt EM. 1986. Fact and fantasy:psychosocial consequences of facial surgery in 24 Down syndrome children. Br J Plast Surg,39:
498~504

Colleen S. W. Rand. 1983. Obesity and psychoanalysis treatment and four-year Follow-up. Am J Psychiatry,140:9

Connolly PH,Gipson M. 1978. Dysmorphophobia: a long-term sdudy. Br J Psychiatry,132:568~570

Devid L. S. 1981. Hypnotic psychotherapy and cosmetic surgery. Br J Sury,34:478~480

Edgerton MT,Jacobon WE,Meyer E. 1961. Argumentation mammaplasty:Ⅱ further surgical and psychiatri evaluation. Plast Recon-
str Surg,27:279

Horne R. H,Van Vactor JC,Emerson S. 1991. Disturbed body image in patients with eating disorders. Am J Psychiatry, 148:
211~215

Npoleon A. 1993. The presentaton of personatilise in plastc surgery. Ann Plasty Surg,31:193~120

Ohjimi H. 1988. The role of psychiatry in aesthetic surgery. Aesth Plast Surg,12(3):187~190